Keller ·Thiele

Kommunikationspraxis für Ernährungsfachkräfte

Kommunikationspraxis für Ernährungsfachkräfte

Sie haben das Wort!

Georg Keller, Düssseldorf
Michael Thiele, Hagen

Mit 18 Abbildungen und 10 Cartoons

WVG Wissenschaftliche Verlagsgesellschaft mbH Stuttgart

Die Autoren

Dr. Michael Thiele, M.A., ist Sprecherzieher (DGSS) und Professor für Rhetorik und Englisch an der Hochschule für Technik Karlsruhe, außerdem Honorarprofessor für Medienpädagogik an der Kath. Hochschule für Sozialwesen Berlin und Privatdozent für Religiöse Rhetorik an der Universität Frankfurt a.M. 1993 war er Gastprofessor für Germanistik an der Ain Shams-Universität Kairo. Kommunikationsberater und Trainer. Anschrift: Bismarckstr. 14, 76133 Karlsruhe und Fabrikstr. 5, 58119 Hagen.

Dr. Georg Keller ist Apotheker und Leiter der Geschäftsbereiche Pharmazeutische Sachfragen, Weiterbildung und QMS bei der Apothekerkammer Nordrhein. Dr. Keller ist ausgebildeter NLP-Trainer, Ernährungsfachmann und als freiberuflicher Referent für Kammern, Verbände und Industrieunternehmen mit den Schwerpunkten Kommunikation, insbesondere Präsentationsrhetorik und neue Dienstleistungskonzepte für die Apotheke, tätig. Anschrift: Apothekerkammer Nordrhein, Poststr. 4, 40213 Düsseldorf.

Bibliografische Information Der Deutschen Bibliothek
Die Deutsche Bibliothek verzeichnet diese Publikation in Der Deutschen Nationalbibliografie; detaillierte bibliografische Daten sind im Internet über http://dnb.ddb.de abrufbar.
ISBN 3-8047-2034-X

Birkenwaldstr. 44, 70191 Stuttgart
Printed in Germany

Druck: Gebr. Knöller GmbH & Co. KG, Stuttgart
Umschlaggestaltung: Atelier Schäfer, Esslingen

VORWORT

Die Beratung in Gesundheitsfragen gehört zum allerhöchsten Beratungskönnen. Neben einem soliden Fachwissen über medizinische und ernährungswissenschaftliche Zusammenhänge sind psychologisches Geschick und eine elegante Gesprächsführung unabdingbare Voraussetzung für den Beratungserfolg. Das wichtigste Werkzeug, mit dem in der Beratung gearbeitet wird, ist das Gespräch. Wenn man etwas über die Technik der Gesprächsführung lernen möchte, kann man dies nicht auf theoretischem Wege tun, man muss vielmehr in Redesituationen praktisch üben. Dementsprechend sind die vorliegenden interaktiven Materialien so aufgebaut, dass zahlreiche Übungen die Umsetzung der theoretischen Inhalte in die Beratungspraxis erleichtern. Die Übungen sind so konzipiert, dass sie mit Mitarbeitern, Freunden und Bekannten durchgeführt werden können. Wir hoffen, dass Ihnen das Studium der Materialien Freude bereiten wird und Sie viel davon in Ihrer täglichen Praxis umsetzen können.

Besonderer Dank gilt den zahlreichen Seminarteilnehmern, mit denen zusammen wir den größten Teil der vorliegenden Übungen getestet haben und die durch ihre Anregungen dazu beigetragen haben, sie zu verbessern.

Frühjahr 2004 — Georg Keller, Michael Thiele

Es ist nicht genug zu wissen,
man muß auch anwenden;
es ist nicht genug zu wollen,
man muß auch tun.
(Goethe)

Inhaltsverzeichnis

1. Zuhören

Der Mensch hat einen Mund und zwei Ohren.
Eigentlich sollte er also mehr hören als reden.
(Sprichwort)

Haben Sie Ihre Ohren draußen gelassen?
Sie sollten doch ganz reinkommen!
(Spruch)

Wer redet, sät. Wer zuhört, erntet.
(Russisches Sprichwort)

Die Qualität eines Beratungsgesprächs wird wesentlich durch drei Eigenschaften des Beratenden beeinflusst: die Fähigkeit, konzentriert zuzuhören, die Fähigkeit, Fragen zu stellen, und die Fähigkeit, Anteilnahme durch die begleitende Körpersprache auszudrücken. Wir werden uns daher in den ersten Kapiteln intensiv mit jedem dieser Gesprächswerkzeuge auseinandersetzen. Beginnen wir mit der schwierigsten Kunstfertigkeit: dem Zuhören. Zuhören ist schwieriger als Sprechen; es erfordert Geduld, Disziplin, Konzentration, analytisches Denken und ein Gespür für unausgesprochene Botschaften. Warum sollte man sich also der Mühe unterziehen, eine solchermaßen anspruchsvolle Fähigkeit zu erwerben? Ein Auszug aus dem Kinderbuch „Momo" von Michael Ende (1) soll diese Frage beantworten.

„Was die kleine Momo konnte wie kein anderer, das war: Zuhören. Das ist doch nichts Besonderes, wird nun vielleicht mancher Leser sagen, zuhören kann doch jeder.
Aber das ist ein Irrtum. Wirklich zuhören können nur ganz wenige Menschen. Und so wie Momo sich aufs Zuhören verstand, war es ganz und gar einmalig.
Momo konnte so zuhören, daß dummen Leuten plötzlich sehr gescheite Gedanken kamen. Nicht etwa, weil sie etwas sagte oder fragte, was den anderen auf solche Gedanken brachte, nein, sie saß nur da und hörte einfach zu, mit aller Aufmerksamkeit und aller Anteilnahme. Dabei schaute sie den anderen mit ihren großen, dunklen Augen an, und der Betreffende fühlte, wie in ihm auf einmal Gedanken auftauchten, von denen er nie geahnt hatte, daß sie in ihm steckten."

Durch konzentriertes Zuhören fühlen sich Menschen als Persönlichkeit mit ihren jeweiligen individuellen Problemen angenommen. Ein Gespräch mit einem aufgeschlossenen Partner kann eine erhebliche psychologische Stütze bei der Bewältigung persönlicher oder gesundheitlicher Probleme sein. Angehörige von Pflegefällen, ältere alleinstehende Patienten, unheilbar Erkrankte haben oftmals ein starkes Bedürfnis nach einem intensiven Gespräch. Konkrete Empfehlungen oder Hilfe in solchen Fällen zu geben ist sicher schwer, in der Praxis oftmals auch gar nicht notwendig. Allein die Tatsache, sich aussprechen zu können und sich angenommen zu fühlen, hat schon einen erleichternden, quasi heilsamen Charakter. Kurzum, wer in einem Beratungsgespräch zuhört, statt zu reden, hat die Chance, Wünsche zu erkennen, Hilfestellungen zu geben,

Probleme zu lösen oder zumindest Erleichterung zu verschaffen. Wer nicht zuhören kann, bringt sich um die Früchte seiner Arbeit.

Voraussetzung für aufmerksames Zuhören ist neben Interesse am Gesprächspartner die notwendige Ruhe und Bereitschaft zu einem Gespräch, ein geeigneter Gesprächsrahmen und persönliche (nicht nur körperliche) Präsenz. Ganz entschieden kommt es auf **Einfühlungsvermögen (Empathie)** an.

Engagiertes Zuhören ist an sechs Bedingungen geknüpft:
1. Interesse
2. Zuhörbereitschaft
3. Zuhörfähigkeit und Geduld
4. Ungeteilte Präsenz und Konzentration
5. Kompetenz analytischen Denkens
6. Gespür für Zwischentöne.

Das engagierte Zuhören löst eine ganze Reihe positiver Reaktionen aus: Der Gesprächspartner wird gelöster, reagiert weniger gefühlsbetont; er vermag sich auf das Wesentliche des Gesprächs zu konzentrieren; er vermag sich außerdem klarer auszudrücken, da er das sichere Gefühl haben kann, dass der Berater präsent ist, **bei der Sache** ist und sich ihm zuwendet, sich auf ihn einstellt (2).

Dieses gute, aufmerksame Zuhören wird in der Literatur nahezu durchgängig als **aktives Zuhören** bezeichnet. Unter aktivem Zuhören versteht man das Zuhören, das über akustisch-rezeptives Hören hinausgeht und aufnahmebereite Zuwendung signalisiert.

Paradoxerweise ist jedoch das so genannte aktive Zuhören um so wirkungsvoller, je mehr der Zuhörer sich passiv verhält. Dieser Satz will erläutert sein. Untersuchungen auf dem Gebiet der **Akupädie**, der **Hörerziehung**, weisen als Ergebnis aus, dass oft viel zu früh Interpretation und Wertung seitens des Angesprochenen einsetzen.

Verständnis ist ungefiltert nur dann möglich, wenn der Zuhörende bereit ist, erst einmal unvoreingenommen zuzuhören und nicht gleich das eigene Denkraster als **Koordinatensystem** anzulegen. Insofern gilt, bewusst paradox formuliert, die Prämisse: **Je passiver der Zuhörer, um so aktiver das Zuhören.**

Kritisch muss aber folgendes angemerkt werden: Der Begriff vom aktiven Zuhören geistert landauf, landab vollkommen unreflektiert durch viele Rhetorik- und Kommunikationsseminare. Die Bezeichnung „Aktives Zuhören" – das wollen wir unbedingt festgehalten wissen – ist letztlich ein weißer Schimmel, ein Pleonasmus. Denn Zuhören ist immer aktiv, sonst wäre es kein Zuhören. Die deutsche Sprache unterscheidet bekanntlich zwischen Hören und Zuhören, wobei Hören durchaus ein passiver Vorgang sein kann, einfach den Vorgang der (oft auch ungewollten) Wahrnehmung bezeichnend. Zuhören ist immer ein aktiver Vorgang. Wir **hören hin**. Darum sollte man vernünftigerweise auf den Begriff des aktiven Zuhörens verzichten. Sinnvoll sind nur Klassifizierungen wie **engagiertes**, **aufnahmebereites** oder **teilnahmsvolles** Zuhören (3).

1.1 KONTROLLIERTER DIALOG

Um die Zuhörfähigkeit zu verbessern, empfehlen wir eine Übung, die sich „Kontrollierter Dialog" nennt. Dieser „Kontrollierte Dialog" lässt sich nicht direkt, wohl aber indirekt auf Situationen in Alltag und Beruf übertragen. Man kann ihn zwar nicht unmittelbar anwenden, wohl aber aus den Fehlern, die man während dieser Übung macht, lernen, also über die gemeinsame Auswertung der Übung Konsequenzen ziehen.

Die Übung besteht, wie der Name sagt, aus einem Dialog, einem Zwiegespräch. Beteiligt sind die beiden Sprecher

(A) und (B)

Hinzu kommt C wie **C**ontrolleur: der Schiedsrichter – nach dem Motto:

Vertrauen ist gut,
Kontrolle ist besser.
Lenin

(C)

(A) (B)

Die Spielregeln:
A, B und C einigen sich auf ein Thema. Dabei gelten zwei Bedingungen.

1. Alle drei sollten etwas von der Sache verstehen.
2. Alle drei sollten ein Interesse haben an der Sache.

Sind diese beiden Bedingungen erfüllt, sitzt nämlich keiner ahnungs- und interesselos dabei. Ist das Thema gefunden, geht es los: A sagt etwas. In jedem normalen Gespräch würde B nun eine Pause von A nutzen und selber etwas sagen oder A ins Wort fallen oder eine Frage von A beantworten. Hier läuft es anders. Bevor B selber etwas sagen darf, muss er erst einmal sinngemäß wiederholen, was A gesagt hat. Auf diese Art und Weise wollen wir feststellen, ob B richtig zugehört hat. **Sinngemäß** soll heißen: Alle wichtigen Fakten, alle wichtigen Informationen müssen da sein. Das ist sicher im Bereich der Sprache in hohem Maße Ermessenssache; aber man kann sich ja überhaupt einmal Gedanken machen, ob es nun sinngemäß war oder nicht. Dies muss der Schiedsrichter leisten; er entscheidet, ob korrekt wiederholt wurde oder nicht. Wenn ja, darf B etwas Neues zum Thema sagen. Dann muss A sinngemäß wiederholen. Der Schiedsrichter entscheidet abermals. War es in Ordnung, sagt A wieder etwas Neues. Es ist ähnlich wie beim Volleyball (nach den alten Regeln) oder Badminton oder Squash: man muss sich das Rederecht (etwas Neues sagen zu dürfen), den „Aufschlag", erst verdienen durch sinngemäß richtiges Wiederholen. Erst dann darf man „punkten", soll in diesem Falle heißen: etwas Neues beitragen, seine eigene Meinung sagen.

So weit, so gut. Bis jetzt entstehen keine Probleme. Probleme entstehen erst, wenn irgend etwas schiefgeht: A sagt etwas, B versucht sinngemäß richtig zu wiederholen, aber der Schiedsrichter sagt: Nein, das war nicht in Ordnung. Was dann? In diesem Fall muss A die eigene Aussage sinngemäß richtig wiederholen. Auch darüber befindet wiederum der Schiedsrichter. Hat A die eigene Aussage sinngemäß richtig wiederholen können, hat B den zweiten Versuch. Schafft B es im zweiten Versuch, darf B wieder etwas Neues mitteilen.

Zwei andere Fälle sind noch denkbar, nämlich einmal der Fall, dass A die eigene Aussage nicht sinngemäß wiedergeben kann, und zum Zweiten der Fall, dass A es zwar schafft, die eigene Aussage zu repetieren, B aber auch im zweiten Anlauf scheitert. In beiden Fällen muss der Schiedsrichter die **ganze** Aussage wiederholen, also nicht nur das, was er möglicherweise an einer Stelle zu korrigieren hat; und danach würde es mit einem neuen Gesprächsbeitrag von B weitergehen. Das heißt: Immer, wenn der Schiedsrichter wiederholen musste, kommt eine neue Aussage von dem, der gerade „Rederecht" hat.

Gespielt werden drei Runden à 5 Minuten. Nach jeder Runde werden Thema und Rollen gewechselt, so dass jeder nach dem Ablauf einer Viertelstunde einmal A, einmal B und einmal Schiedsrichter war. Schriftliche Aufzeichnungen sind nicht erlaubt.

Man kann auch Varianten des „Kontrollierten Dialogs" durchführen. So ist die Spielart denkbar, dass ein Dreiergremium von guten Zuhörern den Oberschiedsrichter spielt und C kontrolliert, das heißt prüft, ob der Schiedsrichter korrekt entscheidet.

> **Wo ein Kontrolleur nötig ist,**
> **da ist auch ein Kontrolleur des Kontrolleurs nötig.**
> Kotarbinski

Auch als Wettbewerb ist der „Kontrollierte Dialog" möglich: Man legt zwei, drei kontroverse Themen fest, beispielsweise: „Produkt der Diät- und Ernährungsberatung – ja oder nein?", „Zucker bei Diabetes – ja oder nein?" Dann teilen wir: Die eine Hälfte der Seminarteilnehmer ist die Ja-Gruppe, die andere muss für Nein plädieren. Ein Mitglied der Ja-Gruppe beginnt und trifft eine Aussage zum Thema. Danach bestimmt es einen Teilnehmer der Nein-Gruppe, der die Äußerung sinngemäß wiederholen soll. Ein Schiedsrichtergremium entscheidet, ob die Wiederholung sauber war. Wenn dies der Fall ist, erhält die Nein-Gruppe einen Punkt. Wenn nicht akkurat wiederholt wurde, muss das Mitglied der Ja-Gruppe die eigene Aussage selber sinngemäß wiederholen. Schafft es das, bekommt die Ja-Gruppe den Punkt. Klappt es nicht, geht der Zähler an die Nein-Gruppe, selbst wenn sie nicht richtig wiederholt hatte. Eine solche Regelung ist angebracht, damit die Sprecher nicht aus taktischen Gründen ellenlange Statements abgeben, die niemand wiederholen kann, nur um einen Punkt zu machen. Man muss seinen eigenen Sermon schon selbst wiederholen können – sonst gibt's keine Punkte. Nachdem der Punkt vergeben ist, gibt der Teilnehmer aus der Nein-Gruppe, der eben „dran war", eine Stellungnahme zum Thema ab. Er bestimmt dann jemanden aus der Ja-Gruppe zum Wiederholen und so fort. Es sollte die

Regel gelten, dass Teilnehmer auch mehrfach „drangenommen" werden dürfen; sonst besteht die Gefahr, dass sie abschalten, sobald sie ihre Aufgabe erledigt haben. (Eine solche Regel empfiehlt sich allerdings weniger in sehr großen Gruppen.) Hat sich ein Thema erschöpft, gehen wir zum nächsten über. Siegergruppe ist, wer die meisten Punkte erringen konnte.

Nachdem der „Kontrollierte Dialog" durchgeführt ist, wird er ausgewertet. Wir machen eine Fehleranalyse nach dem Motto: „Aus unseren Fehlern können wir am meisten lernen." Die Teilnehmer benennen die Fehler, die aufgetreten sind.

1.2 FEHLER DES SPRECHERS

Welche Fehler macht der Sprecher – unter der Voraussetzung, dass er gerne verstanden werden würde? (4)

Der Sprecher

- Spricht zu leise (oder zu laut), zu schnell, undeutlich, nuschelt
- Leiert monoton
- Hebt das Wesentliche stimmlich nicht hervor oder akzentuiert Unwesentliches, betont nicht oder falsch
- Macht zu wenig Pausen
- Verwendet zu viele Pausenfüller, Gedankenrülpser wie „äh" oder „ähm"
- Benutzt Gesten, die nicht konform mit der Aussage gehen, gegen den Text laufen, sich verselbständigen
- Häuft zu viele Fakten, Zahlen, „flutet" Informationen, verstrickt sich in Details
- Redet zu lang, weitschweifig, findet kein Ende
- Verzettelt sich, weicht vom Thema ab
- Verliert sich; weiß am Ende nicht mehr, was er sagen will oder wollte
- Verwendet keine Kernwörter, Zentralbegriffe, „Aufhänger"
- Bringt zu viele ähnliche Argumente
- Packt Wesentliches in „Nachsätze" (Sätze, die „nachklappen")
- Bringt widersprüchliche Aussagen
- Redet zu kompliziert und unstrukturiert
- Ordnet seine Gedanken nicht, bevor er spricht
- Ist unlogisch, macht Gedankensprünge, setzt Fakten und Ideen unverbunden nebeneinander, verliert den sprichwörtlichen roten Faden
- Redet über den Kopf des Zuhörers hinweg
- Gibt keine Verstehenshilfen (wie konkrete Beispiele o. ä.): mangelnder Adressatenbezug
- Setzt einfach voraus, dass der Zuhörer über bestimmte Begriffe Bescheid weiß
- Redet zu abstrakt, zu allgemein, vage
- Wählt das falsche Sprachniveau: häuft Fremdwörter oder unterfordert den Gesprächspartner, indem er nur Bekanntes bringt
- Spricht gedrechselt und gestelzt, zu gewählt, „überspannt" im Ausdruck, geschwollen (Waren Sie beim Zahnarzt? Sie reden so geschwollen!)

- Ist unpersönlich, distanziert
- Ist aggressiv, humorlos
- Drischt Phrasen, sondert nur Sprechblasen ab („Phrasendreschmaschine", „Dampfplauderer", „Lothar Matthäus")
- Fängt zwei- oder dreimal an
- Bricht Sätze ab
- Baut Schachtelsätze, „Satzungetüme", Endlosketten
- Nimmt sich zu wichtig, redet zu ichbezogen.

1.3 FEHLER DES ZUHÖRERS

Welche Fehler macht der Zuhörer – unter der Voraussetzung, dass er gerne verstehen würde, was der Sprecher sagt?

Der Zuhörer

- Versucht sich alles zu merken, vermag Wichtiges nicht von Unwichtigem zu unterscheiden, bringt keine Struktur in das Gehörte
- Beißt sich an einem Sachverhalt fest
- Sinnt beim Zuhören zu lang über eine Sache nach
- Interpretiert vorschnell
- Macht eine unlogische Aussage für sich logisch
- Korrigiert fehlerhafte Statements des Sprechers
- Wertet
- Legt Begriffe falsch aus
- Fühlt bei einer Aussage einen Widerspruch in sich aufkommen und denkt dann, während der Partner noch redet, nur an diesen Widerspruch
- Nimmt stark selektiv wahr: hört nur das, was er hören will, und ist nur dafür empfänglich
- Hat ein Vorurteil auf intellektueller oder emotionaler Ebene und nimmt darum das Gesagte nicht an
- Reagiert emotional auf Reizworte
- Nimmt die Worte des Sprechers nicht an, da er ihn unsympathisch findet, lässt sich von seiner Antipathie leiten
- Nimmt Abwehrhaltung ein, z. B. bei Kritik („innere Abwehr")
- Ist ungeduldig
- Kann nicht abwarten, bis er wieder an der Reihe ist
- Macht abweisende Gesten, Killergesten (Fingerklopfen, -trommeln), setzt abweisende Mimik auf (betrachtet gelangweilt seine Fingernägel, runzelt Stirn, zieht entrüstet die Augenbraue hoch)
- Probt schon seine Wiederholung, während der andere noch spricht, übt seine Formulierungen
- Denkt schon an seine Erwiderung
- Ist überkonzentriert und deshalb verkrampft
- Achtet zu sehr auf das „Wie" (wie der Partner spricht), nicht auf das „Was"
- Versetzt sich nicht in den andern hinein, fühlt sich nicht ein (das gilt gleichermaßen für den Sprecher).

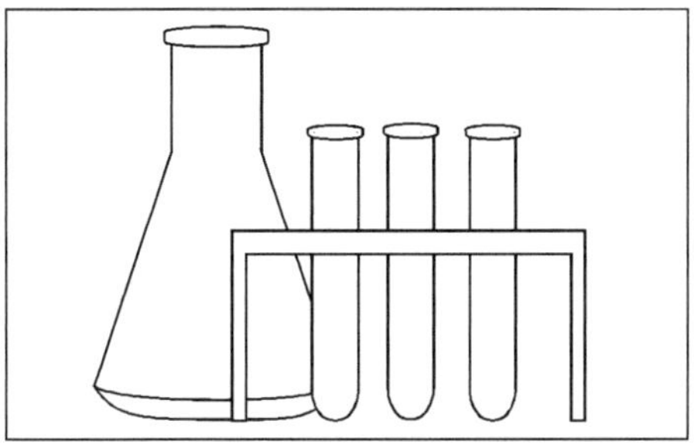

Der „Kontrollierte Dialog" ist, wie gesehen, eine Übungssituation, eine ausgesprochene **Laborsituation**. Darum lässt er sich – das sei noch einmal betont – nicht **direkt** auf Beruf und Alltag, also ins praktische Leben übertragen. Er ist eine Übung, **keine Methode**!

Es wäre ja Schwachsinn, immer erst zu wiederholen, was der andere gesagt hat! Nach dem Motto: „Du hast mir gesagt, ich soll den Chef holen. Du hast gesagt, ich soll schnell machen." Bis wir das gesagt haben, hat der andere schon selbst die Arbeit erledigt und den Chef nach vorne getragen. Es gibt zwar Situationen in unserer Lebenswelt, wo wiederholt wird und wo es auch sinnvoll ist, dies zu tun. Aber das sind Ausnahmesituationen. Piloten wiederholen die Anweisungen des Towers, wenn sie mit ihrer Maschine einen Flughafen anfliegen. Ähnliches gilt für andere Bereiche des Funkverkehrs. Bei jedem Einsatz der Feuerwehr müssen die Aufträge von den Feuerwehrleuten wiederholt werden (zumindest offiziell ist das so; bei jeder Übung wird es praktiziert; im Ernstfall ist manchmal allerdings nicht genügend Zeit dafür vorhanden). Also, im Sicherheitsbereich, wenn es um Menschenleben geht, ist es schon sinnvoll, dass man sich die Zeit nimmt zu wiederholen. Befehle bei der Bundeswehr müssen wiederholt werden, wie folgendes Beispiel eindrucksvoll zeigt:

INNERE FÜHRUNGS-KETTENREAKTION

Der Oberst sagt zum Adjutanten: Morgen früh um neun ist eine Sonnenfinsternis. Etwas, was nicht alle Tage passiert. Die Männer sollen im Drillich auf dem Kasernenhof stehen und sich das seltene Schauspiel ansehen. Ich werde es ihnen erklären. Wenn es regnet, werden wir nichts sehn. Dann sollen sie in die Sporthalle gehen.

Der Adjutant zum Hauptmann: Befehl vom Oberst: Morgen früh um neun ist eine Sonnenfinsternis. Wenn es regnet, kann man sie vom Kasernenhof nicht sehn, dann findet sie im Drillich in der Sporthalle statt. Etwas, was nicht alle Tage passiert. Der Oberst wird erklären, warum das Schauspiel selten ist.

Der Hauptmann zum Leutnant: Schauspiel vom Oberst: Morgen früh neun Uhr Einweihung der Sonnenfinsternis in der Sporthalle. Der Oberst wird erklären, warum es regnet. Sehr, sehr selten sowas!

Der Leutnant zum Feldwebel: Seltener Schauspielbefehl: Morgen neun Uhr wird der Oberst im Drillich die Sonne verfinstern, wie es alle Tage passiert in der Sporthalle, wenn ein schöner Tag ist. Wenn's regnet: Kasernenhof!

Der Feldwebel zum Unteroffizier: Morgen um neune Verfinsterung des Obersten im Drillich wegen der Sonne. Wenn es in der Sporthalle regnet, was nicht alle Tage passiert, antreten auf dem Kasernenhof. Äh ... sollten Schauspieler dabei sein, solln sich selten machen.

Gespräch unter den Soldaten: Haste schon gehört, wenn's morgen regnet? Tja, ich weiß – der Oberst will unser Drillich verfinstern.
Das dollste Ding: Wenn die Sonne keinen Hof hat, will er ihr einen machen.
Schauspieler sollen Selter bekommen, typisch. Dann will er erklären, warum er die Kaserne aus rein sportlichen Gründen nicht mehr sehen kann.
Schade, daß das nicht alle Tage passiert! (5)

Beim Segeln werden Ruderkommandos, also Kommandos, die an die Frau oder den Mann am Ruder gehen, teilweise wiederholt. „Klar zur Wende?" – „Klar!" Im Alltag wiederholen wir am Telefon die Auftragsannahme, so z. B. beim Telefonbanking (Auftragsbestätigung); vor Gericht wird protokolliert; in Lernsituationen, in der Schule müssen die Schüler wiederholen. Auch in der Beratung kann Wiederholung helfen. In der Konfliktberatung wiederholt anfangs der Therapeut, wenn er nach der Methode des Amerikaners Carl R. Rogers arbeitet, die Aussagen des Klienten (Patienten) sinngemäß, also ohne Eigenes hinzuzutun; er „spiegelt". Damit versichert er einmal sich selbst, dass er den Klienten richtig verstanden hat, zum anderen gibt er dem Klienten das Gefühl der Sicherheit, das Gefühl, verstanden zu werden, überhaupt das Gefühl, dass ihm jemand zuhört. Damit soll eine Atmosphäre des Vertrauens geschaffen werden, die den Klienten animiert, mehr von sich zu erzählen, Persönliches preiszugeben. Denn nur wenn man mehr von ihm erfährt, nur wenn man an die „heiklen" Daten kommt, die der andere freiwillig abgeben muss, kann man zu einer tragfähigen Anamnese und dann zu einer wirksamen Therapie gelangen. All dies sind jedoch Ausnahmesituationen. Wir können nicht immer wiederholen, was der Gesprächspartner gesagt hat. Das wäre viel zu langweilig, und wir brauchten doppelte Lebenszeit.

Der „Kontrollierte Dialog" lässt sich nur **mittelbar** auf Beruf und Alltag übertragen. Seine Ergebnisse lassen sich nur auf **indirektem** Wege in der alltäglichen und beruflichen Praxis anwenden, indem wir nämlich versuchen, unsere Schlussfolgerungen aus den genannten Fehlern zu ziehen. Insgesamt lässt sich sagen, dass die konkrete Erfahrung im „Kontrollierten Dialog" zeigt, dass es gar nicht so selbstverständlich ist mit dem Verstehen und Verstandenwerden, wie wir das oft im Alltag einfach annehmen. Sinn und Zweck des „Kontrollierten Dialogs" ist es, uns für die Zukunft etwas sensibler zu machen für die verschiedenen Möglichkeiten von Missverstehen und Missverstandenwerden sowie deren Gründe: Woran liegt es, dass ich falsch verstehe, falsch höre und falsch verstanden werde, in einer größeren Gruppe oder auch in einem Zweiergespräch, einer Zweierbeziehung? Wir müssen ein Bewusstsein davon entwickeln, dass wir oft von dem uns nicht bewussten Vorurteil ausgehen, die eigene Psyche, die eigene Denkweise, der eigene Glaube, der eigene Begriffsapparat seien auch die des Gesprächspartners. Wie die Kinder sagen: Du darfst nicht von dir auf andere schließen! Auf jeden Fall nicht so unmittelbar, wie oft praktiziert.

AUFGABE

Formulieren Sie den „negativen" Katalog, die Auflistung der Fehler also, um in eine **Positivliste**: Welche **Gebote** sollen wir befolgen, wie sollen wir sprechen und zuhören, wenn wir es **richtig** machen wollen? Auf diese Weise kommen wir zu beachtenswerten Regeln für Beruf und Alltag. Beispiel: Fehler = zu lange Aussagen. Positiv formuliert: Fasse dich kurz! In der Kürze liegt die Würze! Oder Fehler = Sprecher ordnet seine Gedanken nicht, bevor er spricht. Als Regel formuliert: Erst denken, dann sprechen! Vor Inbetriebnahme des Mundwerks – Gehirn einschalten!

Also: Der Sprecher

- Muss sich mit seiner Lautstärke auf den Raum einstellen
- Wähle das der Situation angemessene Sprechtempo (Grundregel: Man kann kaum zu langsam, wohl aber zu schnell sprechen)
- Spreche deutlich
- Muss Akzente setzen, sinngerecht betonen
- Soll Pausen machen, damit der Zuhörer mitdenken kann

Der Zuhörer

- Muss strukturiert zuhören
- Sollte den Sinnkern, das Entscheidende, Wesentliche erfassen

Literatur und Fußnoten

[1] Ende, Michael: Momo oder Die seltsame Geschichte von den Zeit-Dieben und von dem Kind, das den Menschen die gestohlene Zeit zurückbrachte, Ein Märchen-Roman, Stuttgart: K. Thienemanns 1973, 15.

[2] Vgl. Geisler, Linus: Arzt und Patient – Begegnung im Gespräch. Wirklichkeit und Wege, Frankfurt a. M.: Pharma 3. Aufl. 1992, 43–45.

[3] Vgl. Allhoff, Dieter-W.: Non-direktives Gesprächsverhalten (ndGV) in Prozessen Rhetorischer Kommunikation. Ein Beitrag zur Lehr- und Lernbarkeit von Gesprächsfähigkeit, in: Dieter-W. Allhoff (Hg.), sprechen lehren, reden lernen. Beiträge zur Stimm- und Sprachtherapie, Sprechbildung und Sprecherziehung, Rhetorischen und Ästhetischen Kommunikation, München, Basel: Ernst Reinhardt 1987, 104–120, 113. Der Begriff vom aktiven Zuhören findet sich beispielsweise bei Schulz von Thun, Friedemann: Miteinander reden 1. Störungen und Klärungen. Allgemeine Psychologie der Kommunikation, Reinbek bei Hamburg: Rowohlt Taschenbuch Verlag 1989, 57–58. Vorher findet er sich bereits bei Gordon, Thomas: Lehrer-Schüler-Konferenz. Wie man Konflikte in der Schule löst, Unter Mitarbeit v. Noel Burch, Übers. Maren Organ, Sigrid Krohne, Reinbek bei Hamburg: Rowohlt Taschenbuch Verlag 1981, 61–68; dito in Gordon, Thomas: Managerkonferenz. Effektives Führungstraining, Übers. Hainer Kober, München: Wilhelm Heyne 2. Aufl. 1996, 65–92, bes. 71. Er meint dort den verbalen Rückmeldeprozess durch den Zuhörer, welchen der Sprecher dann entweder bestätigen oder korrigieren kann. Parallel dazu nennt Gordon das schweigende aufmerksame Zuhören *Passives Zuhören*. Solche Begriffsbildung verwirrt nur, da sie aus oben genanntem Grunde unlogisch ist. Besser wäre es gewesen, Gordon hätte von Zuhören mit verbalem Feedback und vom Zuhören ohne verbales Feedback oder Ähnlichem gesprochen.

[4] Der Fehlerkatalog im psychologischen Standardwerk zur Gruppendynamik von Klaus Antons ist vollkommen unzureichend. Er ist nicht nur fast durchgängig abstrus formuliert und darum missverständlich, sondern auch höchst unvollständig und stark unterbestimmt. Vgl. Antons, Klaus: Praxis der Gruppendynamik. Übungen und Techniken, Göttingen, Toronto, Zürich: Verlag für Psychologie Dr. C. J. Hogrefe 4. Aufl. 1976, 89.

[5] Neuss, Wolfgang: Das jüngste Gerücht. Satire über Trivialpolitik, Reinbek bei Hamburg: Rowohlt Taschenbuch Verlag 1967, 65–67.

2. Fragetechniken

2.1 WARUM FRAGETECHNIKEN?

Vom griechischen Philosophen Sokrates (470–399 v. Chr.) ist folgende Anekdote überliefert (1):

„Halte ihn!" ruft ein Verfolger dem Sokrates zu, der sich zwischen ihm und einem Flüchtenden befindet, „er ist ein Mörder!" – „Was verstehst du unter einem Mörder?" fragt ihn Sokrates. „Dumme Frage! Einen Menschen, der tötet!" – „Einen Metzger also?" – „Alter Mann! Ich meine einen Menschen, der einen anderen tötet!" – „Also einen Soldaten?" – „Unsinn – einen, der einen anderen in Friedenszeiten tötet!" – „Aha, einen Henker?!" – „Verdammter Esel! Einen Mann, der einen anderen in dessen Haus tötet." – „Einen Arzt?" Nun gab es der Verfolger auf und ließ den anderen laufen.

**Kluge Menschen geben Antworten,
weise Menschen stellen Fragen.**

Welche Bedeutung hat Ihrer Meinung nach die Frage als „Gesprächswerkzeug" in einem Beratungsgespräch? Bevor Sie weiterlesen, notieren Sie bitte hier Ihre Antwort!

Nur wenige werden in ihrem Leben jemals mit ähnlichen Situationen konfrontiert wie der Philosoph Sokrates; dennoch zeigt dieses Beispiel sehr deutlich, dass die Beherrschung von Fragetechniken eine der wichtigsten dialektischen Fähigkeiten überhaupt ist, denn:

Wer fragt, führt das Gespräch.

Auch wenn der Fragende in einem Gespräch selbst wenig redet, so ist er es doch, der den Gesprächsverlauf steuert und die gedanklichen Weichen stellt. Mit Hilfe von Fragetechniken ist es möglich, Gespräche in eine gewünschte Richtung zu lenken und damit das Gesprächsergebnis zu beeinflussen. Die Erkenntnis jedoch, dass Fragetechniken wichtiger und unverzichtbarer Bestandteil der Gesprächsführung sind, führt noch nicht zu einer konsequenten und richtigen Anwendung. Wider besseres Wissen neigen wir in Beratungsgesprächen zu Monologen; wir reden, anstatt zu fragen. Wir fragen weniger, als sinnvoll, notwendig und auch möglich wäre, um an die für eine Beratung notwendigen Informationen zu gelangen. Allzu oft wird der Patient kategorisiert, in eine Schublade gesteckt und mit einer Standardantwort überfahren. Zuweilen mag diese Kategorisierung zutreffen – aber was, wenn nicht?

Die *Kenntnis* von Fragetechniken führt noch nicht zu einer konsequenten und richtigen Anwendung.

Wir müssen uns also davor hüten, vorschnelle Entscheidungen zu treffen, Vorurteile zu fällen, bevor wir alle notwendigen Informationen über den Patienten vorliegen haben. Wenn wir Informationen von einem Menschen benötigen, so stehen uns zwei Verfahren zur Verfügung:

TELEPATHIE UND FRAGETECHNIKEN

Da nur wenige Menschen über zuverlässige mediale Fähigkeiten verfügen, empfehlen wir Fragetechniken als Methode der Wahl. Aber die Verwendung von Fragen als Gesprächswerkzeug bei Beratungen empfiehlt sich auch aus ganz anderen Gründen:

- Wer nicht fragt, überlässt dem Patienten die Initiative, d. h. die Gesprächsführung und somit auch die Kontrolle über das Gespräch. Die Chance auf ein konkretes Gesprächsergebnis wird damit zumeist vertan und Zeit unnötig vergeudet.
- Psychologisch gesehen, ist jede Frage, so der Berater eine Antwort erwartet und darauf eingeht, eine Zuwendung zum Patienten. Fragen bedeutet Anteil nehmen an den Problemen des Patienten, einen Teil der Last mitnehmen, mittragen.
- Die Verständigung zwischen Laien und Fachleuten ist per se schon ein schwieriges Unterfangen.

Die subjektive Realität der Klienten ist eine ganz andere als die des Beraters. Worte sind in verschiedenen Köpfen verschiedenen Definitionen und Bildern zugeordnet, was sehr häufig zu Missverständnissen führt. Wird in diesen Fällen nicht nachgefragt, bleiben diese Missverständnisse unbearbeitet und stören weitere Beratungen. Die Beschäftigung mit Fragetechniken ist daher eine sinnvolle Investition in das Kommunikationsgeschehen „Gesundheit".

Wie wichtig es ist, eine Frage richtig zu stellen, mag folgendes kleine Beispiel verdeutlichen:

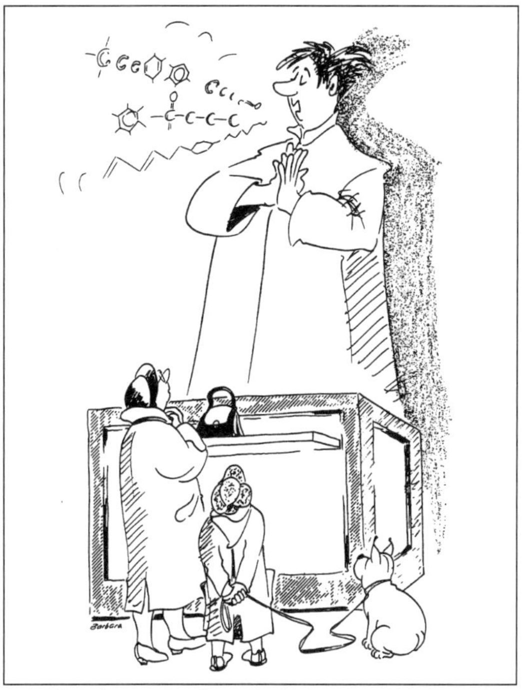

„Niederschmetterndes" Fachwissen

Zwei Mönche, ein Franziskaner und ein Jesuit, haben das gleiche Problem: Sie rauchen mit Leidenschaft gerne, und die lange Zeit der Gebete hindert sie bei ihrem Laster. Deshalb wenden sie sich jeweils an ihren Abt.

Der Franziskaner fragt: „Ehrwürdiger Abt, die Zeit der Gebete ist lang und zehrend. Mein Fleisch ist schwach. Darf ich beim Beten rauchen?" Er bekommt von seinem Abt die Antwort: „Mein Sohn, wenn du mit Gott sprichst, dann solltest du auf solche weltlichen Genüsse wahrlich verzichten. Übe dich in Entbehrungen!"

Der Jesuit hingegen fragt seinen Abt: „Darf ich auch beim Rauchen beten?" Er erhält zur Antwort: „Mein Sohn, mit Gott sprechen darfst du immer, und es ist löblich von dir, selbst beim Rauchen an Gott zu denken." So darf der eine beim Beten rauchen – der andere nicht.

2.2 DER FRAGETYPENTEST – EINE SELBSTERFAHRUNG

Um einen optimalen Erfolg im Umgang mit Fragetechniken zu erreichen, wollen wir zunächst feststellen, welche Fragetechniken Sie bislang besonders häufig angewendet haben und welche dieser Techniken problematisch bzw. unproblematisch sind. Nach dem Motto: Vor der Therapie die Diagnose!

Wir möchten erreichen, dass Sie erkennen, wo Ihre persönlichen Schwachpunkte liegen und wo besondere Stärken vorhanden sind. Sie können nachfolgend mit gezielten Übungen diese Schwachstellen bearbeiten und so einen langfristigen Erfolg sicherstellen. Wie aber findet man heraus, wo die persönlichen Schwachstellen liegen? Als analytisches Werkzeug dient uns der Fragetypentest.

2.2.1 WIE SIEHT DIESER TEST AUS?

Der Test beschreibt zwei Situationen, wie sie jeweils bei Beratungsgesprächen auftreten könnten. Lesen Sie bitte zunächst die Ausgangssituationen durch und formulieren vier eigene Fragen, die Sie in der beschriebenen Situation selbst stellen würden. Zu jeder Situationsbeschreibung sind zusätzlich mögliche Anschlussfragen des Beraters angegeben. Geeignete und ungeeignete Fragetechniken sind hier wahllos gemischt. Lesen Sie diese Anschlussfragen durch, und entscheiden sich durch Ankreuzen, welche der dort aufgeführten Fragen Sie so oder ähnlich in der beschriebenen Beratungssituation selbst stellen würden. Wählen Sie bitte nicht mehr als acht Fragen aus. Sie können auch weniger oder gar keine Frage auswählen, falls Ihnen die angegebenen Fragen

nicht zusagen. Lesen Sie aber bitte alle Fragen durch! Nur so erhalten Sie ein zuverlässiges Testergebnis. Sollte Ihnen die Formulierung einer vorgegebenen Frage nicht zusagen, so haben Sie die Möglichkeit, die Frage unter den vier eigenen Beispielen entsprechend umzuformulieren.
Und nun zum Test:

2.2.2 DER FRAGETYPENTEST

Beratungssituation I

Ein Klient fragt den Diät-/Ernährungsberater nach einer „schnellen Diät".

Frage 1

Frage 2

Frage 3

Frage 4

❑ a) Wie sieht denn Ihre tägliche Ernährung aus?
❑ b) Essen Sie viele fettreiche Lebensmittel?
❑ c) In welchen Situationen essen Sie denn am meisten?
❑ d) (Nach Aufstellung eines entsprechenden Planes)
Werden Sie mit diesen Diätvorschlägen zurechtkommen?
❑ e) Sie möchten eine schnelle Diät machen?
❑ f) (Nach einem längeren Beratungsgespräch:)
Wie können wir denn verhindern, dass Sie wieder in Ihre alten Ernährungsgewohnheiten verfallen?
❑ g) Haben Sie bei Ihren bisherigen Diätversuchen schnell aufgegeben?
❑ h) Geraten Sie schnell aus der Puste, wenn Sie Sport treiben?
❑ i) (Nach jeder Frage eine Antwort abwartend:)
Sie möchten einen möglichst einfachen Weg, um abzunehmen?
Sie wollen danach keinen Jo-Jo-Effekt haben?
Sie wollen Ihre Ernährung so wenig wie möglich umstellen?
Möchten Sie es mal mit einem Bewegungsprogramm versuchen?
❑ j) Verstehe ich Sie richtig, dass Ihr Gewicht in den letzten Jahren immer weiter gestiegen ist?
❑ k) Was sagt denn Ihre hübsche Frau zu Ihrem Gewicht?
❑ l) Haben Sie denn nicht verstanden, dass Übergewicht zu verschiedenen Krankheiten führen kann?
❑ m) Können Sie sich denn nicht endlich daran gewöhnen, dass Sie übergewichtig sind und deshalb auf Ihre Ernährung achten müssen?
❑ n) Haben Sie denn schon einmal darauf geachtet, wodurch der Hunger unmittelbar bei Ihnen ausgelöst wird, in welcher Stimmung Sie dann sind, ob Sie dann immer Lust auf das gleiche Lebensmittel haben und ob es alternative Verhaltensweisen Ihrerseits gibt, um diesen Situationen vorzubeugen?

Beratungssituation II

Ein Klient möchte durch den Diät-/Ernährungsberater darüber informiert werden, ob er bei einer Michzuckerunverträglichkeit Michprodukte vollkommen meiden kann und muss und welche Alternativen es gibt.

Frage 1

Frage 2

Frage 3

Frage 4

____

____

____

____

____

- ❑ a) Seit wann bestehen denn die Probleme mit Milchprodukten?
- ❑ b) (Nach einer längeren Beratung:)
  Wie können wir denn verhindern, dass Sie zukünftig nicht wieder einfach normale Milchprodukte essen?
- ❑ c) Haben Sie schon einmal Lactase-Präparate eingenommen?
- ❑ d) (Nach jeder Frage eine Antwort abwartend:)
  Sie möchten auf jeden Fall weiterhin Milchprodukte essen?
  Sie möchten die unangenehmen Folgen, die durch Ihre Lactoseintoleranz beim Genuss von Milchprodukten auftreten, vermeiden?
  Das entsprechende Lactase-Präparat sollte leicht mitzunehmen sein?
  Möchten Sie es einmal mit Lactase-Tabletten versuchen?
- ❑ e) Sie müssen einfach Milchprodukte meiden. Wussten Sie das denn nicht?
- ❑ f) Was isst denn Ihre Frau, wenn Sie gemeinsam essen?
- ❑ g) Nehmen Sie denn Lactase zu Ihren Mahlzeiten ein, oder haben Sie noch andere Probleme mit Ihrer Verdauung, zum Beispiel andere Verwertungsstörungen oder Entzündungen des Magens, oder wurde die Lactoseintoleranz erst durch eine Vorerkrankung ausgelöst?
- ❑ h) Verstehe ich Sie richtig, dass Sie meinen, Sie könnten Ihre Ernährung nicht ohne Milchprodukte gestalten?
- ❑ i) Wie sieht Ihre tägliche Ernährung normalerweise aus?
- ❑ j) (Nach einer Beratung:)
  Werden Sie mit der Ernährungsumstellung und den Lactase-Präparaten zurechtkommen?
- ❑ k) Sind die Beschwerden, wenn Sie Milchprodukte gegessen haben, denn immer gleich stark?
- ❑ l) Haben sich die Beschwerden seit Auftreten der Lactoseintoleranz nicht schon wieder ein wenig gebessert?
- ❑ m) Warum sind Sie denn auch so unvernünftig und essen trotz der Folgen einfach immer wieder Milchprodukte?
- ❑ n) Sie wollen Alternativen zu Milchprodukten kennenlernen?

Im Abschnitt **Auswertung des Fragetypentests** im Anschluss an Kap. 2.6.8 können Sie Ihre Auswahl überprüfen.

2.3 FRAGETRAINING – DENKSPORT FÜR DAS GEHIRN

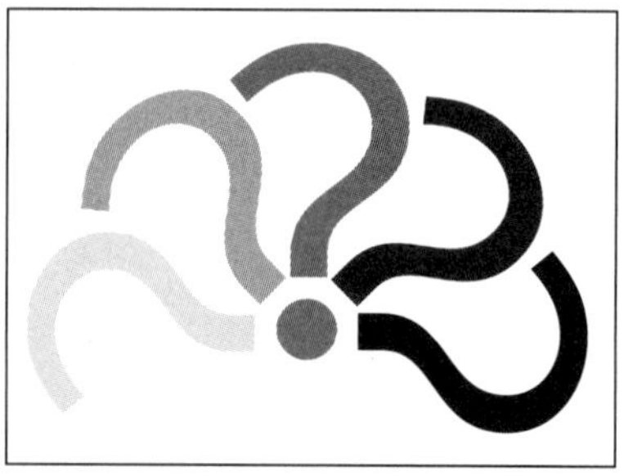

Wir reden bei Beratungsgesprächen, anstatt zu fragen. Damit verschenken wir die Chance, etwas über die Bedürfnisse des Patienten zu erfahren und diese Bedürfnisse gezielt zu befriedigen, d. h. eine gute Beratung zu leisten. Außerdem ist es ohne Fragen nicht möglich, Probleme des Patienten zu analysieren. Ohne vorherige Analyse können Sie aber keine wirksame Hilfestellung leisten. Beobachten Sie sich bitte einmal kritisch in der täglichen Praxis: Wie viel rede ich, wie viel frage ich im Beratungsgespräch?

In diesem Abschnitt sollen Sie Ihre Fähigkeit zu fragen trainieren und weiter optimieren. Mit den beschriebenen Übungen bieten wir Ihnen ein spielerisches Trainingsprogramm für Ihre Gehirnwindungen. Darüber hinaus sollten Sie darauf achten, welche Erfahrungen Sie im Umgang mit einer bestimmten Fragetechnik sammeln.

2.3.1 Ja-Nein-Fragetraining

Das Ja-Nein-Fragetraining ist eine Übung, für die man mindestens einen, besser mehrere Partner benötigt. Zunächst beschreibt einer der Teilnehmer eine Situation, so wie sie sich ereignet hat oder sich ereignen könnte. Diese Beschreibung ist aber nicht vollständig, sie enthält ein Rätsel. Die Aufgabe der anderen Teilnehmer besteht nun darin, allein durch Ja-Nein-Fragen das Rätsel möglichst schnell zu lösen.

Die erste Grundregel für das Ja-Nein-Fragetraining lautet:
Die Fragen müssen so präzise formuliert werden, dass sie nur mit JA oder NEIN beantwortet werden können.

Beispiele: Sind Sie schwanger?
Sind Sie katholisch?
Sind Sie verheiratet?

Darüber hinaus ist noch eine weitere Situation denkbar, nämlich dann, wenn der Befragte die Antwort auf eine Frage nicht kennt. In diesem Falle muss die Antwort natürlich ein entschiedenes „Jein" sein.
Jeder Spieler stellt nun nacheinander eine Ja-Nein-Frage an den Moderator. Eine Lösung der Aufgabe ist nur möglich, wenn die Fragen logisch aufeinander aufbauen. Dieses Training ist daher eine ausgezeichnete Übung sowohl in kreativen Fragetechniken als auch im logischen Denken und im Zuhören.
Übrigens ist die Übung für diejenigen, die die Moderatorenrolle übernehmen, besonders interessant, da die Fragen sehr aufmerksam wahrgenommen werden müssen und der Moderator sofort erkennt, wenn Fragen in die falsche Richtung führen. Die Lösungen zu den Aufgaben finden Sie im Anhang (Kap. 2.8.2).

2.3.2 FRAGEÜBUNGEN

Übung 1

Es ist Freitagnachmittag, 14:45 Uhr. Die Ernährungsfachkraft Jouli Kalorie betritt ihr Büro nach der Mittagspause. Sie ist noch völlig erschöpft vom anstrengenden Vormittag. Zwei neue Azubis können manchmal im Trubel für Aufregung sorgen. Da heißt es dann nur noch „Frau Kalorie hier", „Frau Kalorie da". „Es kann eigentlich nur besser werden", denkt sie sich und betritt eilig das Wartezimmer, um die Rollläden hochzuziehen. Doch was ist das? Frau Kalorie schreit vor Schreck auf. Sie traut ihren Augen nicht. Hans und Elke liegen tot am Boden. Es ist kein Blut zu sehen. Frau Kalorie ist einer Ohnmacht nahe.

Die Frage lautet: Wie kamen Hans und Elke zu Tode?

Übung 2

Sie sitzen in einem Flugzeug und befinden sich auf dem Weg in Ihren Urlaub. Plötzlich betritt ein bewaffneter Mann das Cockpit und bedroht den Piloten.

Die Frage lautet: Warum macht er das?

Übung 3

Ein Klient betritt das Büro eines Ernährungsberaters zusammen mit seinem Hund. Er legt sein Insulintagebuch vor, plötzlich wird dem Mann schwarz vor Augen.

Die Frage lautet: Weshalb wird dem Patienten schwarz vor den Augen?

Übung 4

Ein Mann fährt mit seinem Sohn in einem PKW auf einer Landstraße zwischen Mülheim und Duisburg mit überhöhter Geschwindigkeit. Es passiert ein Unfall, beide Personen werden schwer verletzt in ein nahe gelegenes Krankenhaus eingeliefert. Der Sohn wird vom Unfallarzt untersucht. Auf Grund der schwerwiegenden und komplizierten Verletzungen wird ein Oberarzt zur Operation hinzugezogen. Der Oberarzt empfiehlt eine noch größere medizinische Kapazität hinzuzuziehen. Als diese Koryphäe im OP-Raum erscheint und den Patienten betrachtet, lehnt sie eine Operation mit folgenden Worten ab: „Ich kann den Patienten nicht operieren, es ist mein Sohn."

Die Frage lautet: Wer war diese Koryphäe?

Übung 5

30 km von Kairo entfernt steht in der Sandwüste ein 3,50 m hohes Gebäude aus dicken Betonwänden auf dem bloßen Sandboden. Neben dem Gebäude steht ein LKW. Das Gebäude hat eine Türe. Diese ist verschlossen. Der einzige Schlüssel steckt von innen. Am Mittelpunkt der Decke des völlig leeren Innenraumes befindet sich ein Haken. An diesem Haken ist ein Seil befestigt. An dem Seil hängt stranguliert die Leiche eines Mannes. Seine Füße schweben 1,50 m über dem Boden.

Die Fragen lauten: War es Mord oder Selbstmord oder ein Unfall?
Wie ist der Mann ums Leben gekommen?

2.3.3 AUSWERTUNG DER FRAGEÜBUNGEN

Die beschriebenen Übungen sollen nicht nur dazu dienen, den Umgang mit Fragetechniken einzuüben, sondern auch, um Erfahrungen mit dem eigenen Frageverhalten zu sammeln. Besonders wichtig ist daher eine Auswertung der Übung im Hinblick auf das eigene Frageverhalten. Dabei können die folgenden Fragen als Anregung dienen.

- Was ist Ihnen besonders aufgefallen?
- Welche Probleme sind bei den Übungen aufgetaucht?
- Für welche Situationen ist die Ja-Nein-Frage besonders geeignet?
- Für welche Situationen sind Ja-Nein-Fragen nicht geeignet?
- Fällt es Ihnen leicht oder schwer, mit diesem Fragetyp zu arbeiten?

Besonders wichtig für das erfolgreiche Lösen der Aufgaben ist es, die Prämissen, die Vorgaben **abzuklopfen**, zu **auskultieren**. Durch Missverständnisse bewegen sich viele Mitspieler gedanklich in die falsche Richtung.

Die Lösungen der Aufgaben wurden bewusst so gewählt, dass sie außerhalb des üblichen Erfahrungsbereiches liegen. Darum ist es notwendig, das Schubladendenken hinter sich zu lassen und ohne vorgeprägte Vorstellung allein durch Fragen präzise das Umfeld zu analysieren. Das Suchen nach der wahrscheinlichsten Lösung führt unweigerlich auf den falschen Weg.

Bei Beratungsgesprächen liegen oft ähnliche Situationen vor. Ohne vollständige Analyse werden Informationen über den Patienten vorschnell – im Rahmen des eigenen Erfahrungsbereiches – interpretiert. Die Lebens- und Erfahrungswelt des Klienten ist aber eine ganz andere als die des Beraters. Probleme, die für den Berater gar nicht existieren, sind für Klienten zum Teil von gravierender Bedeutung. Ein weiteres Problem sind Missverständnisse, wobei diese z. T. nicht offen zu Tage treten. Klient und Berater reden, ohne es zu bemerken, aneinander vorbei, weil Begriffe für beide verschiedene Bedeutungen haben. Sie als Berater haben bestimmte Vorstellungen, Bilder im Kopf, die Sie in Worte fassen, sozusagen chiffrieren. Das Medium, das diese Gedanken transportiert, ist die Sprache. Diese wiederum wird von Ihrem Zuhörer dechiffriert, wieder übersetzt in Vorstellungen und Bilder. Ob eine Botschaft so verstanden wird, wie sie gesendet wurde, ist maßgeblich davon abhängig, wie die Chiffrierung bzw. Dechiffrierung erfolgt. Je detaillierter die Chiffrierung bzw. Dechiffrierung stattfindet, um so präziser wird eine Botschaft übermittelt. Die Qualität der Chiffrierung wiederum ist abhängig vom Wortschatz. Je größer der Wortschatz eines Menschen ist, um so präziser kann ein Gedanke ausgedrückt werden (siehe Abb. 2.1).

Ein Beispiel: Fordern Sie einmal eine Gruppe von Menschen auf, sich eine Feder gedanklich vorzustellen. Wenn Sie nun nachfragen, an was die einzelnen Personen gedacht haben, werden Sie die unterschiedlichsten Antworten erhalten. Von Vogelfedern über Spiral- und Schraubenfedern aus Metall bis hin zu Stoßdämpfern, Schreibfedern oder Füllfederhaltern erstreckt sich das Spektrum. Der Begriff „Feder" wird in verschiedenen Köpfen verschiedenen Bedeutungen zugeordnet (so genannte homonyme, gleichlautende Wörter).

Oder: Sagt der Manager zur Sekretärin: „Was steht denn diese Woche auf dem Terminkalender?"
Darauf die Sekretärin: „Montag, Dienstag, Mittwoch, Donnerstag ..."

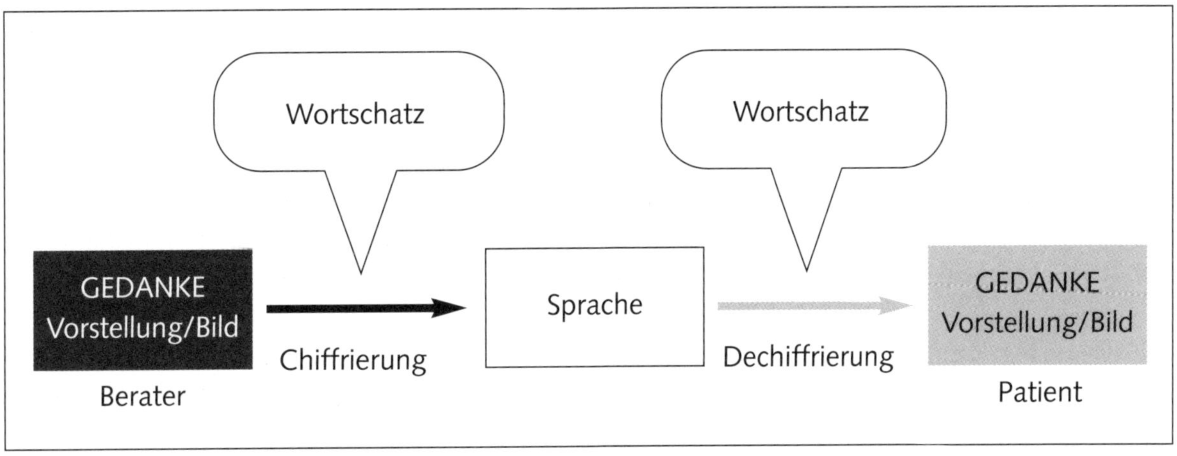

Abb. 2.1 Je größer der aktive Wortschatz eines Menschen ist, um so präziser kann ein Gedanke ausgedrückt werden.

Ein humorvolles, aber typisches Beispiel für eine falsche Dechiffrierung. Entscheidend ist, wie Begriffe sprachlich besetzt sind. Daher sollte man im Beratungsgespräch – wenn wichtige Dinge besprochen wurden – stets nachfragen, ob diese beim Gesprächspartner auch so angekommen sind, wie sie gesendet wurden.

Wenn Sie den Umgang mit der Ja-Nein-Fragetechnik noch ein wenig trainieren wollen, können Sie hierzu die folgenden Übungen verwenden.

2.3.4 WHO IS WHO?

Für diese Übung benötigen Sie mehrere Mitspieler und selbstklebende Etiketten, die sich problemlos auf Kleidungsstücken befestigen und wieder entfernen lassen. Eine Person notiert Namen allgemein bekannter Persönlichkeiten – z. B. aus dem Gesundheitsbereich (Ursula Schmidt, Horst Seehofer, Papst, Beate Uhse, Sigmund Freud, Jouli Kalorie, Henri Dunant, Hildegard von Bingen) – auf den Etiketten und klebt diese jeweils auf den Rücken der Mitspieler. Die Aufgabe der Teilnehmer besteht nun darin, allein durch Ja-Nein-Fragen an die anderen Mitspieler die Identität der „eigenen" Person herauszubekommen.

Zum Beispiel: Lebe ich?
Bin ich tot?
Bin ich eine fiktive Person?

Jeder Mitspieler sucht nach drei Fragen einen neuen Partner.

Verbotene Antworten

Für diese Übung benötigen Sie mindestens drei, besser mehrere Teilnehmer. In der ersten Runde werden Begriffe festgelegt, die als Antworten verboten sind. Sehr beliebt sind die Wörter Ja, Nein, Ich, Du, Sie. Eine Person übernimmt nun die Aufgabe des Beantwortens, alle anderen stellen Fragen. Die Fragen sollen möglichst so formuliert werden, dass der Befragte mit einem der verbotenen Wörter antworten muss. Der Befragte wiederum muss die Fragen unter Vermeidung der verbotenen Begriffe beantworten.

Der Wert dieser Übung liegt darin, dass die Frager darauf bedacht sein müssen, die Präzision ihrer Fragen zu optimieren. Darüber hinaus handelt es sich um ein gutes Training im konzentrierten Zuhören – beides Fähigkeiten, die für das Beratungsgespräch von großem Wert sind.

Mit ein wenig Kreativität lassen sich die beschriebenen Übungen abwandeln und weiterentwickeln. Genießen Sie den spielerischen Charakter der Übungen; denn wie schon Schiller erkannte:

Hoher Sinn liegt oft in kindischem Spiel (2).

2.4 WEITERE FRAGETECHNIKEN

Die Verwendung bestimmter Fragetechniken ist ein zum Teil unbewusster Vorgang, so wie das Atmen. Man kann gezielt die Atmung kontrollieren, in der Regel aber erfolgt sie unbewusst. Wenn man aber bestimmte Atemtechniken immer und immer wieder einübt (Yoga, autogenes Training), dann verändert sich allmählich auch das ursprüngliche Atemmuster. Ähnlich verhält es sich mit den Fragetechniken. Durch gezieltes Training werden bestimmte erwünschte Fragetypen in den unbewussten Sprachschatz übernommen, so dass sie später – quasi automatisch – angewandt werden. Im Folgenden werden die für Beratungsgespräche wichtigsten Fragetechniken vorgestellt. Neben diesen existiert noch eine Vielzahl weiterer Fragetechniken. Sie finden in Kap. 2.8.1 (Kleines Fragelexikon) eine umfangreiche Übersicht (3).

2.4.1 JA-NEIN-FRAGEN

Die Ja-Nein-Fragetechnik haben Sie bereits kennengelernt. Ja-Nein-Fragen gehören zu den geschlossenen Fragen, da sie von vornherein einen Rahmen setzen. Der Befragte kann diesen Rahmen normalerweise nicht verlassen und hat daher als Antwortmöglichkeiten nur die vorgegebenen Alternativen „Ja" oder „Nein". Daher auch die Kategorisierung als **geschlossene Frage**.

Beispiele: „Sind Sie berufstätig?"
„Haben Sie einen Führerschein?"
„Haben Sie schon gegessen?"
„Kennen Sie schon unser neues Produkt 'Fragen plus ultra retard'?"

Es gibt noch geschlossene Fragen anderer Art. Bei geschlossenen Fragen unterscheidet man nämlich den **Ja-Nein-Typ** und den **Identifikationstyp**, je nach der erwarteten Antwort. Wenn die Frage als Antwort im Wesentlichen nur Ja oder Nein zulässt, liegt der erstgenannte Typ vor: „Hast du schon gegessen?" Der Identifikationstyp der geschlossenen Frage zielt auf beobachtbare Phänomene und Charakteristika von Personen, Orten, Objekten, Ereignissen: „Wer hat den Käse aufgegessen?" – „Heinz." (4) Geschlossene Fragen sind also Fragen, die „mit Ja/Nein oder in Kurzform zu beantworten" sind (5). Prüfungsfragen gehören oft zu den geschlossenen Fragen. „Geschlossene Fragen können nur mit Ja oder Nein bzw. einer knappen Information beantwortet werden." (6) Geschlossene Fragen werden zumeist in Informationsgesprächen eingesetzt, um präzise Informationen zu erhalten.

Vorteile der geschlossenen Frage

Mit ihr lassen sich schnell genaue Informationen einholen, insbesondere wenn ein Profi einem Laien Informationen entlocken muss. Der andere kann nicht vom Thema abweichen, was ein nicht zu unterschätzender Vorteil im Umgang mit Vielrednern ist.

Nachteile der geschlossenen Frage

Wenn Sie überwiegend mit geschlossenen Fragen arbeiten, wirkt das Gespräch schemahaft und bekommt den Charakter einer Fragebogenaktion. Der Gesprächspartner wird nicht ausreichend in seiner Individualität gewürdigt. Der Ja-Nein-Fragetyp ist zur Gesprächseröffnung wenig geeignet.

2.4.2 OFFENE FRAGEN ✸

Im Gegensatz zur geschlossenen Frage kann der Gesprächspartner hierbei nicht nur mit einem Wort bzw. „Ja/Nein" antworten, sondern muss eine **Erklärung** oder **Begründung** abgeben. Es existiert also kein Rahmen, der die möglichen Antworten umfasst. Die offene Frage lässt dem Gesprächspartner daher wesentlich mehr Raum als die geschlossene Frage.

Beispiele: Welche Art von Beschwerden haben Sie denn?
Was ist Ihrer Meinungnach der Grund, dass Ihre Tochter immer wieder Ihre Diät abbricht?
Welche Möglichkeiten sehen Sie denn, das Verhalten zu ändern?
Wie ist Ihre Meinung zum Thema ...?

Geschlossene Fragen erfordern kurze und präzise Antworten, während demgegenüber offene Fragen – zum Beispiel im Falle einer therapeutischen Beratung – „dazu dienen sollen, Ihren Klienten aufzuschließen, seine Probleme ausführlich zu schildern"; offene Fragen „veranlassen den Klienten [...], nach einer ausführlichen Antwort zu suchen, mit der er auf sein eigenes Erleben eingeht"; offene Fragen „wirken als Aufforderung, ausführlicher auf das Thema einzugehen." (7)

Vorteile der offenen Frage

Die offene Frage ist gut geeignet, wenn komplexe Situationen oder Zusammenhänge erfragt werden oder aber, um ein Gespräch lebendig zu halten.

Nachteile der offenen Frage

Das Gespräch ufert – vor allem bei Vielrednern – rasch aus. Wichtige Zeit wird dann mit Nebensächlichem vertan.

Häufig werden die so genannten **W-Fragen**, also Fragen, die mit einem Fragewort aus der Reihe „wer, wo, was, warum, wieso, weshalb, woher, wodurch, womit" beginnen, zu den offenen Fragen gerechnet. Das ist aber nicht richtig. Es zeugt von Unverstand, wenn in – meist populärwissenschaftlicher – Literatur nur die Ja-Nein-Frage als geschlossene Frage angesehen wird und die W-Fragen mit der offenen Frage identifiziert werden. So heißt es bei W. Ruede-Wissmann: „Alle Fragen, die mit einem ‚W' beginnen, sind offene Fragen" (8). So auch bei S. Hüls: „Bei der Fragetechnik sollte man ‚W-Fragen' = offene Fragen, das sind Fragen, die nicht mit ja oder nein beantwortet werden können, verwenden." (9) W-Fragen sind ambivalent. Sie können sowohl offen als auch geschlossen sein. Die Frage „Wie heißt unser Bundeskanzler?" ist eine geschlossene Frage.

2.4.3 KONTROLLFRAGEN

Mit Kontrollfragen kann man überprüfen, ob bestimmte Informationen dem Klienten im Gespräch auch vermittelt werden konnten, ob sie auch angekommen sind und verstanden wurden. Kontrollfragen haben bei Beratungsgesprächen einen hohen Stellenwert; denn wenn ein Sachverhalt vom Klienten nicht verstanden wurde, sind alle folgenden Aussagen des Beraters vergeblich. Kontrollfragen sollten daher im Anschluss an Erklärungen gestellt werden, um sicher zu sein, dass der Klient den Ausführungen noch folgen kann.

Kontrollfragen sollten aber so formuliert sein, dass sie den Gesprächspartner nicht verletzen. Die Frage: „Haben Sie das verstanden?" ist zwar eine Kontrollfrage, dennoch in dieser Form nicht zu empfehlen, da der Befragte den Eindruck bekommen muss, man halte ihn für geistig wenig beweglich. Viel günstiger ist es, Sie formulieren die Frage wie in den folgenden Beispielen.

Beispiele: „Werden Sie mit dem kindersicheren Verschluss zurechtkommen?"
„Die Verwendung des Insulinpens haben wir geübt, werden Sie damit zurechtkommen?"

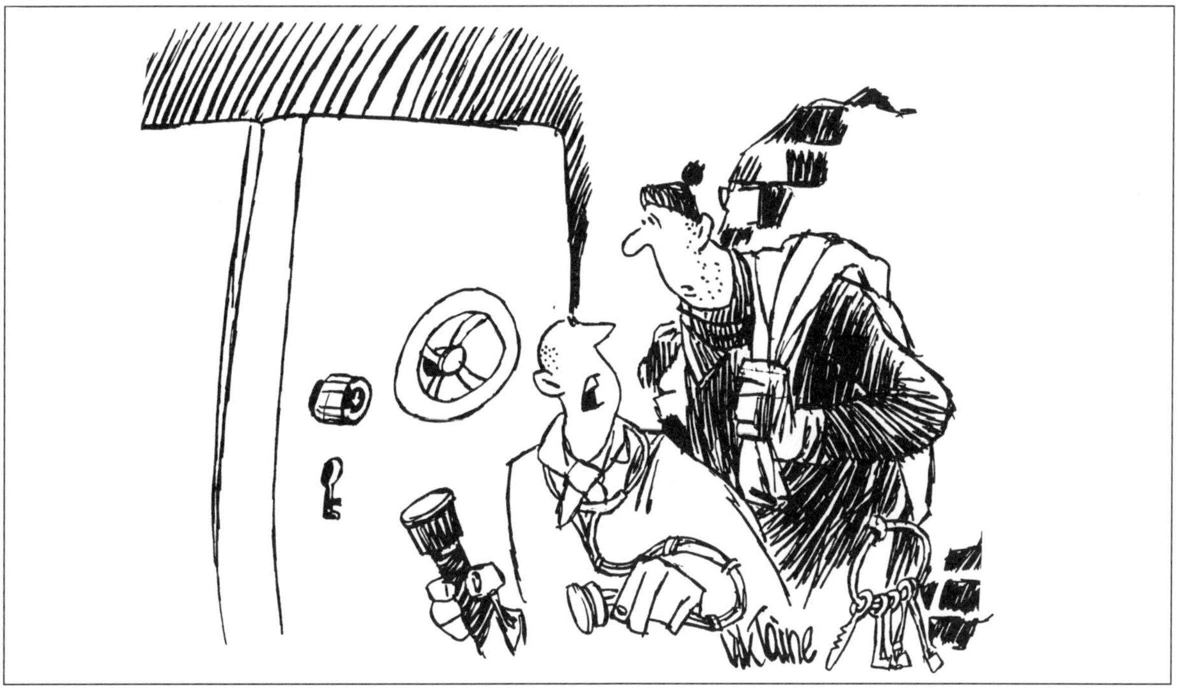

„Scheiße! Eine Kindersicherung!"

2.4.4 REFLEXIONSFRAGEN

Mit Hilfe von Reflexionsfragen kann man ein angeschnittenes Thema ergänzen. Sie können dem Gesprächspartner mehr Informationen entlocken, ohne den Sachverhalt genau ansprechen zu müssen, was zuweilen von Vorteil ist. Hierzu wird der letzte Teil der Klientenaussage mit fragender Betonung wiederholt. Der Klient wird das in der Regel als Nachfragen interpretieren und weitere Informationen zum Thema liefern.

Beispiele:

Klientin:	„Ich habe dann immer so ein Druckgefühl im Magen."
Ernährungsfachkraft:	„Sie haben ein Druckgefühl im Magen?"
Klientin:	„Ja genau, also wissen Sie, das ist so, wie wenn man Steine verschluckt hätte, und das immer morgens, wenn ich aufwache. Ich denke schon immer abends mit Grauen an den Morgen ..."

oder:

Mutter:	„Mein Gott, Elke ist jetzt 5 Jahre alt. Die Panscherei beim Essen sollten Sie mal erleben. Ich habe schon alles versucht."
Ernährungsfachkraft:	„Sie haben schon alles versucht?" (nach dem Motto: „Haben Sie das Kind geschlagen?")
Mutter:	„Ja, ich habe versucht, es mit Spielsachen zu belohnen ..."

2.4.5 KRITIKFRAGEN

Wenn Sie jemanden kritisieren wollen, ohne zu entmutigen, dann ist es günstiger, eine Kritikfrage zu stellen, als Vorhaltungen zu machen. Kritikfragen sind aus diesem Grunde auch hervorragend für Mitarbeitergespräche geeignet.

Beispiele: „Wie können wir denn verhindern, dass so etwas noch mal passiert?"
„Welche Möglichkeiten sehen Sie, diesen Fehler zu korrigieren?"

Mit einer so formulierten Frage stellen Sie sich auf die Seite des Gesprächspartners und bieten Hilfe an. Der Gesprächspartner lernt, Vertrauen zu entwickeln und seine Probleme zu offenbaren.

2.4.6 INTERPRETATIONSFRAGEN

Interpretationsfragen sind gut geeignet, um Probleme zu verdeutlichen. Interpretationsfragen sollten Sie immer dann stellen, wenn Sie glauben, das Problem des Patienten erkannt zu haben. Beschreiben Sie Ihr Verständnis des Problems, und fragen Sie nach, ob diese Deutung den Tatsachen entspricht. Liegen Sie falsch, so werden durch die Frage Missverständnisse vermieden, liegen Sie richtig, so wird der Klient es Ihnen bestätigen.

Beispiele: „Deute ich das richtig, dass Ihr Beruf Ihnen momentan wichtiger ist als gut eingestellte Blutdruckwerte?"
„Verstehe ich Sie richtig, dass Sie meinen, Sport würde Ihnen schaden, weil Sie sich kurz danach schlechter fühlen als vorher?"

Und dann gibt es da noch die so genannten „Hä-Fragen"...

Kennen Sie das einzige Fragewort, das nicht mit „W" anfängt? Es ist das Fragewort „Hä?"

Gespräch beim Psychiater. „Herr Doktor, ich habe das Gefühl, keiner versteht mich." „Hä?"

Großartig hat Otto (Waalkes) die Hä-Frage eingesetzt. Bei einer Einladung in „Wetten, dass ...?" von Thomas Gottschalk spielte Otto eine Solonummer, bei der er plattdeutsch sprach. Das Plattdeutsche wurde simultan übersetzt. Seine Frage: „Hä?" wurde etwa folgendermaßen übersetzt: „Ich habe das jetzt nicht ganz verstanden. Wären Sie bitte so freundlich, Ihre Aussage noch einmal zu wiederholen, damit ich sie beim zweiten Mal besser verstehe?" Weiterer Kommentar erübrigt sich.

2.4.7 ÜBUNGEN

Wenn Sie die Erkennung der verschiedenen Fragetypen ein wenig üben möchten, dann haben Sie jetzt Gelegenheit dazu. Ordnen Sie die unten aufgeführten Fragen jeweils der entsprechenden Fragetechnik zu. Mehrfachzuordnungen sind möglich.

a) Klientin: „Zum Schluss habe ich dann die Atkins-Diät gemacht."
Ernährungsfachkraft: „Sie haben die Atkins-Diät gemacht?"

- ❑ Ja-Nein-Frage
- ❑ Reflexionsfrage
- ❑ Kritikfrage
- ❑ Interpretationsfrage
- ❑ Offene Frage
- ❑ Kontrollfrage

b) „Haben Sie Ihr Körpergewicht in der vergangenen Woche halten können?"

- ❑ Ja-Nein-Frage
- ❑ Reflexionsfrage
- ❑ Kritikfrage
- ❑ Interpretationsfrage
- ❑ Offene Frage
- ❑ Kontrollfrage

c) „Meinen Sie damit, dass Ihre Frau, weil sie so gut kocht, für Ihre Essprobleme mit verantwortlich ist?"

- ❑ Ja-Nein-Frage
- ❑ Reflexionsfrage
- ❑ Kritikfrage
- ❑ Interpretationsfrage
- ❑ Offene Frage
- ❑ Kontrollfrage

d) „Wie ist es Ihnen denn in der vergangenen Woche ergangen?"

- ❑ Ja-Nein-Frage
- ❑ Reflexionsfrage
- ❑ Kritikfrage
- ❑ Interpretationsfrage
- ❑ Offene Frage
- ❑ Kontrollfrage

e) „Werden Sie mit dem Blutzuckermessgerät, so wie wir es besprochen haben, zurechtkommen?"

- ❑ Ja-Nein-Frage
- ❑ Reflexionsfrage
- ❑ Kritikfrage
- ❑ Interpretationsfrage
- ❑ Offene Frage
- ❑ Kontrollfrage

f) „Was meinen Sie, wie können wir denn zukünftig verhindern, dass Sie bei Heißhungerattacken die Kontrolle wieder so schnell verlieren?"

- ❑ Ja-Nein-Frage
- ❑ Reflexionsfrage
- ❑ Kritikfrage
- ❑ Interpretationsfrage
- ❑ Offene Frage
- ❑ Kontrollfrage

Auflösung

Vergleichen Sie nun Ihre Ergebnisse mit den Angaben in der folgenden Tabelle.

Fragentyp	**a**	**b**	**c**	**d**	**e**	**f**
Ja-Nein-Frage	X	X	X		X	
Interpretationsfrage			X			
Offene Frage				X		X
Kontrollfrage					X	
Reflexionsfrage	X					
Kritikfrage						X

2.5 EINSATZ VON FRAGETECHNIKEN IN EINER GESPRÄCHSSITUATION – ROLLENSPIEL

Bei den Übungen zur Ja-Nein-Fragetechnik haben wir durch die Rahmenbedingungen, die Spielregeln, eine künstliche Gesprächssituation geschaffen, **eine Laborsituation**, wie sie in der Realität nicht auftritt. Die Teilnehmer stellen nur geschlossene Fragen, der Moderator antwortet nur mit „Ja" oder „Nein". Ziel der folgenden Übung ist es,

- den Umgang mit Fragetechniken in einer realen Gesprächssituation zu üben und
- nach für Beratungsgespräche ungeeigneten Fragetechniken zu fahnden.

Um diese Übung durchführen zu können, benötigen Sie mehrere Partner. Eine Person übernimmt die Rolle eines Verkäufers, eine andere die des Kunden, die übrigen Teilnehmer übernehmen die Rolle von Beobachtern. Zunächst werden alle Teilnehmer über die Ausgangssituation informiert.

Stellen Sie sich vor, Sie arbeiten in einem Autohaus, das mit Gebrauchtwagen handelt. Vor gut einem Jahr haben Sie drei gebrauchte Fahrzeuge eingekauft, die sich leider als Ladenhüter erwiesen haben. Die Aufgabe des Verkaufsberaters besteht nun darin, eines der drei gebrauchten Fahrzeuge, wenn irgend möglich, dem nächsten Kunden zu verkaufen.

Für den Kunden gilt Folgendes: Der Kunde weiß noch nicht, welche Fahrzeugmarke er erwerben möchte, er möchte sich beraten lassen. Bei guter Gesprächsführung seitens des Beraters kann es zum Verkaufsabschluss kommen, der Kunde darf aber auch ablehnen, wenn er Gründe dafür hat.

Aus dem Kreis werden nun ein oder auch mehrere Verkaufsberater ausgewählt. Die Aufgabe der Berater besteht darin, den Raum zu verlassen und jeder für sich drei Fahrzeugtypen auszuwählen, mit denen persönliche Erfahrungen vorliegen. Es spielt dabei keine Rolle, um was für Typen es sich handelt. Zu Beginn der Übung werden die Verkaufsberater einzeln wieder hereingeholt und notieren nun auf einem Karton die Markennamen der drei Fahrzeuge so, dass alle Teilnehmer die Namen lesen können, nur der Kunde nicht. Damit wissen die Beobachter, welche Typen der Berater verkaufen möchte.

Die Teilnehmer haben in der Zwischenzeit aber auch etwas über den Kunden erfahren, was die Verkaufsberater nicht wissen. Dadurch entsteht der spezielle Effekt dieser Übung. Die Beobachter können beide Seiten gut verstehen, während für den Kunden und den Berater erst im Gespräch deutlich wird, was für den jeweils anderen wichtig ist.

Der Kunde weiß zwar noch nicht, welchen Fahrzeugtyp er erwerben möchte, aber er hat konkrete Anforderungen an das Leistungsspektrum des Fahrzeugs.

Bedingungen des Kunden:

- Es sollte ein **umweltfreundliches Fahrzeug** mit möglichst niedrigem Benzinverbrauch sein.
- Das Fahrzeug sollte einen möglichst **großen Stauraum** haben, um die ganze Familie (Ehefrau, drei Kinder, ein Hund) unterbringen zu können, so dass z. B. ein **Kombi** in Frage kommt.
- Das Fahrzeug soll eine **starke Motorisierung** haben (mindestens 100 PS).

- Das Fahrzeug muss mit einer **Anhängerkupplung** versehen sein, damit es einen Wohnwagen ziehen kann.
- Voraussetzung für den Kauf eines „neuen“ Gebrauchtwagens ist, dass der Verkäufer das alte Fahrzeug des Kunden **in Zahlung** nimmt. Es handelt sich um einen VW-Passat Kombi.

Was die Berater auch nicht wissen, ist, dass es sich um einen Problemkunden handelt. Solange der Berater fragt, also die Bedürfnisse und Wünsche des Klienten im Vordergrund stehen, interessiert er sich für alles, und wenn es ein Zehn-Tonnen-Tieflader ist. Sobald der Berater aber aufhört zu fragen und die Vorzüge der Fahrzeuge beschreibt, also Aussagesätze verwendet, wird der Kunde ablehnen und mit Gegenaussagen argumentieren, weil er sich dann vernachlässigt fühlt. **Das Ziel der Übung besteht darin, den Umgang mit Fragetechniken zu trainieren.** Wer also viel fragt, gewinnt den Eindruck, es handele sich um einen einfachen Fall, wer hingegen viel redet, weil er die Bedürfnisse des Kunden übersieht, gewinnt den Eindruck, es handele sich um einen schwierigen Gesprächspartner.

Ein schwieriger Kunde

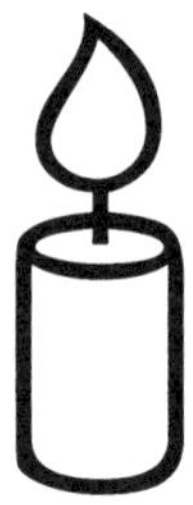

Die Aufgabe der Beobachter besteht darin,

1. zu überprüfen, ob die Bedingungen des Kunden vollständig erfragt worden sind, und
2. festzustellen, ob vom Berater verbotene Fragetechniken eingesetzt worden sind, also Fragen, die beleidigen, diskriminieren, provozieren.

Jede Runde wird exakt drei Minuten lang gespielt, danach erfolgt eine Auswertung. Für die Auswertung können die folgenden Fragen als Orientierung dienen:

- Wurden die Bedingungen des Kunden vollständig erfragt?
- Falls nicht, warum ist das nicht gelungen?
- Wie gestaltet man den Gesprächsanfang am besten?
- Was erweist sich im Hinblick auf das angestrebte Ziel als besonders hinderlich (z. B. sehr frühe Warenpräsentation)?
- Wie reagierte der Berater auf Ablehnung durch den Kunden?
- Wie sah die Gefühlswelt des Beraters in diesem Moment aus?
- Wie war die Gewichtung, das Verhältnis zwischen Aussagen und Fragen?
- Waren Fragen dabei, die den Kunden emotional verletzten?

Diese Übung (10) ist auch hervorragend für betriebsinterne Schulungen geeignet, um den Umgang mit Fragetechniken im Beratungsgespräch zu trainieren.

2.6 TYPISCHE FRAGEFEHLER – UNGEEIGNETE FRAGETECHNIKEN VERMEIDEN

Im Gespräch zwischen Ernährungsfachkraft und Klient gibt es eine Reihe von Fragen, die nicht gesprächsfördernd, sondern gesprächshemmend wirken. Typisch für solche Fragen ist, dass sie Empathie nicht erkennen lassen, überheblich wirken, Imponiergehabe des Fragenden sind, den Patienten frustrieren oder aus reiner Neugierde gestellt werden. Solche Fragen sind in Beratungssituationen verboten, da sie die Vertrauensbasis eines Gespräches zerstören.

2.6.1 KETTENFRAGEN

Kettenfragen sind eine Verkettung von verschiedenen Fragen in einem Fragesatz. Kettenfragen sind im Grunde keine Frageart, sondern eine Frage**un**art. Kettenfragen entspringen zumeist der Ungeduld des Fragestellers. Sie werden übrigens sehr häufig beim Interview von Journalisten gestellt, die offensichtlich davon überzeugt sind, diese Technik würde besonders professionell wirken. Das Gegenteil ist der Fall!

„Was gedenken Sie gegen die Arbeitslosigkeit zu unternehmen, insbesondere vor dem Hintergrund des hohen Ausländeranteils in der Bevölkerung, und wie wollen Sie das innerparteilich durchsetzen, ohne die Koalition zu gefährden?"

„Sind Sie dafür, dass Ausländer in Zukunft das kommunale Wahlrecht erhalten, und wie ist Ihre persönliche Meinung zu den Asylanten, insbesondere im Hinblick auf die sich abzeichnende internationale Krise?"

Dazu ein literarisches Beispiel aus dem Kriminalroman „Das Ekel schlägt zurück" von Leo P. Ard und Reinhard Junge:

„Durch die Ereignisse der letzten Woche klebt leider Blut am TRC-Projekt. Was uns Journalisten interessiert: Was kann eine Politikerin wie Frau Schwarzhof dazu gebracht haben, mit den schmutzigen Fotos zu arbeiten? Ist das der neue Stil im Wahlkampf? Sind es Hattingens Interessen am TRC? Oder nur persönliche Motive?" (11)

Die Gefahr liegt bei der Kettenfrage darin, dass der rhetorisch geschulte Interviewpartner sich **die** Frage zur Beantwortung heraussucht, die ihm passt, und darüber bewusst „vergisst", die anderen zu beantworten; denn der Zuschauer hat diese in der Zwischenzeit allemal vergessen. Die Kettenfrage bietet damit dem Interviewten die Chance auszuweichen, zu manipulieren.

Bei einem **Beratungsgespräch** hingegen besteht das Problem darin (so wir keine Politiker beraten), dass der Patient in der Regel nur die letzte Frage im Gedächtnis behält und auch nur noch diese Frage beantworten kann. Kettenfragen überfordern den Gesprächspartner und liefern ungenaue Informationen.

Beispiele:
„Zu welchen Zeiten treten Hungerattacken bei Ihnen auf, mehr im beruflichen oder mehr im privaten Bereich, und auf welche Lebensmittel greifen Sie dann bevorzugt zurück?"
„... halten Sie Ihr Gewicht konstant oder schwankt es stark oder haben Sie Probleme mit der Gesundheit durch Ihr Gewicht?" (12)

Zwei oder drei Fragen sollten auf gar keinen Fall in einen Satz gepfercht werden! Es ist viel besser, wenn die Fragen einzeln gestellt werden. Die Antworten sind genauer, und das Gespräch wird im Allgemeinen nicht länger.

2.6.2 JA-FRAGEN-KETTEN Ja Ja

Als **Fragekette**, auch **Ja-Straße** genannt, dienen Ja-Fragen dazu, den Befragten systematisch der Meinung des Fragenden zuzuführen. Eine Ja-Fragen-Kette besteht aus mehreren hintereinander gestellten Ja-Fragen. Die Fragen werden so gewählt, dass als Antwort nur „Ja" in Frage kommt. Ziel einer Ja-Fragen-Kette ist es, den Gesprächspartner dazu zu verleiten, auch die letzte, entscheidende Frage mit „Ja" zu beantworten. Die Ja-Fragen-Kette wird daher vor allem bei Verkaufsgesprächen eingesetzt, um den entscheidenden Vertragsabschluss zu erreichen. Da es sich hierbei um eine manipulatorische Maßnahme handelt, sind Ja-Fragen-Ketten für die Beratung ungeeignet. Nicht durch Manipulation, sondern durch Analyse der jeweiligen Problemsituation und durch Handlungsempfehlungen helfen wir dem Patienten.

Beispiele:
„Haben Sie nicht in der letzten Zeit etwas zu viel gearbeitet?"
„Bringt das nicht häufig Hetze und Stress mit sich?"
„Muss man nicht befürchten, dass sich diese Phänomene häufiger einstellen?"
„Sollte man nicht etwas dagegen tun?"
„Möchten Sie mal an unserem Entspannungs- und Erholungswochenende im Sporthotel teilnehmen?"

Wer würde da nicht immer allzu gern mit „Ja" antworten?

2.6.3 SUGGESTIVFRAGEN 😐 😐

Eine Suggestivfrage dient, wie schon der Name sagt, dazu, dem anderen etwas zu suggerieren, etwas „unterzujubeln". Suggestivfragen geben dem Gesprächspartner daher gar nicht die Möglichkeit, eine Antwort frei zu wählen. Dem „Gesprächspartner" wird mit der Frage die Antwort bereits in den Mund gelegt, entweder durch bejahende oder verneinende Zustimmung. Sie wird häufig mit Partikeln wie „sicher", „sicher nicht", „doch wohl", „doch wohl nicht", „auch", „auch nicht", „etwa", „etwa schon" gebildet: „Wollen Sie etwa jetzt schon eine Pause machen?" Zwar ist es möglich, die Suggestivfrage mit genau der nicht erwünschten Antwort zu unterlaufen: „Ja." Aber solch eine „Dreistigkeit" wird (leider) selten sein.

Suggestivfragen manipulieren den Gesprächspartner und sollten bei Beratungen daher nicht benutzt werden! Hinter Suggestivfragen verbergen sich oft **Vorurteile** oder **Wunschdenken** des Fragestellers. Wer zu Suggestivfragen neigt, möchte zumeist unangenehme Gesprächsinhalte vermeiden.

Beispiele:
„Aber es geht Ihnen doch schon viel besser, oder?"
„Haben Sie nicht nach der Einnahme der Blutdrucktabletten Schwindel bemerkt?"
„Sicher fühlen Sie sich nach der neuen Diät schon sehr erleichtert, oder?"

Solche Fragen üben auf den Patienten einen unterschwelligen Druck aus. Unangenehmes kommt dann natürlich nicht zur Sprache.

Alternativen zu den oben genannten Suggestivfragen können sein:

„Wie geht es Ihnen denn heute?"
„Wie vertragen Sie die Blutdrucktabletten?"
„Wie fühlen Sie sich nach der Diät?"

2.6.4 AGGRESSIONSFRAGEN ☹

Eine Aggressionsfrage zwingt das Gegenüber zur „negativen Motivierung". In der Regel wird hierbei an der Qualifikation des „Gesprächspartners" gezweifelt.

Beispiele:
„Wollen oder können Sie nicht verstehen, warum Sie den Blutzuckerspiegel senken müssen?"
„Können Sie das denn nicht?"
„Wie kommt es nur, dass Sie als unabhängige emanzipierte Frau sich nicht besser unter Kontrolle haben?"

Meistens erreicht man mit Aggressionsfragen das genaue Gegenteil dessen, was man erreichen wollte. Der Patient wird frustriert anstatt motiviert. Frustration ist aber keine geeignete Grundlage für ein Beratungsgespräch. Wer lässt sich schon gerne frustrieren, wenn er Hilfe sucht?

2.6.5 FANGFRAGEN

Eine Fangfrage dient zur Ermittlung eines Sachverhaltes, der direkt nicht erfragt werden kann oder soll.

Beispiele:

„Haben Sie an den Tagen, an denen Sie die Tabletten weglassen, weniger oder mehr Harndrang?"

„Wo haben Sie denn Ihren Wagen geparkt?"

Letzteres ist eine vor allem in Einstellungsgesprächen beliebte Fangfrage. Erfährt man doch so, ob ein Führerschein der Klasse III und ein Fahrzeug zur Ausstattung des Bewerbers gehören.

Chef zu Frau Meier: „War Frau Müller gestern um halb 9 Uhr hier, um ihre Sachen abzuholen?" Der Chef will in diesem Falle aber gar nicht wissen, ob Frau Müller pünktlich war, denn die Kundin Müller ist immer pünktlich. Er will wissen, ob Frau Meier selbst bereits um halb 9 Uhr in der Apotheke war.

Fangfragen sind in vielen Situationen denkbar. So pflegt ein ehemaliger Rhetorikkursteilnehmer, Gärtner und Florist seines Zeichens, bei Kunden, die eine Gerbera reklamieren, folgende Frage zu stellen: „Haben Sie die auch immer schön tief ins Wasser gestellt?" Da gerade das nun einer Gerbera nicht zuträglich ist, entpuppt sich diese so harmlos klingende Frage plötzlich als Fangfrage.

Ein Prüfling kann in der Regel damit rechnen, dass er in einer Prüfung wohlwollende Prüfer hat. Aber es soll ja Prüfer geben, die Fangfragen stellen. Im Vorphysikum der Mediziner ist schon folgende Fangfrage gestellt worden: „Wie viel Halswirbel hat die Giraffe?" Der Prüfer soll den Kandidaten bis in die Hunderte hinaufgetrieben haben. Dabei hat die Giraffe, wie jedes Säugetier, genau sieben Halswirbel.

Wenn eine Fangfrage vom Gesprächspartner erkannt wird, dann wird sie Ablehnung hervorrufen. Jedwede Vertrauensbasis ist dann zunichte gemacht, denn der Befragte fürchtet zu Recht, in eine Falle gelockt zu werden. In diesem Fall ist jede Bemühung, ein Beratungsgespräch fortzusetzen, verschwendete Zeit. Fangfragen sollten bei Beratungsgesprächen aus diesem Grunde unbedingt vermieden werden!

2.6.6 NEUGIERFRAGEN ???

Ist die persönliche Neugierde des Beraters die einzige Triebfeder einer Fragestellung, so spricht man von Neugierfragen. Neugierfragen sind für die Problemanalyse beim Beratungsgespräch völlig wertlos. Erkennt ein Klient, dass eine Frage aus reiner Neugierde gestellt wurde, so fühlt er sich ausgehorcht und misstraut dem Berater. Uneingeschränktes Vertrauen ist aber das Fundament jedes Beratungsgespräches.

Beispiele:

„Sagen Sie mal, haben Sie eigentlich keinen Kontakt mehr zu Ihrem geschiedenen Mann?"

„Befürchten Sie denn nicht, dass Sie Ihre Stelle verlieren werden, wenn Sie so oft krank sind?"

2.6.7 WERTUNGSFRAGEN

Wertungsfragen sind Fragen mit abwertendem Charakter.

Beispiele:
„Warum sind Sie denn so unvernünftig und nehmen die Tabletten nicht regelmäßig, obwohl ich es Ihnen geraten habe?"
„Warum haben Sie eine so negative Einstellung zu Ihrer Neurodermitis?"

Günstiger wäre es hier zu fragen:
„Warum fällt es Ihnen so schwer, die Tabletten regelmäßig einzunehmen?"
„Warum fällt es Ihnen so schwer, zu glauben, dass die Chancen für eine Besserung recht günstig sind?"

Wertungsfragen stellen immer einen Angriff auf die Person dar.

2.6.8 ÜBUNG – UNGEEIGNETE FRAGETECHNIKEN ERKENNEN

Wenn Sie sich im Erkennen von ungeeigneten Fragetechniken üben möchten, dann ordnen Sie die unten aufgeführten Fragen der entsprechenden Fragetechnik zu, und vergleichen Sie Ihr Ergebnis mit dem Auswertungsbogen.

a) „Haben Sie zusätzlich zu dem, was wir vereinbart hatten, noch etwas gegessen, wenn ja, wie viel und was?"

❏ Kettenfrage
❏ Ja-Fragen-Kette
❏ Suggestivfrage
❏ Aggressionsfrage
❏ Neugierfrage
❏ Wertungsfrage
❏ Fangfrage

b) „Es war doch kein Problem, die Diät einzuhalten?"

❏ Kettenfrage
❏ Ja-Fragen-Kette
❏ Suggestivfrage
❏ Aggressionsfrage
❏ Neugierfrage
❏ Wertungsfrage
❏ Fangfrage

c) „Sie sind doch intelligent genug, um sich an meine Empfehlung zu halten?"

❏ Kettenfrage
❏ Ja-Fragen-Kette
❏ Suggestivfrage
❏ Aggressionsfrage
❏ Neugierfrage
❏ Wertungsfrage
❏ Fangfrage

d) „Findet Sie Ihr Mann eigentlich noch attraktiv, wenn Sie so übergewichtig sind?"

❏ Kettenfrage
❏ Ja-Fragen-Kette
❏ Suggestivfrage
❏ Aggressionsfrage
❏ Neugierfrage
❏ Wertungsfrage
❏ Fangfrage

e) „Aber das muss doch zu verstehen sein, sind Sie eigentlich immer so stur?"

❏ Kettenfrage
❏ Ja-Fragen-Kette
❏ Suggestivfrage
❏ Aggressionsfrage
❏ Neugierfrage
❏ Wertungsfrage
❏ Fangfrage

f) „Es ist Ihnen also leicht gefallen, auf überflüssige Fette zu verzichten. Haben Sie denn in der vergangenen Woche Käse gegessen?"

❏ Kettenfrage
❏ Ja-Fragen-Kette
❏ Suggestivfrage
❏ Aggressionsfrage
❏ Neugierfrage
❏ Wertungsfrage
❏ Fangfrage

g) „Möchten Sie ohne gesundheitliche Risiken abnehmen?" „Soll die Gewichtsreduktion dauerhaft sein?" „Legen Sie denn Wert auf eine einfache Zubereitung der Diätmahlzeiten?" „Möchten Sie an unserem Ernährungsprogramm ‚Schlank und fit in den Sommer' teilnehmen?"

❏ Kettenfrage
❏ Ja-Fragen-Kette
❏ Suggestivfrage
❏ Aggressionsfrage
❏ Neugierfrage
❏ Wertungsfrage
❏ Fangfrage

Vergleichen Sie Ihre Ergebnisse mit den Lösungsvorschlägen in der folgenden Tabelle!

Fragentyp	**a**	**b**	**c**	**d**	**e**	**f**	**g**
Kettenfrage	X						
Ja-Fragen-Kette							X
Suggestivfrage		X					
Aggressionsfrage			X				
Neugierfrage				X			
Wertungsfrage					X		
Fangfrage						X	

AUSWERTUNG DES FRAGETYPENTESTS

Sie haben nun die wichtigsten für Beratungsgespräche geeigneten und ungeeigneten Fragetechniken kennengelernt. Der von Ihnen durchgeführte Fragetypentest verfolgt den Zweck, Ihr „Frageverhalten" zu analysieren. In den zwei vorgestellten Beratungssituationen wurden jeweils geeignete und ungeeignete Fragetechniken zur Auswahl angeboten. Die geeigneten Fragetechniken sind im ersten Teil der Auswertungstabelle, die ungeeigneten Fragetechniken im zweiten, unteren Teil aufgeführt. Die Auswertung wird nun zeigen, zu welchen Fragetechniken Sie bevorzugt greifen. Im ersten Schritt gehen Sie bitte Ihre Arbeitsblätter nach den einzelnen Beratungssituationen durch und kreuzen in den Spalten I und II die von Ihnen ausgewählten Fragen an.
Befinden sich die meisten Kreuze im oberen Teil der Tabelle, so neigen Sie bevorzugt zu geeigneten Fragetechniken, finden sich mehrere Kreuze im unteren Teil, so sollten Sie an Ihrem Frageverhalten arbeiten, um dieses zu verbessern.

Im zweiten Schritt ordnen Sie bitte die von Ihnen selbst formulierten Fragen mit Hilfe der Arbeitsunterlagen der jeweiligen Fragetechnik zu und tragen für jede Frage dann ein Kreuz in der entsprechenden Spalte „eigene Fragen" ein. So gewinnen Sie einen Überblick, inwieweit auch bei den von Ihnen selbst formulierten Fragen bestimmte Häufungen bei geeigneten oder ungeeigneten Fragetechniken auftreten. Gehen Sie nachfolgend die horizontalen Zeilen durch, zählen die Kreuze in den einzelnen Kästchen und tragen die Gesamtzahl in der rechten Spalte Σ ein. Und nun – viel Spaß bei der Auswertung!

Wenn Sie bei der Auswertung des Fragetypentests feststellen, dass Sie zu ungeeigneten Fragetechniken neigen, dann sollten Sie sich bei Beratungsgesprächen intensiv beobachten, um auf solche Fragen aufmerksam zu werden. Suchen Sie zunächst denjenigen Fragetyp aus, den Sie besonders häufig angewendet haben. Nach einigen Tagen wird es Ihnen nicht schwer fallen, die ungeeigneten Fragen zu erkennen, bewusst zu vermeiden oder die beschriebenen Alternativen einzusetzen.

Fragentyp	I	II	Eigene Fragen	Σ
Geeignete Fragetechniken				
Ja-Nein-Fragen	b	c		
Relativ geschlossene Fragen	c	a		
Offene Fragen	a	i		
Kontrollfragen	d	j		
Reflexionsfragen	e	n		
Kritikfragen	f	b		
Interpretationsfragen	j	h		
Verbotene Fragetechniken				
Kettenfragen	n	g		
Ja-Fragen-Ketten	i	d		
Suggestivfragen	g	l		
Aggressionsfragen	l	e		
Fangfragen	h	k		
Neugierfragen	k	f		
Wertungsfragen	m	m		
Andere Fragetechniken				

2.7 DAS „OPTIMALE“ BERATUNGSGESPRÄCH?!

KARL VALENTIN: Guten Tag, Herr Apotheker.
LIESL KARLSTADT: Guten Tag, mein Herr, Sie wünschen?
K. V.: Ja, das ist schwer zu sagen.
L. K.: Aha, gewiß ein lateinisches Wort?
K. V.: Nein, nein, vergessen hab ich's.
L. K.: Na ja, da kommen wir schon drauf, haben Sie kein Rezept?
K. V.: Nein!
L. K.: Was fehlt Ihnen denn eigentlich?
K. V.: Nun ja, das Rezept fehlt mir.
L. K.: Nein, ich meine, sind Sie krank?
K. V.: Wie kommen Sie denn auf so eine Idee? Schau ich krank aus?
L. K.: Nein, ich meine, gehört die Medizin für Sie oder für eine andere Person?
K. V.: Nein, für mein Kind.
L. K.: Ach so, für Ihr Kind. Also, das Kind ist krank. Was fehlt denn dem Kind?
K. V.: Dem Kind fehlt die Mutter.
L. K.: Ach, das Kind hat keine Mutter?
K. V.: Schon, aber nicht die richtige Mutter.
L. K.: Ach so, das Kind hat eine Stiefmutter.
K. V.: Ja ja, leider, die Mutter ist nur stief statt richtig, und deshalb muß sich das Kind erkältet haben.
L. K.: Hustet das Kind?
K. V.: Nein, es schreit nur.
L. K.: Vielleicht hat es Schmerzen?
K. V.: Möglich, aber es ist schwer. Das Kind sagt nicht, wo es ihm weh tut. Die Stiefmutter und ich geben uns die größte Mühe. Heut hab ich zu dem Kind gesagt, wenn du schön sagst, wo es dir weh tut, kriegst du später mal ein schönes Motorrad.
L. K.: Und?
K. V.: Das Kind sagt es nicht, es ist so verstockt.
L. K.: Wie alt ist denn das Kind?
K. V.: Sechs Monate alt.
L. K.: Na, mit sechs Monaten kann doch ein Kind noch nicht sprechen.
K. V.: Das nicht, aber deuten könnte es doch, wo es die Schmerzen hat, wenn schon ein Kind so schreien kann, dann könnt's auch deuten, damit man weiß, wo der Krankheitsherd steckt.
L. K.: Hat's vielleicht die Finger immer im Mund stecken?
K. V.: Ja, stimmt!
L. K.: Dann kriegt es schon die ersten Zähne.
K. V.: Von wem?
L. K.: Na ja, von der Natur.
K. V.: Von der Natur, das kann schon sein, da braucht's aber doch net schrein, denn wenn man was kriegt, schreit man doch nicht, dann freut man sich doch. Nein, nein, das Kind ist krank, und meine Frau hat gsagt: Geh in d' Apothekn und hol einen – – –?

L. K.: Kamillentee?

K. V.: Nein, zum Trinken ghört's nicht.

L. K.: Vielleicht hat's Würmer, das Kind.

K. V.: Nein, nein, die tät man ja sehn.

L. K.: Nein, ich mein innen.

K. V.: Ja so, innen, da haben wir noch nicht reingschaut.

L. K.: Ja, mein lieber Herr, das ist eine schwierige Sache für einen Apotheker, wenn er nicht erfährt, was der Kunde will!

K. V.: D' Frau hat gsagt, wenn ich den Namen nicht mehr weiß, dann soll ich an schönen Gruß vom Kind ausrichten, von der Frau vielmehr, und das Kind kann nicht schlafen, weil's immer so unruhig ist.

L. K.: Unruhig? Da nehmen Sie eben ein Beruhigungsmittel. Am besten vielleicht: Isopropilprophemilbarbitursauresphenildimethildimenthylaminophirazolon.

K. V.: Was sagn S'?

L. K.: Isopropilprophemilbarbitursauresphenildimethildimenthylaminophirazolon.

K. V.: Wie heißt des?

L. K.: Isopropilprophemilbarbitursauresphenildimethildimenthylaminophirazolon.

K. V.: Jaaaa! Des is 's! So einfach, und man kann sich's doch nicht merken! (13)

2.8 ANHANG

2.8.1 KLEINES FRAGELEXIKON

Daiju besuchte den Zen-Meister Baso (709–788) in China. Baso fragte ihn:
„Was suchst du?"
„Erleuchtung", sagte Daiju.
„Du hast deine eigene Schatzkammer. Warum suchst du außerhalb?"
„Wo ist meine Schatzkammer", fragte Daiju.
„Was du fragst, das ist deine Schatzkammer", antwortete Baso.
Daiju war erleuchtet. Danach drängte er seine Freunde immer:
„Öffnet eure eigenen Schatzkammern und gebraucht eure Schätze." (14)

Allgemein ist es förderlich, die verschiedenen Fragearten zu erkennen und zu beherrschen. Es folgt, alphabetisch geordnet, ein kleines Lexikon der Fragearten. Es bleibt nicht aus, dass sich bestimmte Fragearten überschneiden. Insofern sind Doppelklassifizierungen möglich.

Alternativfragen: Diese Frage zählt zu den geschlossenen Fragen. Unter einer Alternativfrage versteht man eine Frage, die, in ihrer strengen Form, nur zwei Möglichkeiten offen lässt: „Den Kaffee mit oder ohne Zucker?" „Sollen wir die Steckdose rechts oder links neben der Tür anbringen?" Weniger streng gehandhabt, lässt die Alternativfrage mehr als zwei Möglichkeiten offen. „Wollen Sie den Wagen in Gelb-, Grün- oder Blaumetallic?" Die Alternativfrage **kann** beim Verkauf eingesetzt werden: „Wollen Sie die Möbel in Nussbaum oder in Kiefer?" Dass der Kunde eventuell noch auf die Idee kommen könnte, **gar keine** Möbel zu wollen, soll durch diese Form des Fragens bewusst ausgeschaltet werden.

Behauptungsfragen: Bei dieser Frageart ist in der Frage eine Behauptung versteckt, die unbewiesen sein kann. „Ist es richtig, dass Sie Ihre Frau nicht mehr schlagen?" Diese Frage unterstellt, in ihrer unfairen Form, dass der Befragte seine Frau **geschlagen hat**.

Bestätigungsfragen: Sie sind eine Sonderform der Kontrollfrage und werden mit der Absicht gestellt, die eigene Meinung vom Angesprochenen bestätigt zu bekommen. „Können Sie dem zustimmen?" – „Sind Sie bis hierher einverstanden?" – „Sind wir uns so weit einig?" Bestätigungsfragen haben vor allem in Verhandlungen und Verkaufsgesprächen den Zweck, Gesprächsergebnisse zusammenzufassen.

Direkte Fragen: Direkte Fragen verlangen direkte Antworten. Somit zählen z. B. die Informationsfragen zu den direkten Fragen. Auch die oben formulierten geschlossenen und offenen Fragen sind solche direkten Fragen: „Was ist Ihre Meinung in Sachen Kernkraft?"

Direktive Fragen: Sie eignen sich besonders zur Vertiefung bestimmter Punkte, lenken in eine Richtung. „Können Sie mir noch etwas genauer berichten, wie der Tag verlaufen ist?"

Eisbrecherfragen: Die Eisbrecherfrage bricht das Eis. Besonders in Anfangssituationen wagt sich oft niemand so richtig zu äußern. Die Eisbrecherfrage ist eine Informationsfrage, die aus sachkundigen Gesprächsteilnehmern Antworten hervorlockt.

Entscheidungsfragen: Sie treten oft in der Form von Alternativfragen auf und verlangen eine Entscheidung vom Zuhörer: „Soll ich um vier oder um fünf Uhr kommen?"

Im Vermögen der Entscheidungsfrage liegt es durchaus, die Entscheidung des Gefragten in unserem Sinne zu beeinflussen. Dazu müssen wir sie gar nicht verändern, es liegt in ihrer Natur. Setzen wir einmal folgenden Fall: Ich bin Versicherungsvertreter. Morgen soll im Hause des Kunden ein Gespräch stattfinden. Der Kunde hat den ganzen Nachmittag frei. Er kann gleich gut um vier Uhr wie um fünf Uhr. Mir passt es aber um vier Uhr besser. Ich stelle ganz höflich die obige Entscheidungsfrage: „Darf ich morgen um vier oder um fünf kommen?" Welche der beiden Alternativen wird der Kunde wählen? Mit neunundneunzigprozentiger Sicherheit die erste. Dies haben uns Praktiker (Außendienstler, Außenhandelsvertreter, Vertriebsrepräsentanten) in Kursen immer wieder bestätigt. Sie konnten allerdings nicht erklären, warum das so sei. Auf jeden Fall kann ich die Alternative, die mir genehm ist, nach vorne stellen. Wenn der Kommunikator zwei gegensätzliche Informationen ausgibt, so „ist die erste [der zweiten] tendenziell überlegen." (15) Fragt man näher nach dem Grund, so dürfte der **Primacy-Effekt** wirken (engl. primacy Vorrang, Primat). „Bei der Verwendung der rationalen Argumentation in Form von zweiseitiger Argumentation ist das Gesetz des ‚primacy effect' zu berücksichtigen. Demgemäß kommt dem zuerst genannten Argument beim Kommunikanten größere Wirkung zu als dem an zweiter Stelle gesetzten." (16)

Die Entscheidung muss nicht unbedingt zwischen zwei Alternativen fallen. Dennoch ist es ratsam, dem Gesprächspartner nicht zu viele Alternativen als Antwortmöglichkeit anzubieten.

Floskelfragen: Die Floskelfrage ist auf der einen Seite nichtssagend. „Wie geht's?" „Wie steht's?" Auf der anderen Seite kann man sie nicht schon deshalb als geistlos bezeichnen. Denn sie hat auch eine wichtige Funktion. Gerade die Rituale des Alltags, der Smalltalk, die Floskelfragen verleihen unserem Leben Stabilität, verleihen ihm den festen Rahmen, den wir brauchen, um **Sicherheit** zu haben.

Gegenfragen: Sie sind meist eine geschickte Abwehrmaßnahme. Im Verkaufsgespräch kann ein kritischer Einwand des Kunden mit einer Gegenfrage abgeschwächt werden. Kundin: „Ist die Farbe nicht zu grell?" Verkäuferin: „Zu welchen Gelegenheiten wollen Sie die Bluse denn tragen?" Absicht der Gegenfrage ist es, der Kundin in diesem Augenblick die „Initiative" zu überlassen: Sie muss Farbe bekennen. Auf diesem Wege will die Verkäuferin verhindern, dass sie in die Defensive gerät.

Gewissensfragen: Sie zielen auf die ganz persönlichen Einstellungen eines Menschen ab, gehen in den Bereich der Privatsphäre. Sie zu stellen erfordert viel Einfühlungsvermögen und ist nur unter besonderen Bedingungen erlaubt, z.B. in Beratungen oder im ärztlichen Gespräch. Die wohl berühmteste Gewissensfrage ist die **Gretchenfrage**. Gretchen fragt den Faust: „Nun sag: wie hast du's mit der Religion?" Und kurz darauf spezifiziert sie: „Glaubst du an Gott?"

Herausforderungsfragen: Sie stellen eine Sonderform der rhetorischen Frage dar. Meist steckt in diesen Fragen eine Behauptung, zu der man ganz unterschiedliche Meinungen vertreten kann. Durch die Frage will der Fragesteller beim Publikum aber eine seiner eigenen Ansicht entsprechende Ansicht hervorrufen: „Können wir es unterstützen, dass Computer unsere Schulen enthumanisieren?" Hier will der Fragende, dass sich der Zuhörer, wie er selbst, über einen Sachverhalt empört. Man muss aber insofern mit diesen Fragen vorsichtig sein, als sich eventuell ein Experte im Publikum befindet, der schlagkräftig nachweisen kann, dass gar kein Grund zur Beunruhigung besteht, dass also Computer, richtig eingesetzt, gerade Zeit und Raum schaffen für das „Menschliche" in der Schule, indem sie z. B. den Lehrer im Sprachunterricht vom Sprachdrill freistellen und für echte kommunikative Aufgaben freisetzen.

Höflichkeitsfragen: Besonders in Verkaufsgesprächen ist die Höflichkeitsfrage durchaus angebracht. „Darf ich Ihnen noch weitere Modelle zeigen, gnädige Frau?" Eine höfliche Frage wirkt sich oft günstiger auf eine Situation aus als eine direkte Aussage: „Ich hole jetzt noch einige weitere Modelle."

Hypothetische Fragen: Um ein Verkaufsgespräch zum glücklichen Ende zu bringen, ist eine hypothetische Frage sehr geeignet. Die Antwort auf diese Frage ist für den Verkäufer oft das Schlusssignal. Nehmen wir ein Gespräch über Versicherungen. Der Verkäufer ist mit dem Kunden **fast** einig. Es bestehen seitens des Kunden nur noch einige wenige Bedenken. Zum Beispiel gegen die lange Laufzeit und gegen den seiner Meinung nach zu hohen Preis. Da macht dann der Verkäufer fragend das Angebot: „Wenn wir den Vertrag auf fünf Jahre terminieren statt auf zehn und eine Selbstbeteiligung von 150,– € einschließen, so dass die Prämie um 10 € niedriger wird – wären Sie dann einverstanden?" Wenn der Kunde auf diese hypothetische Frage – sie formuliert ja nur eine **Möglichkeit im Konjunktiv** – mit „Ja" antwortet, ist der Abschluss perfekt und das Gespräch erfolgreich beendet.

Indirekte Fragen: Diese Fragen sind, grammatikalisch gesehen, gar keine Fragen, sondern Aussagesätze, genauer: mit „ob" eingeleitete Nebensätze. „Ich überlege gerade, ob wir jetzt eine Pause machen sollen."

Informationsfragen: Mit diesen Fragen, auch **Wissensfragen** genannt, hole ich gezielt Informationen ein. „Wie hoch ist der Nettopreis?" Informationsfragen können auch taktisch eingesetzt werden, um Informationen nicht zu erfragen, sondern um sie **abzugeben**. Wenn beispielsweise der Autoverkäufer den Kunden fragt: „Haben Sie sich schon einmal Gedanken darüber gemacht, dass Sie mit diesem Modell Ihren bisherigen Benzinverbrauch um 25 Prozent reduzieren können?", so ist diese Frage sicher geschickter als die direkte Aussage: „Mit diesem Modell können Sie Ihren bisherigen Benzinverbrauch um 25 Prozent reduzieren." Denn durch die Frageform wird dem Kunden die „Chance" eröffnet, zu glauben, schon selbst zu dieser Erkenntnis gekommen zu sein.

Initialfragen: Diese Fragen heißen auch **Anstoß-** oder **Impulsfragen**. Sie geben den Anstoß zum Nachdenken. In der Diskussion dienen sie, vom Leiter gestellt, der Eröffnung eines neuen Abschnitts im Gespräch. Insofern sind es **öffnende Fragen**.

Innovationsfragen: Sie sollen Anstoß zu kreativem Nachdenken geben. „Wie lässt sich dieses Gerät verbessern?" „Welche Maßnahmen fallen Ihnen ein, um den Umsatz zu steigern?" Innovationsfragen wirken deshalb so motivierend, weil der Fragende allein schon dadurch, dass er die Frage stellt, zum Ausdruck bringt, dass er dem Befragten zutraut, die erfragte Leistung zu erbringen. Insofern sind Innovationsfragen ein Vertrauensbeweis des Fragestellers.

Koppelfragen: Mit einer Koppelfrage wollen Sie jemanden fangen. Sie ist dadurch gekennzeichnet, dass Sie zwei Fragen miteinander koppeln, um suggestionsartig dem Zuhörer etwas einzureden. Mit der Koppelung geht nämlich jeweils eine unbewiesene Behauptung einher: „Warum sind nicht auch Sie für die Republikaner und dafür, dass jeder Arbeit hat?" – „Oder sind Sie für Rot-Grün und für das Chaos?"

Motivationsfragen: Diese auch **Stimulierungsfragen** genannten Fragen wirken motivierend, regen zu weiterem – positiven – Verhalten an. Meistens sind sie gar nicht mit einem Auskunftsbegehren gekoppelt, sondern wollen anderes. Wenn ich jemanden frage „Wie schaffen Sie denn das alles nur in einer solch kurzen Zeit?", so will ich ja gar nicht wirklich wissen, wie er das alles in der kurzen Zeit schafft, sondern ich will ihn loben und zu weiterem Tun in diesem Sinne auffordern. Wenn ich frage: „Wo haben Sie denn diese hübsche Bluse gekauft?", so will ich wahrscheinlich gar nicht wissen, wo die entsprechende Modeboutique zu finden ist, sondern will ein Kompliment machen. Dieselbe Funktion hat im Grunde auch folgende Frage: „Was sagen Sie als Fachmann zu meiner Marktforschungskonzeption?" Im eigentlichen Sinne motivierend soll eine Frage wirken wie: „Wollt ihr nicht zeigen, was ihr könnt?"

Multiple-Choice-Fragen: Diese Fragen müssten an sich anders heißen, nämlich Fragen mit mehreren Wahlmöglichkeiten bei der **Antwort**, also **Fragen mit Multiple-Choice-Antworten**. Sie sind eine Sonderform der geschlossenen Frage. Wir kennen sie alle aus Prüfungen, überhaupt von Fragebögen. Wir haben mehrere Wahlmöglichkeiten und müssen nur die richtige Antwort ankreuzen. Beispiel: Was passt nicht in folgende Reihe?

- ❑ Reliefpfeiler
- ❑ Neger
- ❑ Palindrom

Öffnende Fragen: Sie dienen dazu, in ein Problem oder einen Sachverhalt einzuführen: „Sollten wir uns in dieser Sitzung nicht einmal mit den Problemen der Überstundenregelung befassen?"

Reflektierende Fragen: Dies sind Fragen, die zum Nachdenken anregen sollen. „Haben wir wirklich alles getan, um in diesem Jahr unseren Umsatz zu steigern?" Die eben genannten Initialfragen fallen ebenfalls in diese Kategorie. Fragen, die auf Sachziele hinweisen, nennt man **richtungweisende Fragen**. „Sollten wir uns nicht gemeinsam im nächsten Jahr verstärkt um besseren Absatz unserer Produkte bemühen?"

Rhetorische Fragen: Was ist eine rhetorische Frage? Eine rhetorische Frage gibt praktisch in der Frage die (gewünschte) Antwort vor, legt dem Ansprechpartner eine bestimmte Antwort nahe. Sie wird oft **redetechnisch** eingesetzt. Sie hat keinen eigentlichen Fragesachverhalt, erheischt keine echte Antwort. Ein Beispiel: Oktober 1982, die SPD-F.D.P.-Koalition ist auseinandergebrochen, die F.D.P. geht mit der CDU. Stellen wir uns mal auf den Standpunkt eines SPD-Redners; der sagt dann im Bundestag: „Vor zwanzig Jahren hatten wir bereits einmal eine CDU-F.D.P.-Koalition. Wollen Sie das Rad der Geschichte zurückdrehen?" Da man das bekanntlich nicht kann, ist in der Frage bereits die Antwort enthalten. Die Frageform wirkt wesentlich stärker als die Aussage: „Sie können doch nicht das Rad der Geschichte zurückdrehen!" Oder: Ein Vereinskamerad ist gestorben. Der Vereinsvorsitzende möchte, dass die Mitglieder einen Kranz spenden. Er teilt mit: „Unser Kamerad Heinz-Wilhelm ist von uns gegangen. Ich meine, jeder von uns sollte für einen Kranz auf seinem Grab spenden. Ja, ist das nicht für uns alle eine Ehrenpflicht?" Da gibt's dann nur noch eins: die Patte ziehen und zahlen. Die Antwort steckt bereits in der Frage.

Anhand des letzten Beispiels kann man gut den Unterschied zwischen einer rhetorischen Frage und einer Suggestivfrage verdeutlichen. Die rhetorische Frage lautet: „Ist die Kranzspende nicht Ehrensache?" Die Suggestivfrage klingt so: „Will etwa einer keine Kranzspende leisten?"

Scheinfragen: Eine Scheinfrage tut nur so, als wäre sie eine echte Frage. Dabei ist sie allerdings so dumm, dass sie sich auch noch selbst entlarvt und offenkundig werden lässt, dass es ihr nicht darum geht, den andern wirklich nach etwas zu befragen, sondern dass es ihr einzig darum geht, die eigene Meinung bestätigt zu bekommen bzw. als unbezweifelbare Wahrheit hinzustellen. Wohl berühmtestes Beispiel ist eine Preisfrage der Preußischen Akademie der Wissenschaften Berlin: „Sind die Menschen, wenn sie ganz auf ihre natürlichen Fähigkeiten angewiesen sind, imstande, die Sprache zu erfinden? Und mit welchen Mitteln gelangen sie aus sich heraus zu dieser Erfindung?" (17) – Die Frage schließt so, wie sie gestellt ist, aus, dass der erste Teil mit Nein beantwortet werden könnte.

Scherzfragen: Eine Sonderform der Fangfrage, aber unernst gemeint. „Was brennt länger – eine Wachs- oder eine Stearinkerze?" (Keine, beide brennen kürzer.) Die Scherzfrage kann sich der **Rätselfrage** nähern. „Welcher Bus hat zum ersten Mal den Ozean überquert?" (Kolumbus.) „Welcher Abend fängt morgens an?" (Der Sonnabend.) „Nach welchen Bergen sehnen sich die Wanderer am meisten?" (Nach den Herbergen.)

Schlüsselfrage: Eine Schlüsselfrage schließt ein Problem auf, verschafft Zugang zu einem bisher verschlossenen Terrain. Mit der Schlüsselfrage zielen wir ins Zentrum eines Sachverhaltes, dringen zum Kern einer Angelegenheit vor. „Was halten Sie für die Ursache dieser Fehlentwicklung?" „Warum glauben Sie selbst, dass Sie Ihr selbst gestecktes Ziel nicht erreichen können?"

Schockfragen: Sie dienen dazu, den Gesprächspartner aus der Reserve hervorzulocken. Nur die wohl überlegte Anwendung dieser Frageart kann zum Erfolg führen, da nach einer Schockfrage häufig die positive Grundstimmung des Gesprächs weg ist. „Können Sie mir keine klare Antwort geben?"

Sondierungsfrage: Dies ist eine gezielte Frage, um an eine ganz bestimmte Information zu kommen. „Wie viel Schulden haben Sie denn insgesamt, wenn Sie alle Posten zusammennehmen?"

Stellvertreterfrage: Eine Frage wird statt einer anderen gestellt. Das kann daher rühren, dass der Gesprächspartner sich scheut, ein Problem direkt anzusprechen. Er wählt den indirekten Weg, indem er statt einer Frage, die das Problem unmittelbar anspricht, einen Umweg geht und eine Frage stellt, die das Problem nur mittelbar anspricht. Zum Beispiel fragt ein Patient: „Muss ich denn nun für den Rest meines Lebens Herztabletten nehmen?" Die direkte Frage wäre gewesen: „Ist meine Krankheit zu heilen?"

Streitfragen: Die Streitfragen gehören in das Gebiet der Eristik, der Streitkunst. Es sind Fragen, Themen, über die sich trefflich streiten lässt. Sie gehören in jede Konferenz und Diskussion. „Tierversuche – ja oder nein?" „Ehe ohne Trauschein?" „Ist das neue Modell bereits serienreif oder noch nicht?" „Müssen Mitarbeiter entlassen werden?"

Vertrauensfragen: Einmal abgesehen von der politischen Bedeutung des Wortes, der Vertrauensfrage im Bundestag, gibt es auch in Alltagssituationen Vertrauensfragen, mit denen wir uns versichern wollen, dass wir noch das „Vertrauen" des Gesprächspartners genießen, dass er uns noch zuhört und unsere Argumentation akzeptiert. In diesem Sinne ähneln die Vertrauensfragen den Bestätigungs- und Ergänzungsfragen. „Sind Sie einverstanden, wenn wir diese Zahlen als Basis für unsere weiteren Verhandlungen zugrunde legen?"

2.8.2 LÖSUNGEN ZUM JA-NEIN-FRAGETRAINING

ÜBUNG 1

Die beiden Goldfische Hans und Elke verbrachten bis zu diesem Freitag ihr Leben in einem Goldfischglas auf der Fensterbank des Zimmers. Jouli Kalorie hatte in der Eile versäumt, das Licht im Zimmer anzuschalten, und hat beim Heraufziehen der Rollläden das Glas umgeworfen.

ÜBUNG 2

Bei dem Entführer handelt es sich in Wahrheit um einen Urlauber, der bei all seinen früheren Versuchen, mit dem Flugzeug sein geplantes Urlaubsziel zu erreichen, gescheitert ist. Stets wurde seine Maschine durch die eine oder andere terroristische Gruppe entführt. Aber in diesem Jahr sollte das nicht passieren! Unser Urlauber hat vorgesorgt. Unmittelbar nach dem Start „kapert" er die Maschine, um sie zu ihrem planmäßigen Ziel – seinem Urlaubsland – zu „entführen".

ÜBUNG 3

Es fand zum Zeitpunkt des Besuches in der Beratungspraxis eine Sonnenfinsternis statt. Nicht nur dem Klienten, sondern auch den anderen wurde schwarz vor Augen.

ÜBUNG 4

Die Mutter.

ÜBUNG 5

Er hat Selbstmord begangen. Er hat mit dem LKW Eisblöcke aus Kairo geholt, sie in das Gebäude gebracht, übereinander gestapelt und die Tür von innen verschlossen. Er ist auf den „Eisberg" geklettert und hat sich das Seil um den Hals gelegt. Im Laufe der Zeit ist das Eis geschmolzen und das Wasser im Sandboden versickert.

Literatur und Fußnoten

[1] Ammelburg, Gerd: Gesprächsführung in der Apotheke, Frankfurt a. M.: Govi 2. Aufl. 1983, 95.
[2] Schiller, Friedrich: Sämtliche Werke, hg. v. Gerhard Fricke, Herbert G. Göpfert, Bd. 1, Gedichte/Dramen, München: Carl Hanser 4. Aufl. 1965, 461 im Gedicht „Thekla"; im Orig. „kindschem".
[3] Vgl. Zielke, Wolfgang: Frag Dich vorwärts. Eine gute Frage ist die halbe Antwort, (mvg-Paperbacks) Landsberg am Lech: moderne verlagsgesellschaft 2. Aufl. 1985 und auch Geisler, Linus: Arzt und Patient – Begegnung im Gespräch. Wirklichkeit und Wege, Frankfurt a. M.: Pharma 3. Aufl. 1992.
[4] Vgl. Müller, Christoph: Fragen in der pfarramtlichen Tätigkeit. Pastoraltheologische Überlegungen, in: Theologische Zeitschrift 44 (1988), 355–375, 365.
[5] Dahmer, Hella, Jürgen Dahmer: Gesprächsführung. Eine praktische Anleitung, Stuttgart, New York: Georg Thieme 2. Aufl. 1989, 66.
[6] Geisler, Linus: Arzt und Patient – Begegnung im Gespräch, 87.
[7] Dahmer, Hella, Jürgen Dahmer: Gesprächsführung, 66–67.
[8] Ruede-Wissmann, Wolf: Auf alle Fälle recht behalten. Dialektische Rabulistik. Die Kunst der überzeugenden Wortverdreherei, München: Wirtschaftsverlag Langen-Müller/F. A. Herbig 4. Aufl. 1991, 229.
[9] Hüls, Susanne: Rhetorik – Tips für die Praxis, in: PTA heute, Jg. 7, Nr. 10, Oktober 1993, 765–766, 766.
[10] In Anlehnung an eine von Birkenbihl beschriebene Übung aus Birkenbihl, Vera F.: Psycho-logisch richtig verhandeln. Professionelle Verhandlungstechniken mit Experimenten und Übungen, (Business-Training 1141) München, Landsberg am Lech: mvg 8. Aufl. 1994, 113–116.
[11] Ard, Leo P., Reinhard Junge: Das Ekel schlägt zurück, Kriminalroman, Dortmund: Grafit 1993, 164.
[12] Hüls, Susanne: Rhetorik, 766.
[13] Valentin, Karl: Alles von Karl Valentin, Monologe und Geschichten, Jugendstreiche, Couplets, Dialoge, Szenen und Stücke, Lichtbildreklamen, hg. v. Michael Schulte, München, Zürich: R. Piper 1978, 191–192.
[14] Kluge, Manfred (Hg.): Augenblicke der Stille. Worte und Gedanken großer Zen-Meister, (Heyne Ex Libris 09/200) München: Wilhelm Heyne 1986, 106.
[15] Rothermundt, Jörg: Der Heilige Geist und die Rhetorik. Theologische Grundlinien einer empirischen Homiletik, Gütersloh: Gütersloher Verlagshaus Gerd Mohn 1984, 38.
[16] Schmid, Gerhard: Verkündigung als gesprochenes Wort. Zur rhetorischen Kommunikation, in: Franz Zöchbauer, Verkündigung im Zeitalter der Massenmedien, Mit Beiträgen von Fritz Fischer und Gerhard Schmid, (Schriften zur Katechetik 12) München: Kösel 1969, 141–198, 167–168.
[17] Zit. n. Grözinger, Albrecht: Die Sprache des Menschen. Ein Handbuch. Grundwissen für Theologinnen und Theologen, München: Chr. Kaiser 1991, 21.

3. Nonverbale Kommunikation

3.1 KÖRPERSPRACHE

Wer möchte das nicht, Gedanken lesen? Wissen, was der Gesprächspartner gerade denkt und fühlt, um darauf entsprechend reagieren zu können. Ein solches Wissen wäre von unschätzbarem Wert. Gibt es eine magische Formel, die diese Fähigkeit, einem Zauber gleich, verleiht? Sicher nicht, bislang wurde sie zumindest noch nicht entdeckt. Aber die moderne Kinesik (Forschung über die nichtverbale Kommunikation) eröffnet bereits heute erstaunliche Einblicke in die Psyche eines Gesprächspartners.

3.1.1 WIE IST DAS MÖGLICH?

Wir alle sprechen, von Fremdsprachen einmal abgesehen, zwei Sprachen. Eine verbale, bewusste, überlegte Sprache und eine nonverbale, weitgehend unbewusste Sprache. Während wir die verbale Sprache akustisch senden und wahrnehmen, wird die nonverbale Sprache über andere Sinneskanäle empfangen. Körpersprache wird vorwiegend über die Augen und über den Tastsinn wahrgenommen. Beide Sprachformen werden also über unterschiedliche Sinneskanäle gesendet und empfangen. Während wir die verbale Kommunikation bewusst wahrnehmen und bewusst darauf reagieren, vollzieht sich die begleitende Körpersprache zumeist unbewusst. Wir senden die Körpersprache unbewusst, und wir empfangen sie unbewusst. Dieses Phänomen ist anerzogen. Es besteht zum Beispiel eine allgemeine kulturelle Regel, die besagt, dass jeder bewusst nur auf Worte reagieren darf, die ein Mensch zur Beschreibung seiner Erfahrung verwendet, nicht auf die gesendeten nonverbalen Informationen. Es wird uns also beigebracht, dass die gültige von mehreren Botschaften, die unser Gegenüber sendet, die verbale sei (1). Vielleicht kennen Sie dieses Muster aus Kindheitserinnerungen, wo ein frustrierter Elternteil das Kind **anschreit**, dass es **leise** sein solle. Die Botschaft ist dabei:
Tue, was ich **sage**, nicht, was ich **mache**!

Eine Information, Nachricht oder Botschaft wird nur dann vollständig beim Gesprächspartner ankommen und verstanden werden, wenn die verbale und nonverbale Aussage übereinstimmen, kongruent sind. Dies ist in der Regel immer dann der Fall, wenn wir unsere Körpersprache nicht kontrollieren, einfach wir selbst sind. Oftmals ist dies aber nicht der Fall. Verbale und nonverbale Sprache widersprechen einander. Wir sagen nicht, was wir meinen. Durch genaue Beobachtung der Körpersprache können wir daher mehr über unser Gegenüber erfahren, als durch die verbale Aussage allein mitgeteilt wird.

Die Sprache des Körpers ist bei weitem älter als die verbale Sprache. Man kann die Körpersprache daher auch als Vorläufer der verbalen Kommunikation bezeichnen. Die Körpersprache ist als erste Entwicklung zur gegenseitigen Verständigung von Individuen zu verstehen, bevor eine differenzierte verbale Sprache die Kommunikation wesentlich verbesserte. Das bedeutet aber nicht, dass die Körpersprache heute keinerlei Bedeutung mehr hätte oder gar überflüssig wäre. Wie bedeut-

sam die unbewusste Körpersprache für unsere Kommunikation ist, hat der amerikanische Anthropologe Ray L. Birdwhistell in folgendem Satz zum Ausdruck gebracht:
„Der Mensch ist ein sich vielseitig mitteilendes Wesen, das **manchmal** auch spricht!"

75 % (!) der Kommunikation in ihrer Gesamtheit geschieht nonverbal (2). Das, was wir sagen, das Diskursive der Sprache, das Explizite macht nur die Spitze des Eisbergs aus (3). **Unter der Wasseroberfläche liegen die entscheidenden Dimensionen.**

Hochfrequenzaufnahmen von Dialogen mit 96 Bildern pro Sekunde lassen erkennen, dass in einem Gespräch zwischen Männern und Frauen wesentlich mehr kommuniziert wird, als den Partnern bewusst ist. Obwohl die Gesprächspartner nachher die Meinung vertraten, absolut „businesslike" lediglich auf intellektueller Ebene kommuniziert zu haben, zeigten die Filmaufnahmen in Zeitlupe etwas ganz anderes (4). Wie bei einem Balztanz wurden unbewusste Bewegungen und kleine Gesten entweder durch den Partner gespiegelt oder harmonisch fortgeführt. Das bedeutet, dass wir parallel zur „bewussten Kommunikation" auf einer unbewussten Ebene miteinander kommunizieren – ein Relikt aus animalischen Zeiten.

Erst wenn man dieser unbewussten Kommunikation die notwendige Bedeutung beimisst, wird auch klar, warum manche Gespräche zu einem guten Ergebnis führen und manche nicht. Wenn Sie diese Erkenntnis in der Praxis anwenden, dann ist dies ein erster Schritt in eine überaus erfolgreiche Kommunikation. Sie werden Reaktionen Ihrer Gesprächspartner besser deuten und besser damit umzugehen verstehen, um Gespräche zu einem für Sie wünschenswerten Ergebnis zu führen.

Um dieses Ziel zu erreichen, sollten Sie zunächst Ihr Augenmerk auf körpersprachliche Aussagen richten, sich für die Körpersprache sensibilisieren. Wir alle **sprechen** die Körpersprache, aber nur wenige **verstehen** sie bewusst. Um die Körpersprache zielgerichtet einzusetzen, ist es daher erforderlich, die eigene Körpersprache und die des Gesprächspartners ins Bewusstsein zu rücken.

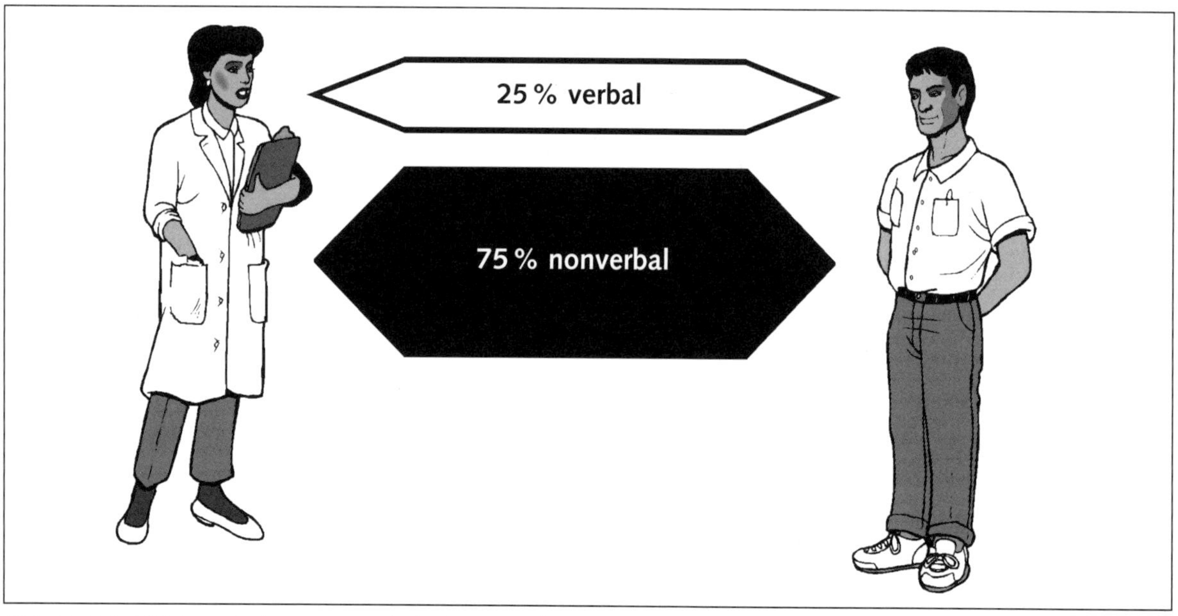

Abb. 3.1 Verhältnis verbaler zu nonverbaler Kommunikation

Die Beschäftigung mit der Sprache des Körpers sollte nun aber nicht dazu verführen, dass wir uns ständig kontrollieren. In erster Linie hilft sogar etwas ganz anderes: die **Fremdwahrnehmung**. Was beobachte ich an **anderen**, wie machen die das, wie wirkt das? Aus solchen Beobachtungen kann ich viel über mich selbst und für mich selbst lernen. Über die Fremdwahrnehmung kann ich dann zur Eigenwahrnehmung kommen: wie sitze ich denn jetzt überhaupt, wie stehe ich, was machen denn meine Hände gerade? **Die Eigenwahrnehmung darf aber auf keinen Fall in eine totale Kontrolle ausarten, die nur zur Verkrampfung führen wird.** Doch ab und zu eine Beobachtung an sich selbst, ab und zu mal ein „innerer prüfender Blick", ein „Check", können nicht schaden, im Gegenteil.

3.1.2 ÜBUNGEN ZUR KÖRPERSPRACHE

Da es müßig ist, über dieses Thema nur zu lesen, sollten Sie die folgenden Übungen zur Sensibilisierung durchführen.

Übung 1: Stummfilm

Eine erste Sensibilisierung für das Thema Körpersprache ist durch eine einfache Übung (5) mit dem Fernseher möglich. Am besten ist es, Sie wählen einen Spielfilm aus dem TV-Programm aus und schalten den Ton ab. Hierdurch haben Sie die Möglichkeit, sich ohne Störungen allein auf die Körpersprache der Akteure zu konzentrieren. Versuchen Sie nun, dem Geschehen des Films zu folgen und die körpersprachlichen Aussagen der Schauspieler zu deuten. Zur Kontrolle Ihrer Interpretation sollten Sie zwischendurch einmal den Ton wieder einschalten. Mit dieser Übung machen Sie selbst aus einem langweiligen Programm noch eine interessante Abendunterhaltung. Wenn Sie diese Übung einige Male durchgeführt haben, können Sie zur nachfolgenden Übung übergehen.

Übung 2: Gedankenlesen leicht gemacht?!

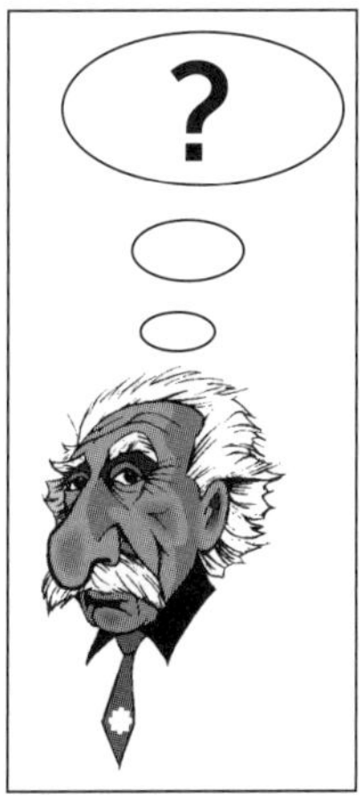

Wie bei der ersten Übung ist es das Ziel, die Aufmerksamkeit von den verbalen Aussagen des Gesprächspartners auf die körpersprachlichen Aussagen zu verlagern. Suchen Sie sich einen ahnungslosen Partner für diese Übung. Holen Sie aber bitte vorher die Erlaubnis ein, einige ungewöhnliche Fragen stellen zu dürfen, sonst kann es sein, dass Ihr Partner die Übung verärgert abbricht. Stellen Sie Ihrem Partner in der ersten Runde die unten aufgeführten **Ja-Nein-Fragen** (Runde I), und notieren Sie die Antworten. Beobachten Sie die nonverbalen Reaktionen Ihres Gesprächspartners ganz genau. **Wichtig bei dieser Übung ist es, nonverbale Reaktionen zu erkennen, die entweder nur bei „Ja-Antworten" oder nur bei „Nein-Antworten" auftreten.** Hierdurch haben Sie nonverbale Entscheidungskriterien. Es kann sich um jeweils unterschiedliche Kriterien handeln. Nicht bei jedem „Nein" muss die gleiche körpersprachliche Reaktion auftreten. Es kann sich um sehr nuan-

cierte Unterschiede handeln, wie z. B. die Blickrichtung der Augen, Stellung der Augenbrauen, Form des Mundes, Kopfhaltungen oder um unbewusste Bewegungen der Hände oder Füße, die man auch als **ideomotorische Bewegungen** bezeichnet.
Also: Genau hinsehen!

In der zweiten Runde stellen Sie Ihrem Gesprächspartner die unter Runde II aufgeführten geschlossenen Fragen. Dieses Mal darf Ihr Partner aber nicht laut antworten, sondern notiert die jeweilige Antwort auf einem Blatt Papier. Sie versuchen wiederum aus den nonverbalen Reaktionen die Antworten zu erkennen und notieren diese.

Wichtig für diese Übung ist es nicht, möglichst viele korrekte Voraussagen zu treffen, sondern die Aufmerksamkeit auf die Körpersprache zu verlagern.

RUNDE I

Frage	**Ja**	**Nein**	**Körpersprachliche Signale**
Sind Sie verheiratet?	❑	❑	______________
Haben Sie Kinder?	❑	❑	______________
Haben Sie Hobbys?	❑	❑	______________
Treiben Sie Sport?	❑	❑	______________
Achten Sie auf Ihre Gesundheit?	❑	❑	______________
Würden Sie gerne Wasserski fahren?	❑	❑	______________
Gehen Sie regelmäßig schwimmen?	❑	❑	______________
Sind Sie für die Todesstrafe?	❑	❑	______________
Haben Sie Angst vorm Fliegen?	❑	❑	______________
Besitzen Sie einen Führerschein?	❑	❑	______________
Haben Sie schon einmal panische Angst erlebt?	❑	❑	______________
Fahren Sie gerne mit dem eigenen PKW?	❑	❑	______________
Sind Sie für den Umweltschutz?	❑	❑	______________
Lieben Sie Familienfeiern?	❑	❑	______________
Ist Ihnen Ihre Schwiegermutter sympathisch?	❑	❑	______________
Benutzen Sie gerne öffentliche Verkehrsmittel?	❑	❑	______________
Sind Sie ein Befürworter der Kernenergie?	❑	❑	______________
Haben Sie Angst vor einer radioaktiven Verseuchung?	❑	❑	______________
Halten Sie sich an die Straßenverkehrsordnung?	❑	❑	______________

RUNDE II

Frage	Ja	Nein	Körpersprachliche Signale
Wenn Sie die Möglichkeit hätten, Ihr Leben bei guter Gesundheit beliebig zu verlängern, würden Sie hiervon Gebrauch machen?	❑	❑	____________
Ist Stress für Sie eine Belastung?	❑	❑	____________
Fühlen Sie sich häufig erschöpft?	❑	❑	____________
Sind Sie mit Ihrem Beruf zufrieden?	❑	❑	____________
Ist Erfolg für Sie persönlich wichtig?	❑	❑	____________
Ist für Sie das Vertrauen von Mitmenschen ein wichtiges Stück Lebensqualität?	❑	❑	____________
Würden Sie Ihren Beruf aufgeben, wenn Sie einen Haupttreffer im Lotto gewännen?	❑	❑	____________
Haben Sie Geschwister?	❑	❑	____________
Kaufen Sie gerne ein?	❑	❑	____________
Mögen Sie die mediterrane Lebensart?	❑	❑	____________
Ist Umweltschutz für Sie persönlich wichtig?	❑	❑	____________
Sind Sie politisch aktiv?	❑	❑	____________
Engagieren Sie sich bürgerrechtlich?	❑	❑	____________
Sind Sie für Bundeswehreinsätze außerhalb der NATO?	❑	❑	____________
Vertrauen Sie Politikern?	❑	❑	____________

WAS BEDEUTET NEUROLINGUISTISCHES PROGRAMMIEREN?

Richard Bandler, einer der Mitbegründer des Neurolinguistischen Programmierens (NLP), einer psychotherapeutischen Richtung, hat einmal gesagt: **„Der Mensch denkt mit dem gesamten Körper."**

Lassen wir die Begriffe sprechen: Der Begriff **Neuro** zeigt an, dass das gesamte Verhaltensrepertoire eines Menschen auf neurologischer Ebene eine Entsprechung findet. Der Begriff **linguistisch** macht deutlich, dass diese neurologischen Muster durch Sprache ausgedrückt und auch durch Sprache beeinflusst, das heißt verändert werden können. Der Begriff **Programmieren** steht für einen Prozess des Lernens durch sinnvoll aufeinander aufbauende Erfahrungen. Das Lernen in diesem Sinne ist stets als eine Ergänzung bekannter Wege durch neue hilfreiche und lebensfördernde Wege zu verstehen.

NLP geht von der Annahme aus, dass sich Stimmungen, Gefühle, Einstellungen, Gedanken unmittelbar auch durch unseren Körper ausdrücken. Ist man traurig, erschöpft, entmutigt, depressiv, so wird dies durch eine entsprechende Körpersprache – im NLP spricht man von **Physiologien** – ausgedrückt.

3.1.3 DIE STRUKTUR DER SYMPATHIE

Haben Sie eigentlich schon einmal darüber nachgedacht, warum Ihnen bestimmte Menschen sympathisch sind und andere nicht? Nun, falls nicht, dann nehmen Sie sich ein wenig Zeit, um die Kriterien, die Ihnen einen Menschen auf den ersten Blick sympathisch machen, zu notieren! Nennen Sie bitte mindestens drei Kriterien.

Sympathisch sind für mich Menschen, wenn ...

____

____

____

____

____

KRITERIEN FÜR SYMPATHIEN

Nach Bandler und Grinder, den Entwicklern des Neurolinguistischen Programmierens, hat jedes Verhalten eine innere Struktur. Was ist damit gemeint?

Wenn wir ein bestimmtes Verhalten an den Tag legen, dann entsteht dieses Verhalten nicht erst im Moment des Aussprechens quasi als Geistesblitz, sondern es ist das Ergebnis verschiedener innerer Prozesse, die zum Teil sehr schnell und daher zumeist unbewusst ablaufen. Oft gibt es einen Auslöser, und es kommt zu einer Kaskade von Bildern, Gefühlen oder inneren Stimmen. Dieses ist die Struktur eines Verhaltens. Die Entscheidung Sympathie/Neutralität/Antipathie hat ebenfalls eine Struktur. Es sind bestimmte Charakteristika an anderen Menschen, die sie uns sympathisch oder unsympathisch machen. Natürlich hat jeder Mensch aufgrund der unterschiedlichen Erfahrungen mit Menschen andere Kriterien für diese Entscheidung entwickelt. Angenommen, Sie hätten in Ihrem Leben mehrere Menschen kennengelernt, die zufällig ähnliche körperliche Merkmale wie Haarfarbe, Körpergröße oder Körperhaltungen aufweisen und die Sie persönlich stark enttäuscht hätten. Eine solche Erfahrung kann dazu führen, dass Sie sich zukünftig gegenüber Menschen mit ähnlichem Habitus eher vorsichtig verhalten oder sie vielleicht weniger sympathisch finden. So etwas ist natürlich auf der bewussten Ebene absoluter Unsinn und durch nichts zu begründen, geschieht aber trotzdem auf der unbewussten Ebene. Durch eine Vielzahl solcher „Prägungen" im Leben entwickeln sich Muster, die Merkmale für Sympathie und Antipathie enthalten. Jeder Mensch verfügt über derartige Muster. Wenn Ihnen auf die obige Frage nach den Kriterien für Sympathie nicht sofort etwas eingefallen ist, dann lassen Sie sich ruhig etwas Zeit. Hören Sie in sich hinein! Nach ein, zwei Tagen wird Ihnen Ihr Unbewusstes eine Antwort präsentieren. Oft hat man plötzlich ein klares Bild vor Augen.

Wie auch immer Ihre Kriterien aussehen, sie lassen sich in zwei übergeordnete Bereiche einordnen, die die Entscheidung Sympathie/Antipathie stark beeinflussen:

Bereich 1: Die bevorzugte Benutzung bestimmter Sinnessysteme
Bereich 2: Ähnlichkeiten in der Körpersprache.

SINNESSYSTEME

Jeder Mensch verfügt über fünf Sinne (Sehen, Hören, Riechen, Schmecken, Fühlen), die uns Informationen über unsere Umgebung liefern. Aus diesen Sinneseindrücken formen wir Landkarten, die uns eine Orientierung in der Welt ermöglichen. **Die Landkarten sind aber nicht das Gebiet!**

Sie sind nichts weiter als Modelle, Abbildungen der Realität, die eine Orientierungshilfe in der Landschaft bieten sollen. Die Qualität der Landkarten, die Genauigkeit hängt nun ganz entscheidend von den durch die Sinnessysteme gelieferten Informationen ab. Hier gibt es jedoch große Unterschiede. Jeder Mensch verfügt zwar über fünf Sinne, diese werden allerdings zumeist nur sehr eingeschränkt eingesetzt. Die meisten Menschen nutzen ein Sinnessystem bevorzugt. Dieses bevorzugte Sinnessystem kann man z. B. anhand des Lernverhaltens ermitteln. Menschen, die beim Erinnern ein Bild vor den Augen erzeugen, nutzen zumeist intensiv das visuelle Sinnessystem. Andere prägen sich Inhalte mit Hilfe von Lernsätzen, Reimen oder Eselsbrücken ein, was auf eine vorwiegend auditive Orientierung schließen lässt. Wiederum andere verbinden Inhalte mit Emotionen, Körpergefühlen (kinästhetischer Typ). Geruch und Geschmack werden bei Erwachsenen selten aktiv zum Lernen eingesetzt, oftmals erinnern uns aber Gerüche oder ein besonderer Geschmack an unsere Kindheit.

Sympathie entsteht insbesondere dann, wenn vom Gegenüber das gleiche Sinnessystem benutzt wird wie von uns selbst. Wir können lernen, das bevorzugte Sinnessystem eines Gesprächspartners zu erkennen. Außerdem lässt sich das Umschalten auf einen bestimmten Sinneskanal trainieren.

Als zweiter entscheidender Faktor für die Entscheidung Sympathie/Antipathie kommt die Körpersprache hinzu. Nonverbal wird die Sympathie vor allem durch Ähnlichkeiten in der Körpersprache verursacht. Bandler, Grinder und andere NLP-Forscher stellten durch Verhaltensanalysen fest, dass bestimmte unbewusste Regeln und Verhaltensweisen den menschlichen Kontakt wesentlich bestimmen. Diese Regeln sind so offensichtlich und überall zu beobachten, dass es verwundert, warum sie vorher noch nicht ausdrücklich formuliert wurden. Wenn zwei Menschen ein Gespräch führen, dann gleichen sich die Körperhaltungen bei gutem Kontakt ständig an. Es findet ein „Tanz in Zeitlupe" statt, wie man an Hand von Videoaufnahmen nachweisen kann. Besonders interessant ist hierbei, dass sich nicht nur die Körperhaltungen angleichen, sondern auch der Atemrhythmus (6). Bei Streitgesprächen oder allgemein schlechtem Kontakt findet man hingegen meist unbewegliche Haltungen oder „entgegengesetzte Körperhaltungen". Im Neurolinguistischen Programmieren nennt man dieses bewusste Angleichen der Körperhaltungen auch „Pacing", was so viel bedeutet wie: im gleichen Schritt gehen.

Das bewusste Herbeiführen einer guten Verbindung ist immer dann wichtig, wenn ein neuer Kontakt hergestellt wird. Wenn wir jemandem begegnen, nehmen wir immer zuerst die Körperlichkeit wahr, meist erst danach Stimme und Worte. An diesem Umstand lässt sich ermessen, wie wichtig unsere Körpersprache beim **ersten Eindruck** ist. Der erste Eindruck spielt eine entscheidende Rolle bei der Einschätzung des Gesprächspartners. Oft sind Menschen nur schwerlich bereit, den ersten Eindruck später zu revidieren. „You never get a second chance to make a first impression."

Nun kann man diesen ersten Eindruck dem Zufall überlassen und sich Patienten und Kunden gegenüber so verhalten wie bisher, was gewisse Risiken birgt, oder aber man ruft Sympathie bewusst im Gesprächspartner hervor, indem man Ähnlichkeiten anbietet. Hierbei spielen alle Komponenten der Körpersprache eine Rolle, der Blickkontakt, Augenbewegungen, der Mund, die Gestik, Handhaltungen und die Sitzhaltung. Die folgende Übung sollten Sie einmal ausprobieren.

3.1.4 KLEINE SYMPATHIE-ÜBUNG

Diese Übung sollten Sie z. B. im Restaurant, Café oder in öffentlichen Verkehrsmitteln durchführen. Suchen Sie sich eine Person mit Blickrichtung zu Ihnen, die Sie gut beobachten können und mit der Sie kein Gespräch führen. Nehmen Sie deren Körperhaltung (Sitzposition, Beinhaltung, Haltung des Oberkörpers, Stellung des Kopfes) ein, und achten Sie auf den Atemrhythmus. Versuchen Sie nun Ihren Atemrhythmus dem Rhythmus der Zielperson anzugleichen. Lassen Sie sich von den Reaktionen überraschen.

Unsere Seminarteilnehmer, die wir auffordern, in den Pausen diese Übung mit unfreiwilligen „Opfern" einmal durchzuführen, berichten oft, dass der „gepacete" Partner plötzlich verbal ein Gespräch aufnimmt. Es wird auch immer wieder berichtet, man habe das Gefühl, mit dem „Opfer" zu flirten. Der nonverbale Gesprächstanz ist leicht zu erkennen an den Bewegungsabläufen, dem Rhythmus des Gespräches, den Gesten, dem Zunicken und auch am Angleichen der Lautstärke, Tonhöhe und Sprechmelodie.

Bevor Sie dieses Instrument bei Beratungen einsetzen, sollten Sie ausreichend üben, so dass eine Angleichung von Körpersprache und Atemrhythmus quasi automatisch erfolgt, ohne dass Sie sich besonders darauf konzentrieren müssen, da das Ganze ansonsten verkrampft wirkt und das verbale Gespräch leidet.

Besonders interessant ist, dass bei diesem körpersprachlichen „Tanz" immer einer der beiden Partner – wie auch beim normalen Tanzen – nonverbal die Führung übernimmt. Im NLP nennt man diese Führung „leading". Zunächst wird die „Verbindung" zum Gesprächspartner getestet, indem die Körperhaltung beim Sitzen bewusst geändert wird. Folgt der Gesprächspartner seinerseits mit einer Änderung der Körperhaltung, so ist eine gute Verbindung, ein tragfähiger Rapport hergestellt. Wollen Sie die verbale Gesprächsführung behalten, so ist es wichtig, das Gespräch – wie bei einem Tanz – nonverbal zu führen und die Positionsänderungen vorzunehmen. Die nonverbale Führung geht der verbalen Führung voraus. Hierzu ein Beispiel von Bertold Ulsamer (7):

„Firmenchef Streit hat ein schwieriges Gespräch mit seinem Personalchef Frank vor sich. Streit ist der Ansicht, daß mehr frischer Wind in der Weiterbildung wehen sollte und auch neue verhaltensorientierte Ansätze genutzt werden sollten. Sein Personalchef Frank liebt dagegen mehr einen Stil, bei dem die Teilnehmer mit rauchenden Köpfen und dicken Ordnern aus dem Seminar kommen. Streit weiß, daß Frank sehr empfindlich ist, und möchte ihn nicht vor den Kopf stoßen. Heute fühlt Streit sich dynamisch genug, um das Gespräch zu führen. Als Frank ins Zimmer kommt, sieht Streit, daß Frank angespannt ist und sich sehr steif auf dem Sessel niederläßt. Streit nimmt die Körperhaltung von Frank an und erkennt dabei, daß es Frank wohl nicht besonders gutgeht. Deshalb hält er sich zunächst zurück und bremst seinen Schwung. Frank entspannt sich allmählich, weil er merkt, daß er nicht angegriffen wird. Allmählich kommen beide Gesprächspartner zu einer gelösteren Haltung und zu einem offenen Gespräch."

Interessant ist in diesem Zusammenhang die Beobachtung, dass bewusst eingenommene Körperhaltungen – z. B. eine bestimmte Sitzhaltung – auch ganz bestimmte Emotionen hervorrufen. Offensichtlich bestehen hier engere Verbindungen als gemeinhin angenommen. Nicht nur führt ein bestimmtes Gefühl zu einer bestimmten Körperhaltung, sondern auch umgekehrt eine bestimmte Körperhaltung zu einem bestimmten Gefühl. Nachfolgend geben wir einen Überblick über ausgewählte körpersprachliche Ausdrucksmerkmale.

3.1.5 BLICKKONTAKT

Wichtigstes Ausdruckselement der Körpersprache ist der **Blickkontakt**. Der Blick signalisiert Interesse am anderen: Ich spreche für dich, ich spreche zu dir, ich spreche mit dir.

Die Aufnahme jedes Gespräches erfolgt durch den Blickkontakt, dem je nach Situation weitere kurze Blickkontakte folgen. Am Ende des Satzes oder einer Satzfolge erfolgt in der Regel jeweils ein kurzer Blickkontakt. In unserem Kulturraum dauert dieser flüchtige Blickkontakt, der so genannte Ritualblick, etwa 2 Sekunden. Wer anderen tief in die Augen schaut, zeigt damit ein tiefes inneres Interesse, etwas, das auch beim Flirten geschieht. Der Gesprächspartner wird also nonverbal auf der emotionalen Ebene angesprochen.

Um einen Menschen für etwas zu gewinnen,
muss man seine Augen ansprechen.
Napoleon Bonaparte

Achten Sie aber bitte darauf, den Gesprächspartner nicht niederzustarren, da hierdurch ein eher gegenteiliger Effekt ausgelöst wird. Der Blickkontakt sollte nicht länger als fünf Sekunden dauern.

Wird der erste Blick erwidert, so wird dadurch Gesprächsbereitschaft signalisiert. Wird der Blickkontakt nicht erwidert, so wird der Gesprächspartner bewusst nicht wahrgenommen und damit nicht akzeptiert.

Jemanden anzusehen bedeutet, ihn als Menschen wahrzunehmen, zu respektieren und anzunehmen. Jemanden **bewusst** nicht zu sehen bedeutet, ihm keine Aufmerksamkeit und damit keine Wertschätzung zu schenken. Wenn man den Ritualblick nicht einhält, wirkt das kränkend auf den Gesprächspartner. Oft wird der Ritualblick dann nicht eingehalten, wenn uns der Gesprächspartner unangenehm oder unsympathisch ist.

Vermeidet Ihr Klient nach anfänglichem Blickkontakt während einer Beratung den Blick, so kann dies den Fortgang des Gespräches gefährden, es kann besagen, dass über die angesprochenen Inhalte ein Gespräch nicht gewünscht wird. Ihr Gesprächspartner hat dann sozusagen mit den Augen schon die Flucht angetreten. Man sollte daher im Verlauf eines Gespräches darauf achten, dass der Blickkontakt, die Blickfrequenz nicht abreißt. Starres Fixieren sollte hierbei unbedingt vermieden werden. Starkes Fixieren, das den Gesprächspartner zwingen soll, sich auf uns zu konzentrieren, führt meist zum Gegenteil: Der Partner kann nicht mehr zuhören. Der Partner muss auch die Möglichkeit haben wegzusehen. Ziel ist es, dem Patienten zu verstehen zu geben: „Ich bin für dich da, ich höre dir zu."

3.1.6 Mund ☺ 😐 ☹

Nach den Augen ist der Mund entscheidendes körpersprachliches Ausdrucksmerkmal. Durch die Form des Mundes wird unsere innere Stimmung nach außen hin bildlich verkündet. Hochgezogene Mundwinkel kennzeichnen untrüglich ein Lächeln oder Lachen und machen Menschen sympathisch, wenn das Lachen vom Herzen kommt. Ob das so ist, kann man nonverbal erkennen. Es gibt Kennzeichen, die ein echtes Lächeln von einem unechten unterscheiden: Beim echten Lächeln ist die Augenpartie beteiligt; die Asymmetrie des Ausdrucks bei echtem Lächeln ist geringer als bei unechtem; ferner haben die beiden „Lächelarten" einen anderen zeitlichen Verlauf (8). Unter diesem Gesichtspunkt sollten Sie mal das Lächeln der Politiker auf Wahlplakaten genauer betrachten! Umgekehrt verhält es sich bekanntermaßen mit einem zusammengepressten Mund oder herabgezogenen Mundwinkeln. Das Zusammenpressen von Mund und Lippen drückt zumeist Ablehnung aus. Das Herabziehen der Mundwinkel zeigt oft Missfallen an oder je nach Situation auch Nichtwissen. Der offen stehende Mund mit schlaff herabhängendem Unterkiefer zeigt eine gewisse Spannungslosigkeit, eventuell Desinteresse, zumindest aber Passivität an.
Bei Beratungsgesprächen bitte kein Pokerface wie Clint Eastwood zeigen, sondern es mit der alten chinesischen Weisheit halten:

Wer nicht imstande ist zu lächeln,
braucht seinen Laden gar nicht erst zu öffnen!

Oder als deutsche Volksweisheit:
l. m. a. a. (lächle mehr als andere).

3.1.7 Gestik

Pantomime-Übung

Zur Sensibilisierung zunächst eine kleine Übung. Suchen Sie sich einen Partner, und stellen Sie die folgenden gegensätzlichen Begriffspaare wortlos pantomimisch dar. Der Partner soll die Bedeutung erraten und auf einem Blatt Papier notieren.

groß – klein
weit – eng
dick – dünn
lang – kurz
Stärke – Schwäche
Mut – Angst
Aggressivität – Friedfertigkeit
Macht – Unterlegenheit
Freude – Trauer

NATÜRLICHE GESTIK

Wie sagte Horst Hrubesch so treffend: „Von Geld spricht man nicht, Geld hat man." Bei der Gestik gilt Ähnliches: Gesten **macht** man nicht, Gesten **hat** man. Die Gesten, also Arm-, Hand- und Fingerbewegungen, machen unsere ganz natürliche Körpersprache aus. Das gilt allerdings nur für zwanglose Rede- und Gesprächssituationen, im vertrauten Familienkreis, unter Freunden. In angespannten Redesituationen, vor allem in der Öffentlichkeit, unterdrücken wir oft unsere Gesten und nehmen Haltungen ein, die die Möglichkeit zur Gestik einschränken (Hände hinter dem Rücken, Festhalten am Pult). Wenn wir unsere Gestik unterdrücken, nehmen unsere sprachlichen Fehler zu (9).

Insofern sollten wir unsere Gestik fördern, ihr mehr oder weniger freien Lauf lassen, also ganz bewusst Körperhaltungen wählen, bei denen die Gesten „fließen" können. Um eine gute Gestik zu „lernen", ist es wichtig zu wissen, dass Gesten nicht aus Gesten gelernt werden können (10). Das soll heißen, dass ich Gestik nicht lernen kann, indem ich Gesten nachahme, einstudiere, zurechtlege, kanonisiere oder analysiere, um sie zu gebrauchen. Gestik lebt von der Gesamtvorstellung, die dahinter steht. Der Leib muss die Vorstellung ausdrücken wollen, die ich gerade in Sprache oder Motorik umsetzen will. Die Geste muss sozusagen absichtslos kommen.

Ob Gesten natürlich sind oder einstudiert, ist leicht zu prüfen. Eine natürliche Geste wird immer **vor** dem Wort kommen, zu dem sie passt. Sie setzt immer früher ein als der den entsprechenden Sinn ausdrückende Text. Da der sprachliche Ausdruck wesentlich komplizierter ist als die ursprünglichere Körpersprache und der sich in ihr realisierende körperliche Ausdruck, bin ich einfach schneller mit dem Körper als mit der Sprache. Das hängt auch mit der Entwicklungsgeschichte der Menschheit, der Entwicklung von der Grobmotorik zur Feinmotorik zusammen. Mit „der Entwicklung des Menschen vom Großmuskel- zum Kleinmuskelwesen, also auch mit der Spezifizierung der Stimm- und Sprechwerkzeuge" (11) hängt es zusammen, dass die sprachlichen Phänomene relativ späte Erscheinungen sind und die körperlichen, insbesondere die grobmotorischen, vegetativen und psychovegetativen, wesentlich früher und ursprünglicher.

Zudem: Wenn ich einen Gedanken äußern will, habe ich **zuerst** eine Vorstellung, die den Sinn trägt und die ich dann in Gesten und Worte fasse. Ich habe den Sinn dessen, was ich sagen will, gegenwärtig, bevor ich die Worte forme. Wenn ich allerdings einen Text ablese, wird es passieren, dass ich den Sinn eines Satzes erst in der Mitte des Satzes, also im **Nachhinein**, erfasse. Das heißt, ich habe den Satz bereits bis zur Mitte gelesen und erfasse dann erst komplett, worum es geht. Dann will ich eine dazu passende Geste machen. Das muss verunglücken, weil diese Geste nachhinkt und eben deswegen unnatürlich wirkt (12).

Daran sind untrüglich Laienschauspieler zu erkennen. Sie sprechen den Text der Rolle – und erst **nach** dem Wort machen sie die passende Geste, die genau deshalb dann so unpassend wirkt. An diesem Umstand liegt es, dass Laienschauspielerei so rührend und körperlich unbeholfen wirkt.

Also: Die natürliche Geste ist immer Vorläufer der sprachlichen Aussage, nicht der Nachkömmling! (13)

FINGERGESTIK

Gesten bieten eine Fülle von Möglichkeiten, die Bedeutung des gesprochenen Wortes bildhaft zu unterstützen. Beginnen wir mit den Händen:

Den Fingern werden bestimmte Bedeutungen zugeschrieben. Der **Daumen** gilt als **Dominanzfinger**. So signalisierte der nach oben gerichtete Daumen ursprünglich im Circus Maximus Roms, dass der Gladiator im Kampf mit den Löwen Sieger geblieben und in Zukunft ein freier Mann war. Noch heute bedeutet er bei uns „Das ist okay" oder „Du bist top". Die Tramper benutzen den nach oben gerichteten Daumen, um eine Mitfahrt zu bekommen. Doch Vorsicht in Nigeria und Australien. Dort empfiehlt sich diese Handbewegung nicht; denn **Thumbs up** ist dort eine obszöne Geste (14). Darum halten in Australien die Hitchhiker ein Fähnchen ihres Heimatlandes in Händen und winken damit. Wird der Daumen mit den anderen Fingern der gleichen Hand umklammert, so **kann** dies ein Zeichen von Angst oder Unsicherheit sein.

Der **Zeigefinger** ist der Finger der „Besserwisser". Der Zeigefinger belehrt, der ausgestreckte Zeigefinger bedroht. Gespräche mit dem ausgestreckten Zeigefinger werden zumeist aus einer Dominanzposition heraus geführt. Der ausgestreckte Zeigefinger löst nicht selten unangenehme Gefühle beim Gesprächspartner aus.
Der belehrende Zeigefinger sollte daher bei Beratungsgesprächen unbedingt vermieden werden!

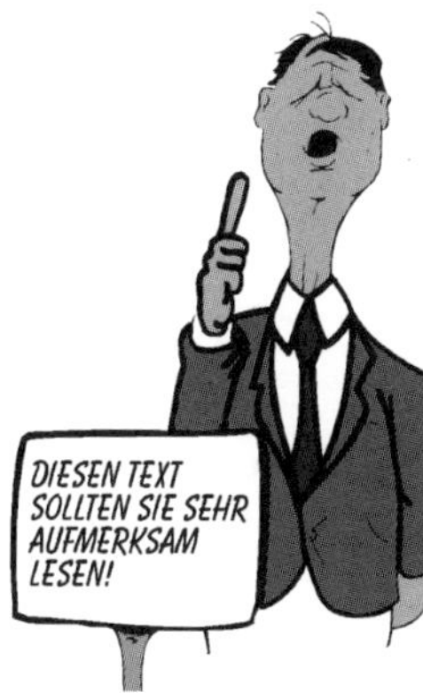

Wie gewöhnt man sich diese Geste ab? Die Erfahrungen aus vielen Seminaren zeigen uns, dass es mit dem Wissen von der Bedeutung dieser Geste keinesfalls getan ist. Gesten gehören wie alle körpersprachlichen Aussagen zu uns als Person und sind tief in unseren Verhaltensmustern verankert. Deshalb ist es auch nicht einfach, sich das eine oder andere abzugewöhnen. Am besten ist es, Sie achten zunächst eine Weile auf diese Geste. Wenn Sie feststellen, dass Sie immer wieder dazu neigen, sollten Sie ersatzweise einen Kugelschreiber oder eine Brille in die Hand nehmen. Erstens wirkt das nicht ganz so unangenehm auf Ihren Gesprächspartner, und zweitens können Sie dann nicht mehr so rumfuchteln. Im zweiten Schritt gelingt es zumeist, ganz auf diese Geste zu verzichten.

HANDHALTUNG

Besondere Bedeutung hat auch die Handhaltung. Bei der offenen Hand wird dem Gesprächspartner die Innenfläche zugekehrt, die doppelt so sensibel wie der Handrücken ist. Wer die sensible Seite der Hand offenlegt, schenkt dem Gegenüber Vertrauen und ist friedfertig. Denken Sie beispielsweise an die Darstellung von Heiligen in der christlichen Kultur (15). Bekanntestes Beispiel dieser Art dürfte die Christusfigur auf dem Zuckerhut in Rio de Janeiro sein. Die offene Hand signalisiert, zumindest in unserer Kultur, Achtung vor dem Anderen und Offenheit. Umgekehrt verhält es sich, wenn dem Gegenüber der unsensible Handrücken gezeigt wird. Der Handrücken schirmt ab; oftmals sind solche Menschen schwierige Verhandlungspartner. Wer die offene Hand von sich wegschiebt, drückt aus, dass er sich etwas vom Leib halten möchte.

Ein Beispiel:
„1971 versprach der damalige US-Präsident Richard Nixon ('Tricky Dicky') im Fernsehen seiner rebellierenden Jugend das baldige Ende des Vietnamkrieges. Seine Stimme klang beschwörend, ein Blinder hätte behauptet: Dieser Mann lügt nicht. Doch während Nixon mit Pathos deklamierte: 'Ich verspreche euch, daß ihr alles bekommt, was ihr wollt', machten sich seine Hände selbständig und schoben sich abwehrend nach vorn, als wolle er sich die protestierenden Jugendlichen vom Leib halten. Diese Geste dementierte Nixons Glaubwürdigkeit und verriet seine wahre Einstellung: nämlich dem Druck nur soweit unbedingt nötig nachzugeben. Die Nation hatte einen lügenden Präsidenten live erlebt – doch hatte sie es bemerkt? Tatsächlich zog Nixon seine Truppen erst drei Jahre später ab." (16)

ZURÜCKWEISENDE GESTEN

Zurückweisende Gesten sollten Sie im Beratungsgespräch – das immer ein Vertrauensgespräch ist – unbedingt vermeiden! Ein Patient, der Hilfe sucht und (nonverbal) Zurückweisung erfährt, wird Ihnen nicht vertrauen.

Die **geballte Faust** signalisiert bekanntlich Aggressionen. Wenn Sie so etwas in der Beratung beobachten, dann empfehlen wir Ihnen, die Beine in die Hand zu nehmen.

Oft werden bei Beratungsgesprächen im Sitzen die Arme aufgestützt und die Faust in die andere Hand gelegt, so dass sich eine Art Schutzmauer zwischen den Unterarmen aufbaut. Hierdurch entsteht eine zusätzliche Barriere. Beobachten Sie eine solche Armhaltung in einem Beratungsgespräch, so kann dies ein Hinweis sein, dass die Beziehung zu Ihrem Gesprächspartner gestört, zumindest aber noch nicht optimal ist. Zu Beginn eines Beratungsgespräches kann dies bedeuten, dass sich der Patient noch nicht vollständig geöffnet hat, noch nicht bereit ist, sein eigentliches Problem auszubreiten. Hier ist ein behutsames Vorgehen zu empfehlen, um die Gesprächsatmosphäre allmählich vertrauter zu gestalten. Oftmals löst sich diese Barriere dann nach wenigen Minuten, und der Klient öffnet die Arme.

Beobachten Sie im Verlauf eines Gespräches – nach anfänglich offener Armhaltung – eine solche Sperre, dann haben mit großer Wahrscheinlichkeit Ihre letzten Aussagen dies verursacht. Eine solche Situation ist etwas schwieriger zu handhaben. Auch hier hilft nur sehr behutsames Vorgehen. Fragen Sie nach, ob der Patient mit dem, was Sie vorgeschlagen haben, einverstanden ist und zustimmen kann.

TIPPS FÜR DIE HANDHALTUNG

Ein Beratungsgespräch lässt sich mit einem Schifffahrtskanal vergleichen, der zwei Länder miteinander verbindet. Der Kanal ist durch zahlreiche Schleusentore unterbrochen. Je besser die Beziehung zwischen den beiden Partnern ist, um so leichter und schneller öffnen sich die Schleusentore und die Boote/Botschaften können frei passieren. Bei Beziehungsstörungen schließen sich die Schleusentore bzw. werden gar nicht erst geöffnet, so dass die Informationen nicht frei passieren können. Voraussetzung für einen freien Transport der Nachrichten ist daher eine gute Beziehung zum Gesprächspartner.

Das Halten der **Hände in Pyramidenform** vor dem Bauch kann höchste Konzentration anzeigen, Abwägen oder aber auch bei Verhandlungen die Bereitschaft zur Einigung. Diese Handhaltung ist oft in Vortragsveranstaltungen bei Referenten zu beobachten. Händereiben kann Verschiedenes ausdrücken: Tatbereitschaft, Vorfreude, Zufriedenheit, evtl. auch Schadenfreude.

Wie hält man die Hände am besten bei einem Vortrag? Gibt es da eine Art „Grundhaltung"? Wenn man vor einem Rednerpult steht, kann man die Hände einfach locker auf das Pult legen. Ist das Pult schmal genug, empfiehlt sich die **Zehn-vor-drei-Haltung**. Die linke Hand liegt auf „Zehn-vor", die rechte Hand auf „drei Uhr" – wie in der Fahrschule. So haben Sie beim Autofahren und auch beim Reden den größten Aktionsradius. Beim Reden an einem schmalen Pult bietet sich diese Handhaltung an, weil die Hände dann nicht parallel liegen, was meist ein bisschen steif aussieht, sondern leicht versetzt.

Ungünstig ist die so genannte **Bullenhaltung**, bei der sich der Referent mit beiden Händen abstützt, die Schultern hochzieht, den Oberkörper (aggressiv) nach vorne neigt, wie ein Stier (oder Bulle) eben. „Mit flacher Stimme, mit Brustatmung sprechend, erhalten wir die hohe dozierende Stimme. Sie erscheint dazu noch gequetscht und undeutlich, wenn der Redende die Arme nach vorn streckt und sich mit beiden Händen auf das Rednerpult stützt. Da drückt er den Brustkorb zusammen und darf sich nicht wundern, wenn seine Stimme nicht klingt, nicht trägt." (17)

Wenn ich kein Pult habe, also freischwebend (stehend freihändig) vor der Gruppe stehe, kann ich beispielsweise, wenn der Anlass nicht allzu formell ist, eine Hand in die Hosentasche stecken und mit der anderen meine Rede durch Gestik unterstützen. Oder ich halte in der einen Hand meinen Stichwortzettel, die andere hängt locker an der Körperseite herab und kann von da aus „agieren".

Reiner Schwachsinn ist die Handhaltung, die viele Rhetorikbücher empfehlen: Die Hände werden vor dem Bauchnabel mit den Handflächen nach oben aufeinandergelegt. Wann steht man jemals so? Es sieht ungemein gekünstelt aus. Ungünstig ist es, wenn beide Hände in den Taschen stecken oder beide Hände an den Seiten herabbaumeln, vielleicht noch mit geballten Fäusten. Ungünstig ist es, die Hände auf dem Rücken zu verschränken. Nicht schön ist auch die **Sylter Haltung** (auch Freistoß-Haltung genannt): Die Hände sind vor dem Geschlecht verschränkt. Vielleicht stehen wir so am Grabe, aber möglichst nicht vor einer Gruppe während einer normalen Rede.

Die Haltung ist zudem politisch belastet. Viele Fotos zeigen Hitler in dieser Pose. Zu Hitlers Rhetorik gibt es eine grandiose Szene in Bertolt Brechts Theaterstück „Der Aufstieg des Arturo Ui". Der Gangster Ui alias Hitler lässt sich von einem Schmierenkomödianten Körpersprache beibringen.

„DER SCHAUSPIELER [...] Ausgezeichnet. Sie haben eine Natur- / anlage. Nur mit den Armen muß noch etwas geschehen. / Steif. Warten Sie. Am besten, Sie legen sie vor dem / Geschlechtsteil zusammen. *Ui legt die Hände beim Gehen vor dem Geschlechtsteil zusammen.* Nicht schlecht. / Ungezwungen und doch gerafft. Aber der Kopf ist zurück. / Richtig. Ich denke, der Gang ist für Ihre Zwecke in / Ordnung, Herr Ui. Was wünschen Sie noch?
UI Das Stehen. / Vor Leuten. [...] Korrigieren Sie mich! *Er stellt sich in Positur, die Arme über der Brust gefaltet.*
DER SCHAUSPIELER Das ist / Möglich. Aber gewöhnlich. Sie wollen nicht / Aussehen wie ein Friseur, Herr Ui. Verschränken / Sie die Arme so. *Er legt die Arme so übereinander, daß die Handrücken sichtbar bleiben, sie kommen auf die Oberarme zu liegen.* Eine minutiöse Ände- / rung, aber der Unterschied ist gewaltig. Vergleichen / Sie im Spiegel, Herr Ui! *Ui probiert die neue Armhaltung im Spiegel.*" (18)

Wem zu Beginn einer Redeleistung die natürlich-lockere Haltung abgeht, der möge sich **in Gedanken** vorstellen – so der gute Tipp von G. Hinsch –, seine Hände steckten in den Taschen; die gedankliche Vorstellung werde ihn entkrampfen. (19) „Solche Gesten, aber auch schon die bloße Vorstellung davon, wirken verändernd auf die Lautbildung ein." (20) So machen wir uns die Tatsache zunutze, dass psychische Vorgänge somatische Folgen haben.

Auch der Kontakt der Hände zum Körper ist aussagekräftig. So kann beispielsweise das Zupfen an der Nase, am Kinn oder das Reiben im Nacken **Verlegenheit**, **Unbehaglichkeit** oder **Unsicherheit** ausdrücken. Wenn Sie derartige nonverbale Ausdrucksformen bei Ihren Patienten entdecken, dann sollten Sie versuchen, den Ursachen auf die Spur zu kommen, da ansonsten der Erfolg eines Beratungsgespräches durch eventuelle Missverständnisse oder infolge von Nichtverstehen gefährdet ist.

Die Hand, die zum Mund fährt, blockiert oftmals eine voreilige Äußerung. Wer das Ohrläppchen zwischen Daumen und Zeigefinger massiert, möchte zumeist die Beobachtungsschärfe erhöhen. Ein Effekt, der interessanterweise auch bei Akupressurbehandlungen ausgenutzt wird. Hierbei werden Reflexzonen im Ohr stimuliert, die mit wichtigen Körperfunktionen zusammenhängen. Die Wirkung basiert wie bei der Akupunktur auf den neuralen Verbindungen zwischen oberflächlichen Körperschichten und inneren Organen oder Drüsen. Durch leichtes Massieren der Ohrmuschel kann die Konzentrationsfähigkeit verbessert und gleichzeitig die Kiefer-, Zungen- und Gesichtsmuskulatur entspannt werden. Die Atmung verbessert sich. (21)

Besonders wichtig ist auch der Körperkontakt. Ein Körperkontakt wie beispielsweise das Schütteln der Hände symbolisiert Vertrautheit. Ihrem Klienten sollten Sie zwar nicht auf die Schulter klopfen, aber der „körpersprachliche Einstieg" in ein Beratungsgespräch sollte grundsätzlich durch einen Handschlag erfolgen.

3.1.8 HALTUNG

SITZHALTUNG

Die Sitzhaltung erlaubt Rückschlüsse auf die augenblickliche Stimmung, die innere Verfassung und die Einstellung zum Gesprächspartner. Hierzu eine kleine Übung: Führen Sie diesen Versuch gemeinsam mit einem Partner durch. Nehmen Sie sich zwei Stühle, und setzen Sie sich gegenüber. Eine Person führt die Sitzhaltungen vor, der Partner notiert stichpunktartig die jeweilige Wirkung.

Sitzübung 1

Nehmen Sie eine aufrechte und straffe Sitzhaltung ein. Setzen Sie sich so in den Stuhl, dass Sie mit dem Rücken die Lehne berühren. Drücken Sie die Wirbelsäule durch, so dass sie mit dem Hinterkopf eine Linie bildet. Die Füße sollten parallel zueinander stehen.

Sitzübung 2

Rutschen Sie auf dem Stuhl nach vorne, und lehnen Sie sich bequem gegen die Lehne. Stellen Sie die Beine versetzt und leicht geöffnet auf den Boden.

Sitzübung 3

Nehmen Sie die Sitzposition von Übung 1 ein, und rutschen Sie auf die vordere Stuhlkante.

Sitzübung 4

Nehmen Sie die Sitzposition von Übung 1 ein, und beginnen Sie mit dem Stuhl zu wippen.

Sitzübung 5

Nehmen Sie die Sitzposition von Übung 1 ein. Richten Sie Ihre Füße so aus, dass die Fußspitzen zueinander zeigen. Legen Sie eine Handtasche oder einen Ordner auf die Oberschenkel und legen Ihre Hände darauf.

Im Rahmen unserer Seminare führen wir regelmäßig diese „Sitzübung" durch und haben hierbei die folgenden Eindrücke gesammelt:

Die **Sitzübung 1** wirkt auf den Beobachter zumeist dynamisch, aktiv, zum Teil aber auch angespannt. **Sitzübung 2** wird zumeist als entspannte, z.T. als erschöpfte oder depressive Haltung gedeutet. **Sitzübung 3** wird in der Regel wie die Sitzübung 1 bewertet, nur dass der schüchterne, angespannte Eindruck deutlich in den Vordergrund rückt; z.T. wird diese Sitzhaltung auch als hektisch oder unterwürfig empfunden. **Sitzhaltung 4** wirkt auf die Beobachter zumeist unangenehm im Sinne eines Sich-Zurückziehens aus dem Gespräch. **Sitzübung 5** wird zumeist als Haltung des „braven Kindes" beschrieben, die sich mit Verkrampfung, Unsicherheit und Angst umschreiben lässt. Diese Haltung findet man oft bei schüchternen Menschen.

Eine aufrechte, gestraffte Haltung strahlt Vitalität aus, ein zusammengesunkener Oberkörper hingegen Antriebsmangel oder depressive Verstimmung. So ließ sich z.B. an der Körperhaltung der „Aufschwung Ost" ablesen: War 1984 an der Pantomimik und der Körperhaltung der Menschen die tiefe Niedergeschlagenheit und **gedrückte** Stimmung im Osten Deutschlands zu erkennen, so 1994 die Wende zum Positiven; Lachen und Lächeln nahmen zu, der **aufrechte** Gang war im Osten plötzlich stärker als im Westen vertreten (22).

BEINHALTUNG

Der **Beinhaltung** im Sitzen kommt ebenfalls eine Bedeutung zu. Schlagen wir die Füße an den Knöcheln übereinander, so kann dies Zurückhaltung, innere Spannung oder Gefahr bedeuten. Umschlingen die Füße die Stuhlbeine (siehe Abb. 3.2 a), so ist das zumeist Ausdruck einer starren, unnachgiebigen Position. Bei Verhandlungen oder in Sitzungen folgt dann zumeist ein rhetorischer Angriff.

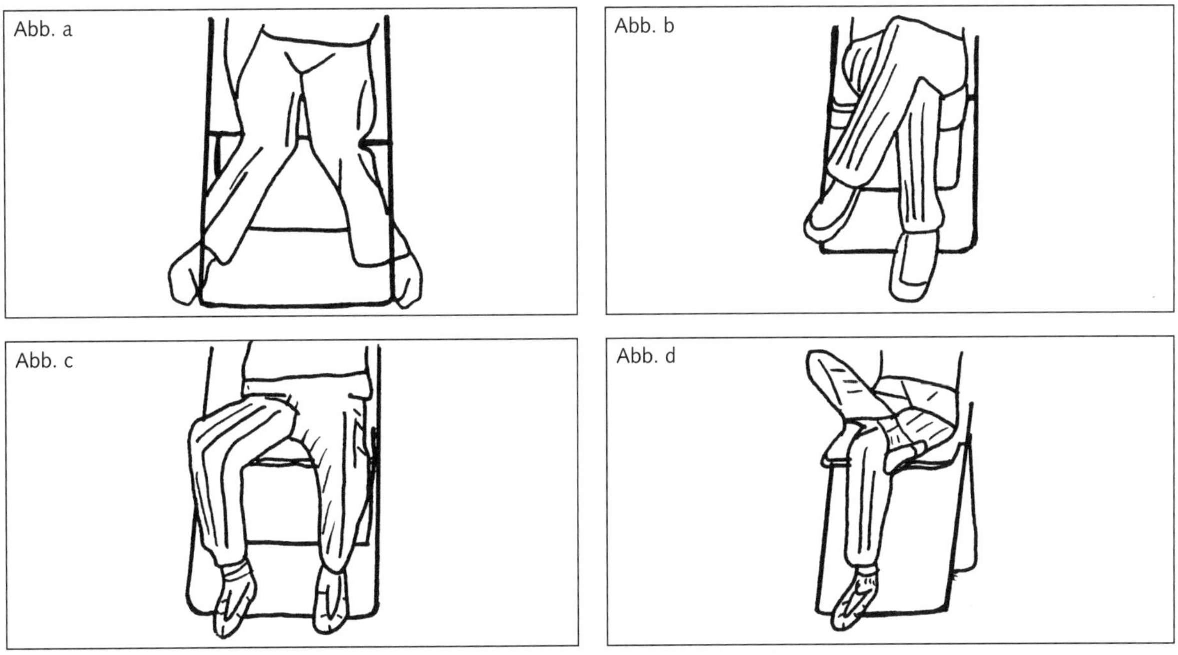

Abb. 3.2 a-d Die Beinhaltung im Sitzen

Übereinander geschlagene Beine (siehe Abb. 3.2 b) sprechen dagegen eher für Aufgeschlossenheit. Ein offener, legerer Sitz mit vorgestreckten Beinen (siehe Abb. 3.2 c) ist in der Regel ein Zeichen von Vertraulichkeit. Diese Sitzhaltung macht aber auch territoriale Ansprüche geltend. Ein breiter Sitz mit quergelegtem Schienbein (siehe Abb. 3.2 d) wirkt wie eine schützende Barriere. Sitzen zwei Personen mit übereinandergeschlagenen Beinen nebeneinander und zeigen die Fußspitzen zueinander, kann dies ein Zeichen von Kontaktsuche und Zuwendung sein, während voneinander abgewandte Fußspitzen Zeichen bestehender Differenzen sein können (23).

STATIK

Statik ist die Lehre von den Kräften im Gleichgewicht. Der amerikanische Psychoanalytiker Alexander Lowen (24), der sich als Bioenergetiker insbesondere mit der Haltung seiner Patienten auseinandersetzt, sagt dazu folgendes:
„Das Problem der emotionalen Sicherheit eines Menschen kann nicht getrennt werden von der Frage nach der physikalischen Sicherheit, seiner Bodenhaftung durch die Füße."

Diese physikalische Bodenhaftung spielt insbesondere für den Redner eine **tragende** Rolle. Nun, **wie sollte ein Redner denn stehen**? Es erleichtert dem Redner die Sache sehr, wenn er eine bequeme Körperhaltung einnimmt. „Stehen Sie bequem!" heißt es schließlich auch beim Militär. Zwar soll die Rede ja nun gerade nicht militärisch sein, aber die **Standbein-Spielbein-Haltung**, die leichte Schritthaltung, bei der das Gewicht auf einem der beiden Beine ruht, ist eine gute **Stehhaltung**. Die meisten Menschen empfinden diese Grundhaltung als angenehm. „Der Redner stehe abwechselnd jetzt auf dem einen, dann auf dem anderen Bein. Diesen Wechsel zwischen Stand- und Spielbein haben die alten Griechen zum ersten Mal erkannt und in ihren Plastiken angewandt. Er ist seitdem unaufgebbare Ordnung der Plastik. Was dem leblosen Standbild gilt, sollte das nicht erst recht der lebendige Mensch nutzen?" (25)

Aus dieser Haltung kann sich der Redende auch leicht lösen, da sie nicht **statisch**, sondern **flexibel** ist. Der Referent kann sich bewegen, mal vom Pult weggehen, z. B. zur Tafel oder zum Flipchart, kann mal auf die andern **zugehen** – all das wirkt auflockernd. Er darf die Rede nicht „vertanzen", d. h. sich zu viel hin- und herbewegen, so dass Unruhe aufkommt. (Also: Keine Fußfehler!). Aber ein gezieltes Maß an Bewegung kann, wenn es Situation, Rahmen und Raum erlauben, die Geschichte beleben.

Als Ausgangshaltung sollte ich also die Füße leicht versetzt stellen, die Beine nicht „verknäueln" („ineinander winden"), nicht auf einem Bein stehen und das andere im Knie nach hinten abwinkeln (diese Storchenhaltung haben wir oft genug – bei Frauen – beobachtet), ich sollte mir nicht selbst auf die Füße treten, sollte aber auch nicht in der Haltung „Deutsche Eiche" stehen (breitbeinig, Füße auf einer Höhe, fast nur bei Männern zu beobachten). „Wer sich gleichmäßig auf beide Beine stellt (etwa, weil man doch ‚mit beiden Beinen im Leben stehen' müsse), der wirkt massig, massiv, spricht bleiern und starr, ohne innere Bewegung. Entsprechend wirkt seine Rede: Sie setzt den Hörer nicht in Bewegung" (26). Auch allzu „jungfräulich" sollte ich nicht stehen (Füße und Beine parallel und eng geschlossen). Die „Beinarbeit" muss stimmen.

3.1.9 INKONGRUENZEN

Stellen Sie sich einmal vor, eine Patientin kommt zu Ihnen, aufrechten Ganges, freundlich lächelnd, und berichtet Ihnen strahlend von momentanen unerträglichen Kopfschmerzen. Sie werden sich sicherlich wundern und fragen, ob sie Ihnen da nicht etwas vorflunkert. Sie würden an dem Wahrheitsgehalt der verbalen Aussage „Ich habe Schmerzen" zweifeln. Zumindest käme Ihnen das Ganze sehr merkwürdig vor.

Die nonverbale Aussage (mir geht es gut, ich bin entspannt und guter Stimmung) hat hier in puncto Glaubwürdigkeit gegenüber der verbalen Aussage eindeutig Vorrang. Besonders Kindern fällt es schwer, einen positiven Satzinhalt bei negativer Physiognomie als solchen aufzunehmen. Soll heißen: Die „Aussage" des Körpers ist die Aussage, die primär wirkt. Die Wort-Aussage hat Nachrang. Nur wenn verbale und nonverbale Aussagen inhaltlich zueinander passen, d. h. kongruent sind, erscheinen wir anderen gegenüber glaubwürdig.

Als Inkongruenzen bezeichnet man dementsprechend Unstimmigkeiten zwischen verbaler und nonverbaler Aussage. So sind Teilnehmer unserer Seminare immer wieder erstaunt, wenn sie Videoaufzeichnungen von sich selbst sehen und beispielshalber feststellen müssen, welch griesgrämige Miene sie aufsetzen, obwohl sie gerade eine positive Aussage treffen. Oder ein Prediger sagt kraftvoll und hoffnungsfroh „Jesus Christus" und stößt dabei unwissentlich die geballte Faust in die Luft; oder er spricht vom Himmel und zeigt dabei auf den Boden – wo wir doch annehmen, dass der Himmel oben und die Hölle unten ist. Solche Widersprüche wirken beziehungsstörend.

Wir haben einmal erlebt, wie eine Zweizentnerfrau einen Vortrag hielt über gesunde Ernährung. Noch nie konnten wir ein so still in sich hinein grinsendes Publikum erleben wie bei diesem Vortrag. Der Körper hatte Vorrang; er widerlegte jedes Wort.

DOUBLE BIND

Diese Unstimmigkeiten zwischen verbaler und nonverbaler Aussage führen zu einem so genannten **double bind**: Die Emotionen werden in zwei Richtungen gelenkt und dort gebunden – z. B. in die (negative) Richtung durch die Worte, in die (positive) Richtung durch den Körper. Sicherlich haben viele von uns schon einmal erlebt, wie der Lehrer mit dem freundlichsten Lächeln der Welt sich zynisch über unsere ach so gelungene Klassenarbeit mokierte – eine typische Inkongruenz.

Die Doppelbindung besteht darin, dass der Sprecher eine Mitteilung macht, die
1. verbal etwas aussagt,
2. nonverbal etwas über diese Aussage aussagt,
3. so kombiniert ist, dass die Aussagen 1 und 2 einander ausschließen (27).

Das o. g. Himmel-Hölle-Beispiel vom Prediger zeigt:

1. Der Prediger macht eine Aussage über den Himmel.
2. Durch die Handbewegung sagt er über die Aussage aus, dass er mit dem Himmel die Hölle meint.
3. Die Aussage „Der Himmel ist der Himmel" ist mit der Aussage „Der Himmel ist die Hölle" unvereinbar.

Man kann Menschen nur dann überzeugen, wenn diese Merkmale übereinstimmen, wenn die Aussage verbal und nonverbal kongruent ist. Stimmen die **features** nicht überein, treten Störungen im Kommunikationsablauf auf. Ein Beispiel für Inkongruenz ist folgendes. Jemand behauptet: „Ja, ich verstehe genau, was Sie meinen." Dabei zieht er gleichzeitig fragend eine Augenbraue hoch.

Wir sollten Kommunikationsstörungen und Faktoren, die zu ihnen führen, nach Möglichkeit ausschalten, um so zu erreichen, dass wir unser Rede- oder Gesprächsanliegen optimal an den Mann oder die Frau bringen.

Was wirkt also stärker, die inhaltliche Bedeutung der Wörter oder die begleitende Körpersprache und der Tonfall? Die Antwort ist eindeutig: Die Körpersprache wirkt deshalb stärker, weil sie archaischer, ursprünglicher ist als die dem (wissenschaftlichen) Denken verhaftete verbale Kommunikation, die wesentlich jüngeren Datums ist.

Unsicherheit und Nervosität erkennen wir vor allem an körperlichen Signalen: Am Hals tauchen plötzlich rote Flecken auf, die Hände und Knie zittern, wir wechseln unruhig von einem Fuß auf den andern. Dies sind dann auch die Hinweise auf lügenhaftes Reden. Da es anstrengend ist, das Wissen vom tatsächlichen Ablauf der Geschehnisse zu unterdrücken, dieweil man eine divergente Geschichte erzählt, kommt es zu Spannungserscheinungen. Der Nicht-Lügner ist wesentlich gelockerter. Zu den Spannungen treten oft Angstsymptome und Schuldgefühle, so dass es zu folgendem (körperlichen) **Ausdruckskomplex von Unaufrichtigkeit** kommt: Starre, gepresstes Sprechen, Transpiration, Rotwerden, Zittern, Arrhythmie des Atems.

„Geübte" Lügner mögen ihren Körper möglicherweise in den Griff bekommen, da sie keine Schuldgefühle beim Lügen mehr haben. Aber sie verraten sich oft durch eine übertriebene Betonung ihrer Glaubwürdigkeit: Sie erzählen zu schnell, zu ausdrucksbetont, stellen ihre Glaubwürdigkeit zu nachdrücklich heraus, reagieren unangemessen aufgebracht auf Zweifel an ihrer Version (28).

Man sollte Unstimmigkeiten, Inkongruenzen zwischen sprachlicher und nichtsprachlicher Botschaft daher unbedingt vermeiden, da sie den Gesprächspartner irritieren.

3.1.10 INTERPRETATION KÖRPERSPRACHLICHER SIGNALE

Die Körpersprache ist keineswegs eindeutig und allgemein gültig für alle Individuen interpretierbar. Aus diesem Grunde existiert auch kein Lexikon der Körpersprache. **Die Bedeutung einer körpersprachlichen Aussage ist immer von der Person, der Umgebung, der Kultur und der Situation abhängig, von und in der sie gemacht wird.** So kann das Verschränken der Arme vor der Brust ganz verschiedene Bedeutungen haben. Es kann Ablehnung, Missbehagen, Verschlossenheit, aber auch Entspanntheit ausdrücken, je nach Person, Situation und Umgebung. Als Angeklagter in einer gerichtlichen Verhandlung die Arme vor der Brust zu verschränken hat eine andere Bedeutung, als wenn wir dies daheim in entspannter Atmosphäre auf dem Sofa tun.

DIE GESCHICHTE VOM RHETORIKDOZENTEN

Dazu als erstes eine Anekdote. Ein Kollege berichtete, er habe ein Rhetorikseminar besucht, da habe der Dozent die kluge Anweisung gegeben, nicht mit vor der Brust verschränkten Armen vor der Gruppe zu stehen, habe diese Anregung aber nun gerade mit verschränkten Armen gegeben. (Das ist fast so schön wie die Anweisung von Rainer Barzel, der in seiner Funktion als Parlamentspräsident das Hohe Haus darauf hinwies, dass laut Geschäftsordnung des Bundestages Reden nur frei, also ohne Manuskript, gehalten werden dürften. Nur las er diese Weisung ab!)

Aber: weswegen wir die Geschichte vom Rhetorikdozenten erwähnt haben, hat einen anderen Grund. **Die Körperhaltung der verschränkten Arme ist nicht immer eindeutig interpretierbar!** Natürlich **können** verschränkte Arme, wie es in Rhetoriklehrbüchern immer wieder behauptet wird, Distanz bedeuten, eine Mauer, eine Barriere, die wir zwischen uns und dem Partner aufbauen. Aber folgender Satz über Körpersprache aus Karin Küppers Monographie über Beratung stimmt mit Sicherheit nicht: „Verschränkte Arme oder Hände in der Kitteltasche signalisieren Abwehr, Skepsis und Überheblichkeit." (29) **In dieser Ausschließlichkeit** behauptet, ist dieser Satz blanker Unsinn. Auch Hella und Jürgen Dahmer sehen verschränkte Arme ausschließlich negativ besetzt: „Erst aus **Gesprächsinhalt und Gesprächsablauf** – dem Kontext – kann man erkennen, ob verschränkte Arme ein Sich-Zurückziehen gegenüber dem Gesprächsführenden bedeuten oder ob damit gewisse Reserven bei dem geschilderten Sachverhalt gemeint sind." (30) Dabei können verschränkte Arme auch Wohlbefinden ausdrücken, einen Zustand der Ruhe, der inneren Sammlung und Ausgeglichenheit. Oder sie können andererseits innere Unruhe, Lampenfieber bekunden oder Überlegenheit. Je nach Situation und augenblicklicher Befindlichkeit. Wenn wir nun aus Unsicherheit oder auch aus Wohlbefinden verschränkte Arme als Ablehnung, Verschlossenheit, Distanzierung deuten, unterliegen wir einem gefährlichen vorschnellen Irrtum. Wir dürfen Gesten und Haltungen nicht voreilig interpretieren.

KÖRPERSPRACHE IN ANDEREN KULTUREN

Noch gefährlicher sind vorschnelle Interpretationen in anderen Kulturräumen! In Bulgarien beispielsweise ist es üblich, die Zustimmung zu einer Aussage durch ein Kopfschütteln auszudrücken, was in anderen Ländern ja als Verneinung verstanden wird und auch bei den sowjetischen Besatzern Anlass zu Missverständnissen gab.

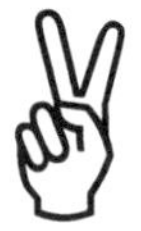

Wenn wir jemandem freundlich auf Wiedersehen winken, weisen wir mit der Handinnenfläche nach außen. Machen wir es so in Griechenland, ist es eine herbe Beleidigung im Sinne von „Fahr zur Hölle!" Die Griechen winken den Wiedersehensgruß mit der Handinnenfläche zum Körper hin gerichtet, also den Handrücken dem Betrachter zugewendet (31). Dieselbe Geste mit der Handinnenfläche nach außen gerichtet, **moutza** genannt, leitet sich vom alten byzantinischen Brauch her, verurteilten Verbrechern, die in Ketten durch die Stadt geschleift wurden, Dreck aus dem Rinnstein ins Gesicht zu schmieren. Sie gilt in Griechenland als so beleidigend, dass sogar Churchills Victory-V tabu ist: es wäre eine „halbe moutza". So wird ein Grieche oder Kreter, der in einer englischen Bar zwei Bier bestellt, sich hüten, zwei Finger mit der Fingerinnenseite nach außen gekehrt zu zeigen, vielmehr stattdessen zwei Finger als V mit den Fingeraußenseiten nach außen gerichtet zeigen – das umgedrehte Sieges-V aber ist in Großbritannien eine schlimme **You-fucking-fool-Beleidigung**, für die er sich sicher eine einfängt (32). Wie man's macht – es ist verkehrt.

Die Maoris, Ureinwohner Neuseelands, strecken sich zur freundlichen Begrüßung weit die Zunge heraus. Das mag bei uns in manchen Augenblicken ganz nett sein; für gewöhnlich wird man sich eine einhandeln. Sobald wir andere Länder besuchen, sind wir (zum Teil sogar lebensbedrohenden) Missverständnissen ausgesetzt.

Es gibt kein „Wörterbuch der Körpersprache"; es **kann** dies auch nicht geben. Insofern sind die populären Bücher über Körpersprache mit großer Vorsicht zu genießen. Denn auf diese ist der Hinweis auf die Ambiguität der Körpersprache im Besonderen gemünzt. Da finden sich nämlich oft Fotos, die dann **eindeutig** gedeutet werden. Doch es ist dem Beobachter praktisch nicht möglich, auf Fotos den menschlichen Gefühlsausdruck eindeutig zu identifizieren, den Gesichtsausdruck unmissverständlich zu erfassen und Gefühlszustände zu klassifizieren (33), zumal diese stark von der jeweiligen Situation abhängen. Die körperlichen Signale sind eben oft mehrdeutig, je nach Kulturraum, je nach Situation. Sie sind oft gar diffus: „Die eindeutige Zuordnung körpersprachlichen Verhaltens zu inhaltlichen Interpretationen, wie sie z. B. von Molcho (1983) [Samy Molcho, Körpersprache, München] vorgenommen wird, konnten wir nicht belegen." (34) Der Kinetiker Birdwhistell sagt dazu (35):
Keine körperliche Haltung oder Bewegung hat eine exakte Bedeutung per se. Körpersprache und Sprache sind voneinander abhängig.

So wie ein einzelnes Wort nur im Verbund eines Satzes oder in einer Situation in der Lage ist, verständliche Informationen zu transportieren, so kann eine einzelne körpersprachliche Aussage nur im Konzert nonverbaler und verbaler Stimmen Bedeutung transportieren.

Halten wir fest:

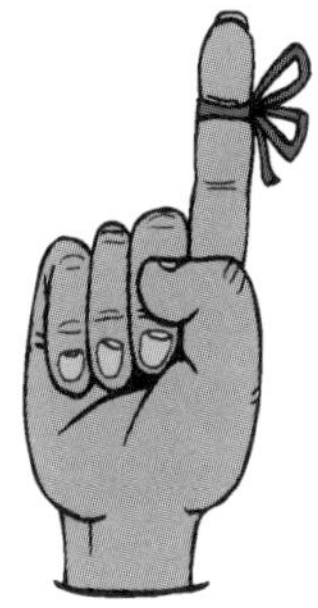

Keine Körperhaltung oder Bewegung besitzt an sich schon eine bestimmte Bedeutung. Erst durch das synchrone Erfassen von verbalen und nonverbalen Aussagen ist eine eindeutige Interpretation möglich. Die Interpretation kann nur stimmen, wenn sie im Zusammenhang mit der Umgebung, dem Kontext, der Situation, der Kultur und dem Geschlecht gedeutet wird. Außerdem müssen wir berücksichtigen, dass bei der Interpretation körpersprachlicher Signale Regeln existieren, die für viele Menschen gelten, **aber keineswegs für alle.**

Safety first! Nicht alles glauben, Papier ist geduldig.

3.2 OBJEKTSPRACHE

Bei der Objektsprache werden gewünschte persönliche Eigenschaften wie Sportlichkeit, Schneid, Eleganz durch Objekte dargestellt, die normalerweise mit diesen Attributen in Verbindung gebracht werden. Man unterscheidet körpernahe Objekte wie Kleidung und Schmuck sowie körperferne Objekte wie einen Sportwagen, ein Segelboot, ein Ferienhaus oder andere Statussymbole. Hier sollte man sich über die übertragene, quasi symbolische Bedeutung Klarheit verschaffen.

Für Beratungsgespräche spielen allenfalls Einrichtungsgegenstände des Beratungszimmers eine Rolle wie gepolsterte Ledersessel oder ein großer Schreibtisch. Insgesamt hat die Objektsprache bei den Beratungsgesprächen nur eine untergeordnete Bedeutung.

3.3 RAUMSPRACHE

Mit **Raumsprache** oder auch **Proxemik** benennt man das Verhalten von Menschen im Raum. Während wir miteinander kommunizieren, lassen wir unterschiedlich große Abstände zwischen uns und unseren Gesprächspartnern. Diese Abstände werden meist unbewusst gewählt und sind abhängig vom jeweiligen **Gesprächspartner**, der **Situation** und der momentanen **Stimmung**, in der wir uns befinden, aber auch vom **Kulturkreis**, der **ethnischen Zugehörigkeit**, der **sozialen Schicht**, dem **Alter** und dem **Geschlecht**. Diese Distanzen gelten im Sinne einer stillen Übereinkunft. Wir wählen gegenüber unseren Ehepartnern, Geschwistern, Eltern und Freunden andere Abstände als bei Verhandlungen mit Geschäftspartnern, gegenüber Zuhörern bei Vorträgen oder bei unliebsamen Nachbarn. Die Distanz, die Menschen zwischen sich lassen, besitzt somit immer auch eine symbolische Bedeutung und ist damit ein nonverbales Ausdrucksmittel.

Stimmen diese Distanzen nicht, rückt man sich zu nah oder lässt einen zu großen, unpersönlichen Abstand, so kann ein Gefühl des Unbehagens aufkommen, das die Gesprächsatmosphäre ernsthaft stört. Kommunikation unterliegt häufig derartigen Störungen. Um das Miteinander optimal zu gestalten, ist es wichtig, ein kommunikationsunterstützendes Umfeld zu schaffen. Der Raum ist ein wichtiges Element dieses Feldes.

URSACHEN FÜR DIESES RAUM-VERHALTEN

Die Raumsprache ist entwicklungsgeschichtlich auf ein Revierverhalten zurückzuführen, so wie man es von Raubtieren kennt, die ja über Jagdreviere verfügen. Bedeutung gewinnt die Körpersprache vor allem, wenn die persönlichen Zonen verletzt werden, also dann, wenn beispielsweise eine uns fremde Person sich uns bis auf wenige Zentimeter nähert und unsere Intimzone verletzt, sozusagen in unser Jagdrevier eindringt. Eine solche Verletzung wird im Allgemeinen als unangenehm empfunden, und man versucht, sich ihr zu entziehen. Das drückt sich auch in Redewendungen wie „auf die Pelle rücken", „bleib mir vom Leib" und Ähnlichem aus.

WIE VIEL RAUM BRAUCHT EIN MENSCH?

Das folgende aufschlussreiche Experiment ist dem Buch „Körpersprache" von Julius Fast (36) entnommen. Es lohnt sich, das Experiment einmal nachzuspielen. Julius Fast beschreibt darin die folgende Begebenheit:

Vor nicht allzu langer Zeit aß ich mit einem befreundeten Psychiater zu Mittag. Wir saßen in einem angenehmen Restaurant an einem jener kleinen Tische, die heute so beliebt sind. Nach einigen Augenblicken holte er eine Schachtel Zigaretten aus der Tasche, zündete sich eine Zigarette an und legte die Schachtel vor meinem Gedeck auf den Tisch.
Er sprach weiter, und ich hörte weiter zu, aber ich war auf eine Art beunruhigt, die ich nicht erklären konnte, und noch stärker beunruhigt war ich, als er sein Besteck immer näher zur Zigarettenschachtel hinschob, näher und näher in Richtung auf die Tischkante an meiner Seite. Dann lehnte er sich selbst ganz über den Tisch und machte eine bestimmte Bemerkung. Es war eine Bemerkung, die ich kaum begriff, denn ich fühlte mich immer unbehaglicher.
Schließlich hatte er Mitleid mit mir und sagte: „Ich habe dir soeben eine grundlegende Tatsache der Körpersprache demonstriert. [...] Zunächst habe ich meine Zigarettenschachtel zu dir hingeschoben", erklärte er. „Auf Grund einer stillschweigenden Übereinkunft hatten wir den Tisch vorher in Hälften geteilt, die eine Hälfte für dich und die andere für mich. [...] In Gedanken haben wir beide uns ein bestimmtes Revier abgesteckt. Normalerweise hätten wir den Tisch höflich zwischen uns geteilt und die Hälfte des anderen respektiert. Ich legte meine Zigarettenschachtel aber ganz bewußt in dein Gebiet und brach damit die Übereinkunft. Du wußtest zwar nicht, was ich tat, aber du fühltest dich trotzdem unbehaglich. Als ich dem ersten Einbruch in dein Revier einen weiteren folgen ließ und meinen Teller und das Besteck zu dir hinschob und mich dann noch selbst über den Tisch lehnte, fühltest du dich immer unwohler und bedrohter und wußtest immer noch nicht, warum."

Was Fast hier beschreibt, ist der klassische Fall einer Revierbedrängung. Besonders interessant ist die Art und Weise, wie ein solches Individualrevier abgesteckt wird. Oftmals werden Gegenstände wie Aschenbecher, Zigarettenschachteln, Gläser oder Schreibutensilien quasi als Grenzsteine gesetzt. Sie markieren so das beanspruchte Revier. Probieren Sie dies einfach einmal aus, indem Sie in das Revier eines Gesprächspartners vorsichtig, aber stetig eindringen. Beobachten Sie seine Reaktion, vor allem dann, wenn Sie sich wieder zurückziehen. Sehr schön lässt sich dies bei Verkaufssituationen in Einzelhandelsgeschäften ausprobieren, wenn kein Tisch als trennende Barriere vorhanden ist. Treten Sie langsam, aber stetig immer näher an die Verkäuferin/den Verkäufer heran, und beobachten Sie das Verhalten. In der Regel weichen die so Bedrängten einfach aus und werden ob der zudringlichen Unverschämtheit unsicher. Zuweilen beobachtet man aber auch, dass der Beratende keinen Zentimeter zurückweicht und mit Aggressivität auf den Einbruch in das persönliche Revier reagiert. Diese Aggressivität wird dann oft verdeckt in Form von Gegenaussagen oder Angriffen einige Momente nach dem Einbruch formuliert, so dass ein ungeübter Beobachter den Eindruck gewinnt, nicht der Einbruch, sondern die letzte verbale Aussage habe die Gegenreaktion beim Berater ausgelöst.

Wiederholen Sie dieses Experiment mit einer Ihnen eng vertrauten Person, zu der ein intensiver, persönlicher Kontakt besteht, so wird die Reaktion des Gesprächspartners völlig anders ausfallen. Statt Flucht oder Aggressivität werden Sie mit großer Wahrscheinlichkeit allenfalls einen verwunderten Blick ernten. Der Einbruch in die persönliche Zone wird hier in der Regel gestattet.

Die persönlichen Zonen sind auch dafür verantwortlich, wie Menschen Plätze in einem Raum (Wartezimmer, Vortragssaal, öffentliche Verkehrsmittel) besetzen. Wenn man beobachtet, wie sich ein Seminarraum mit Zuschauern stetig füllt, so stellt man fest, dass die Besetzung der Plätze nach gewissen Kriterien erfolgt. Die ersten Teilnehmer setzen sich praktisch nie in die erste Reihe, sondern suchen sich Plätze in der dritten oder vierten Reihe. Die dann folgenden besetzen nun aber nicht, wie es logisch und auch sinnvoll wäre, der Reihe nach die noch freien Plätze, sondern setzen sich versprengt – mit einem gewissen Abstand – in das Auditorium. Erst wenn keine andere Wahl mehr besteht, werden die unmittelbar benachbarten Plätze belegt. Zumeist wird dann noch verschämt nachgefragt, ob der Platz denn noch frei sei, quasi als Entschuldigung für den Einbruch in das Revier des Nachbarn.

Nach einer Unterbrechung der Veranstaltung, bei der die Teilnehmer ihre Plätze verlassen haben, stellt man wiederum fest, dass alle Teilnehmer **ihre** Plätze wieder einnehmen – so als hätten sie sich ein Stück Territorium erobert. Niemand kommt von sich aus auf die Idee, einen anderen Platz einzunehmen. Zwingt man die Teilnehmer dennoch, dies zu tun – etwa mit dem Argument, Sie sollten möglichst viele Teilnehmer kennenlernen –, so ruft dies größeren Unmut hervor. Sie können dies ausprobieren, indem Sie ohne zu fragen nach der Pause den Platz einer anderen Person einnehmen.

Distanzzonen

Im genetischen Code des Menschen ist dieses auf animalische Relikte zurückgehende Revierverhalten vorprogrammiert. Man unterscheidet nach Hall (37) vier verschiedene Distanzzonen (siehe Abb. 3.3).

- Die **Intimzone** in einem Bereich von ca. 0 bis 60 cm
- Die **persönliche Zone** in einem Bereich von ca. 60 bis 150 cm
- Die **soziale Zone** in einem Bereich von ca. 1,5 bis 4,0 m
- Die so genannte **öffentliche Zone** in einem Bereich von mehr als 4 Metern.

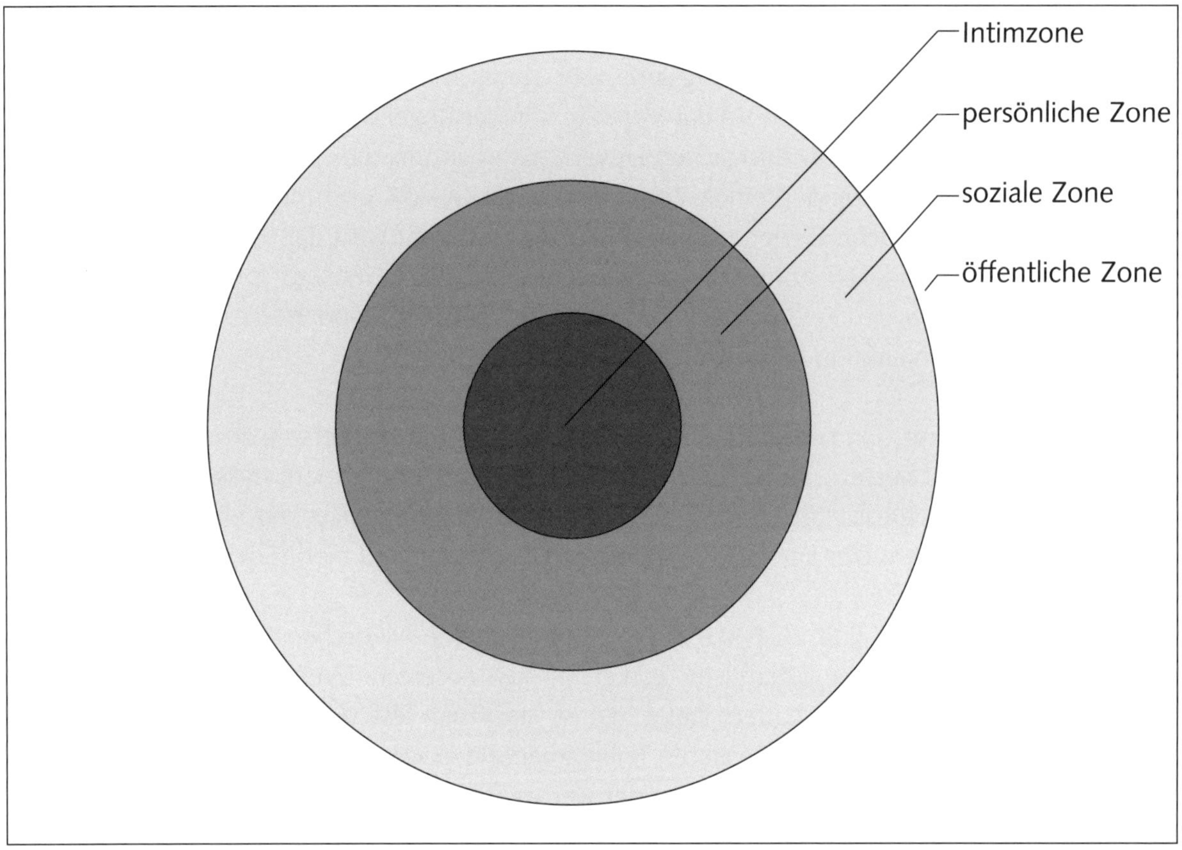

Abb. 3.3 Distanzzonen

Die genaue Aufteilung der Distanzzonen ist wesentlich abhängig von den charakterlichen Eigenschaften des jeweiligen Individuums. Extrovertierte Menschen haben kleinere, introvertierte größere Distanzzonen.

Durch die vier verschiedenen Distanzzonen lässt sich sehr gut erklären, warum Menschen in bestimmten Situationen eine bestimmte Distanz zum Gegenüber als richtig oder störend empfinden. Die Distanzzonen werden um so größer, je weniger vertraut das Gegenüber ist. Die Existenz dieser Distanzzonen macht verständlich, warum wir in einem überfüllten Autobus den Wunsch haben auszusteigen und weshalb beim Warten an der Haltestelle Distanzen zu den Nachbarn eingehalten werden. Von der logischen Überlegung aus betrachtet, wäre es ja viel sinnvoller, die Wartenden würden bei kaltem und regnerischem Wetter zum gegenseitigen Schutze zusammenrücken und sich die Regenschirme teilen. Ein solches Verhalten wurde von den Autoren bislang allerdings noch nicht beobachtet.

3.3.1 INTIMZONE

Die Intimzone umgibt den Körper wie eine zweite Haut. Die intime Distanz ist der akzeptierte körperliche Abstand zwischen Ehepartnern, Kindern und Eltern, sehr eng befreundeten Menschen und Liebespaaren. Die Bedingung, unter der wir jemanden freiwillig in unsere Intimzone lassen, ist Vertrauen. Je sicherer man sich fühlt, desto näher kann man den Gesprächspartner an sich heranlassen. Männer empfinden die intime Distanz, wenn sie sich nicht sehr gut kennen, außer beim Händedruck als peinlich und reagieren mit Unruhe. In der intimen Distanz wird nur ein flüchtiger, neutraler Blickkontakt als angemessen toleriert. Ein längerer Blickkontakt, das heißt länger als 5 Sekunden, wird als aufdringliche Zumutung empfunden und löst in der Regel aggressive Ausbrüche aus. Im westlichen Kulturkreis wird die nahe intime Distanz zwischen Frauen gesellschaftlich akzeptiert, nicht aber zwischen Männern. Im arabischen Kulturkreis wird die nahe Distanz in der Öffentlichkeit sowohl zwischen Männern als auch zwischen Frauen akzeptiert, nicht aber zwischen Männern und Frauen.

Betritt jemand ungefragt unsere Intimzone, so ruft dies ein deutliches Gefühl des Unbehagens, zum Teil auch Aggressivität hervor. Wir schauen im Fahrstuhl demonstrativ an die Decke, die Ziffernanzeige oder auf den Fußboden. Wir „betrachten" die Mitfahrgäste als Nichtpersonen. Wir entpersonalisieren sie stillschweigend. Eine Nichtperson kann in unsere Intimzone nicht eindringen.

Eindringlinge in unsere intime Zone sind nicht gern gesehen. Diese Zone ist für Fremde tabu. Unter diesem Gesichtspunkt betrachtet, ergibt sich auch eine völlig neue Perspektive für die Beurteilung von Gewalttaten in Fußballstadien. In einem dicht besetzten Fußballstadion, in einer emotional aufgeheizten Atmosphäre wird ein praktisch unvermeidbarer Einbruch in die Intimzone des anderen sehr rasch Aggressionen auslösen, die wie eine Flutwelle um sich greifen und zu den allseits bekannten Unglücksfällen führen. Häufig wird die Intimzone noch in anderen Situationen verletzt. Lehrer, Chefs und ungeschickte Verkäufer (vor allem beim Kauf von Kleidungsstücken) bewegen sich oft ohne Erlaubnis in die Intimzone und wundern sich dann über entsprechende Reaktionen.

Jemand, der die Intimzone eines Menschen missachtet, verletzt damit auch diese Person. Sie können dies ausprobieren, indem Sie in einer Warteschlange sehr nah an den Vordermann herantreten oder sich im Restaurant an den freien Platz eines ansonsten besetzten Tisches setzen. Oder falls in diesem Restaurant kein Platz mehr frei sein sollte, stellen Sie sich doch einfach einige Minuten unmittelbar neben einen Gast. Das erfordert einigen Mut, erweitert dafür aber das persönliche Verhaltensrepertoire. Wir möchten dies ausdrücklich nur als einmalige Übung empfehlen – am besten an einem Ort, wo Sie ansonsten niemand kennt.

Interessanterweise wird mit höherem sozialen Status auch eine größere Intimzone zugestanden. In Firmen und Institutionen gilt allgemein: Je größer der Raum, desto höher die hierarchische Stellung. (Für den Fall, dass es mehrere Zimmer für Einzelpersonen gibt.) Für den Fall, dass die Firma als Großraumbüro angeordnet ist, so verfügt meist nur der Chef oder die Chefin über ein Einzelzimmer. „Raum ist das Privileg des Mächtigen." (38)

Man kann dies auch sehr schön am Verhalten von Menschen in einem Betrieb beobachten. Je niedriger der soziale Status einer Person angesetzt wird, um so weiter bewegen sich andere – ohne zu fragen – in das Territorium der betreffenden Person hinein. Umgekehrt beobachtet man oft, dass Mitarbeiter zunächst an der Türschwelle des Chefbüros wie angewurzelt stehen bleiben und zumeist nonverbal um eine „Erlaubnis" zum Eintreten bitten.

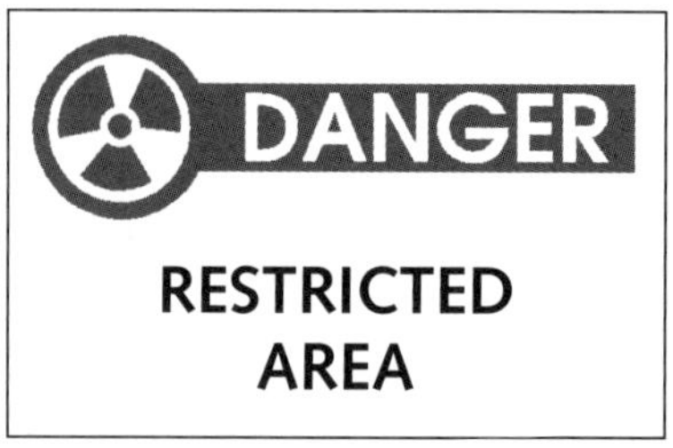

Es gibt allerdings einige Bereiche, in denen die Tabuisierung der Intimzone notwendigerweise aufgehoben ist. Da ist der Friseursalon: Dem Friseur ist es qua Beruf gestattet, in die Intimzone einzudringen. Da ist das Restaurant: Der Kellner muss die Speisen servieren und dringt dabei in die intime Distanzzone ein. Da ist die Untersuchung beim Arzt. In der Apotheke ist diese Legitimation nur in besonderen Situationen gegeben, beispielsweise dann, wenn für Stützstrümpfe Maß genommen werden muss, beim Blutdruck- oder Blutzuckermessen; sie ist aber nicht von vornherein da. Es ist daher nicht günstig, gleich beim ersten Beratungsgespräch nur wenige Zentimeter Platz zum Gesprächspartner zu lassen.
Also: Die Intimzone nicht ungefragt betreten!

3.3.2 PERSÖNLICHE ZONE

Die persönliche Zone ist all jenen Menschen vorbehalten, zu denen man einen guten und intensiven Kontakt hat, die uns aber nicht so nahestehen, dass sie in die Intimzone eindringen dürften. Die persönliche Distanz ist typisch für Parties, Verkaufs- und Beratungsgespräche. Dieser Abstand ist auch optimal für Beratungsgespräche in der Diät-/Ernährungsberatung geeignet. Die Intimzone wird nicht verletzt, dennoch ist man sich so nahe, dass ein wirklich persönliches Gespräch stattfinden kann. Die erforderliche Lautstärke für problematische oder heikle Themen kann so gewählt werden, dass niemand mithören kann.

Das Ansprechen von sehr persönlichen, intimen gesundheitlichen Problemen verlangt vom Klienten an sich schon das Überwinden einer gewissen Hemmschwelle. Jede unnötige weitere Barriere kann diese Hemmschwelle zu einem unüberwindbaren Wall werden lassen. Solche Gespräche sollten, wenn möglich, im Sitzen geführt werden, da ansonsten beim Klienten der Eindruck entsteht, man habe für ihn nicht genügend Zeit und widme seinen Problemen nicht die notwendige Aufmerksamkeit.

Opitmal ist der Abstand für ein Beratungsgespräch dann, wenn Sie dem Klienten im Sitzen ohne Probleme die Hand reichen können.

SITZPOSITIONEN

Häufig wird bei Beratungsgesprächen die folgende Sitzposition eingenommen:

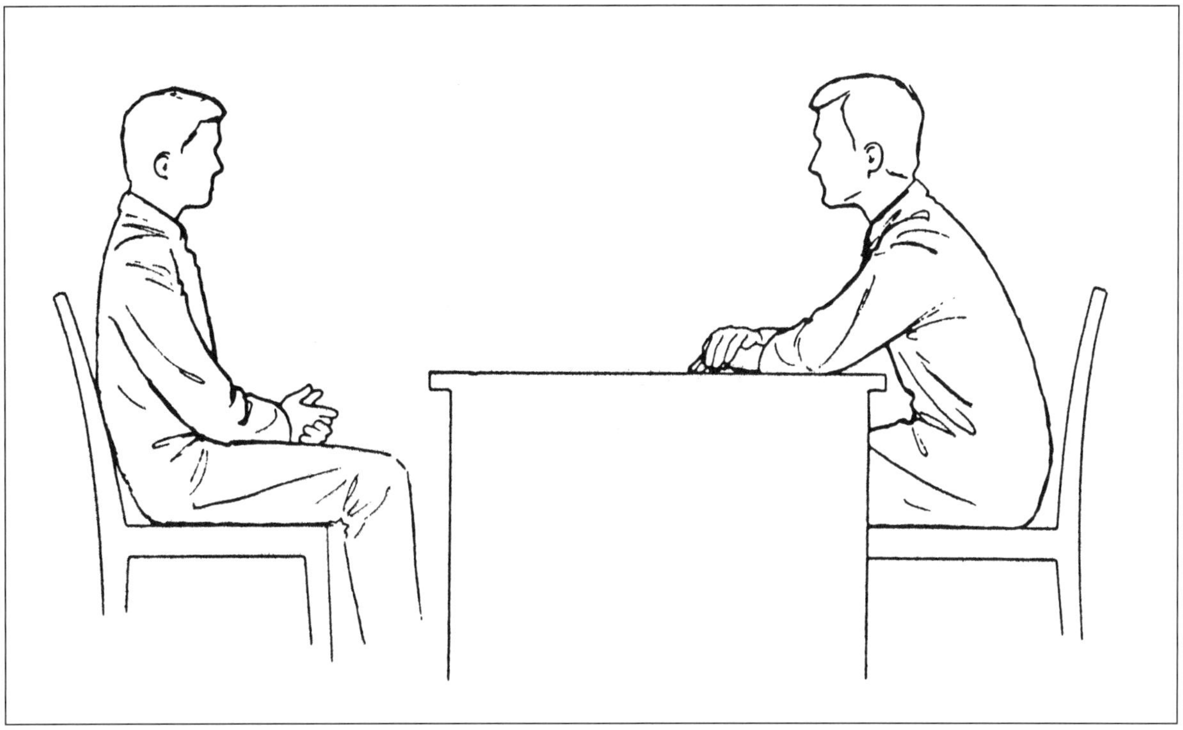

Abb. 3.4 Sitzen vis-à-vis

Man findet diese Sitzordnung zumeist in Banken, bei Versicherungen, bei Rechtsanwälten oder Firmenbossen, aber auch in Arztpraxen. Vorteil dieser Sitzordnung ist, dass Sie dem Gesprächspartner zeigen: „Ich konzentriere mich voll auf Sie." Diese Sitzposition hat aber auch eine Reihe von Nachteilen. Oft ist der Abstand über einen Schreibtisch hinweg größer als 80 oder 100 cm, so dass das Gespräch statt in der persönlichen in der sozialen Distanz stattfindet. Wird der Abstand zu groß, so wird das zumeist als Distanziertheit und mangelnde Zuwendung interpretiert.

Ein weiterer Nachteil ist darin zu sehen, dass diese Sitzordnung einen gewissen Einschüchterungscharakter hat, den einige Menschen als unangenehm empfinden. Sie haben dann meist das Gefühl, direkt mit dem Gesprächspartner konfrontiert zu sein, abgefertigt zu werden. Diese Sitzordnung ist ja auch typisch für Vorgesetztengespräche. Nimmt der Berater dann noch Unterlagen zur Hand, so entsteht eine zusätzliche Barriere, die sich störend auf den Gesprächsverlauf auswirken kann. Empfehlenswerter ist daher die Sitzposition über Eck in einem Winkel von etwa 90 Grad (siehe Abb. 3.5), wodurch der frontale Charakter der Gegenüberposition vermieden wird.

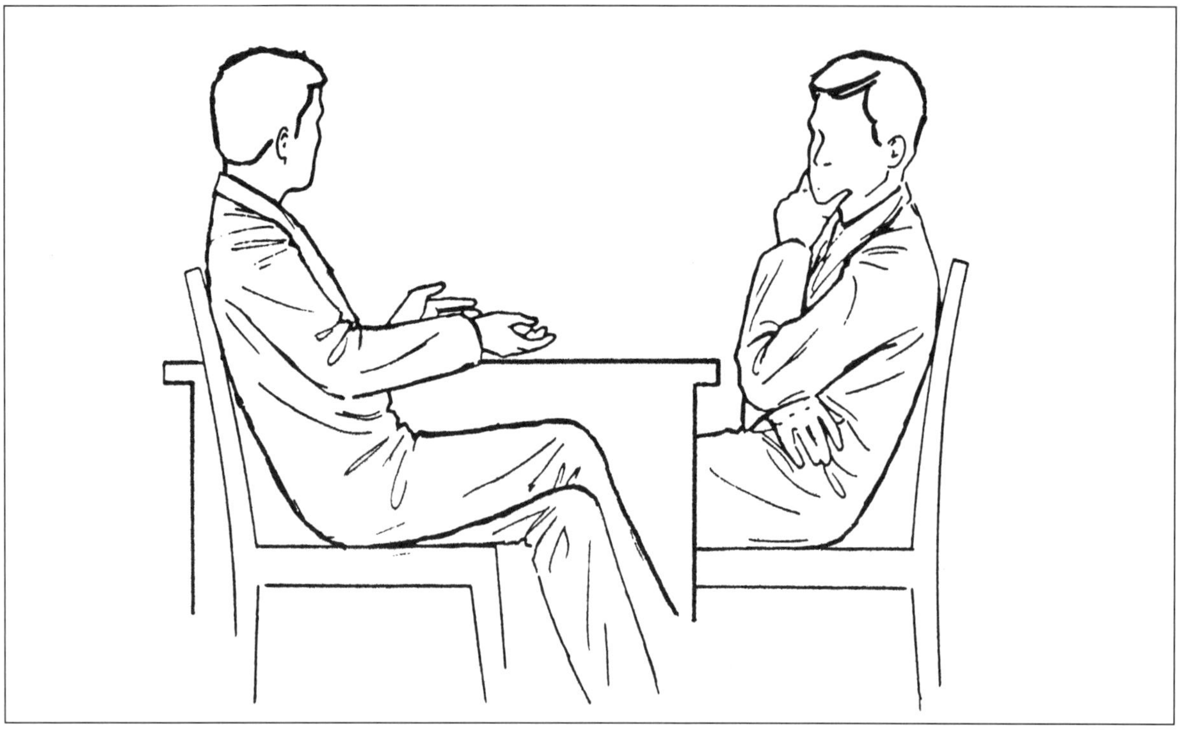

Abb. 3.5 Sitzen über Eck

Beim Sitzen über Eck ist eine gewisse Beweglichkeit gegeben, man kann die Sitzposition auch einmal wechseln, ohne dass der Gesprächsverlauf gestört wird. Außerdem können Sie ohne Probleme Unterlagen zur Hand nehmen oder sich Notizen machen, ohne dass eine Barriere zwischen den Gesprächspartnern entsteht. Weil die gesamte Situation viel lockerer wirkt, können auch leicht Gesprächspausen eingelegt werden. **Die Sitzhöhe der Gesprächspartner sollte aber auf jeden Fall gleich sein!** Sitzen Sie am Schreibtisch und platzieren Ihren Klienten in einen tiefen Sessel oder auf einen Hocker, so kann dies ein Gefühl der Unterlegenheit auslösen, was die Gesprächsatmosphäre stört.

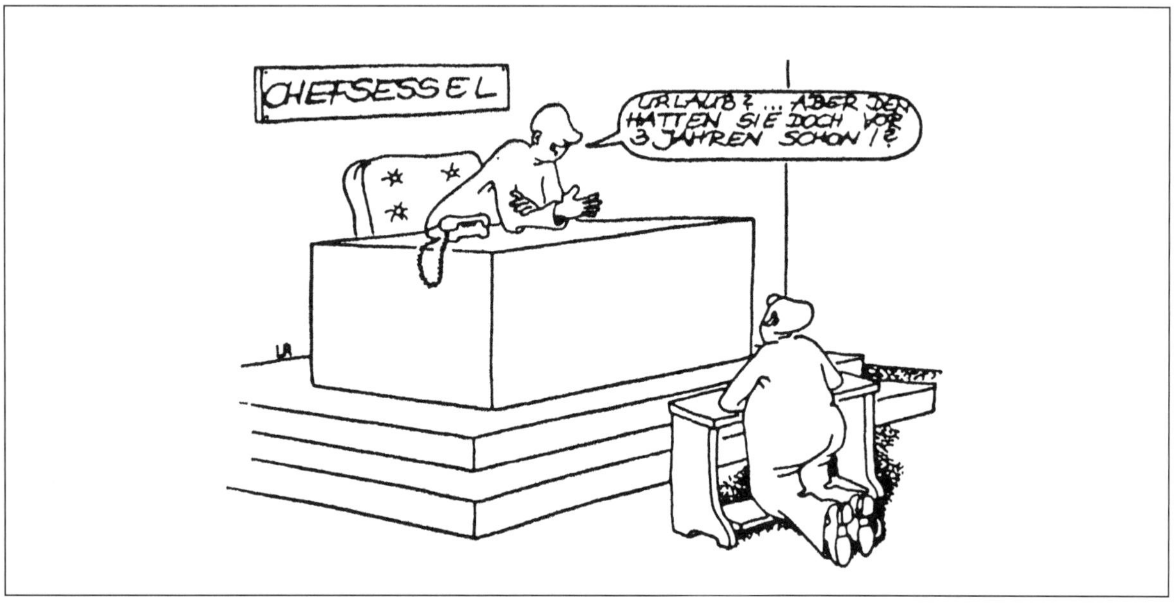
CHEFSESSEL
URLAUB? ... ABER DEN HATTEN SIE DOCH VOR 3 JAHREN SCHON!?

Früher war es üblich, dass der Chefsessel hinter dem Schreibtisch höher war als der Besuchersessel vor dem Schreibtisch, so dass der Chef von oben auf den Besucher herunterschauen konnte. Dies sollte dem Chef ein Überlegenheits-, dem Besucher gleich ein Unterlegenheitsgefühl vermitteln. Es soll heute in einigen Fällen immer noch so sein.

Stühle symbolisieren Macht: „Trotz aller Leiden blieb die arbeitende Bevölkerung bisher stur auf dem Stuhl, weil seit dem Absolutismus das Sitzendürfen Amtsgewalt und Herrschaft bedeutet. Der Thron des Regenten, der Universitäts-Lehrstuhl, der erhöhte Sessel des Richters – bis in die Großraumbüros der Gegenwart behauptet sich wider alle medizinische Vernunft die Machtsymbolik des Stuhls: Wer den größten hat, ist der Größte." (39)

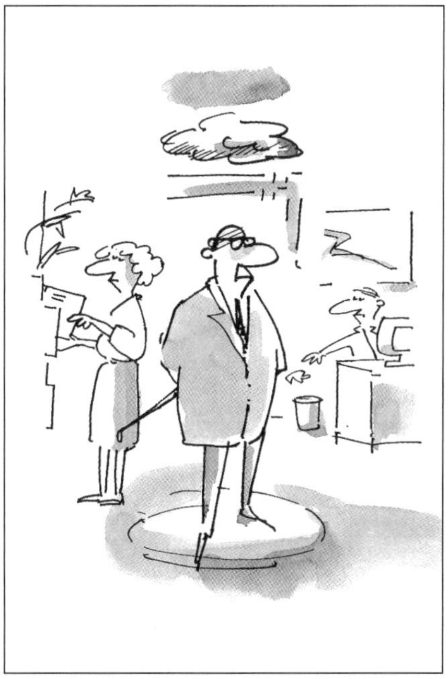

Distanzbetonung kann ein Grund für ein schlechtes Betriebsklima sein

In einigen historischen Apotheken kann man noch heute ein ähnliches Kuriosum beobachten. Da war nämlich der Fußboden hinter dem HV-Tisch um einige Zentimeter höher gelegt, so dass das Apothekenpersonal, so klein es auch gewesen sein mag, den Patienten in allen Fällen überragte.

3.3.3 SOZIALE ZONE

Die soziale Zone ist neueren, weniger verbindlichen, oberflächlicheren Kontakten vorbehalten. Im Bereich von 1,5 bis 4 m finden fast alle offiziellen Gespräche, z. B. Verhandlungen, statt. Diese Distanz hat gewissermaßen eine schützende Funktion, damit man sich nicht zu nahe kommt. Durch die größere Distanz bleibt der Kontakt unpersönlich, was es für die verhandelnden Parteien leichter macht, egoistisch auf den eigenen Vorteil bedacht zu sein. Ist die Beziehung dagegen persönlicherer Natur, so wird es mit dem „wirtschaftlichen Egoismus" schon schwieriger, wenn dadurch der Verhandlungspartner in eine für ihn problematische Situation gebracht wird. Bei dieser Entfernung ist während des Sprechens zumeist ein dauerhafter Blickkontakt erwünscht. Ein lediglich kurzer Blickkontakt wird vom Partner oft als ungehöriges Nicht-Zuhören empfunden. Die soziale Distanz gibt auch die Möglichkeit zu zeigen, dass man keine Kommunikation wünscht: Wenn Sie ein Vorzimmer betreten, dann werden Sie, falls man nicht direkt auf Sie zugeht und Sie freundlich begrüßt, in einem Abstand von 1,5 bis 4 m vor dem Schreibtisch der Sekretärin stehenbleiben. Oft ist es dann so, dass – nach einer kurzen Begrüßung und nachdem Sie Ihren Wunsch geäußert haben – die Sekretärin mit ihrer Arbeit weiter fortfährt. Die soziale Distanz spielt für die Einzelberatung nur eine untergeordnete Rolle. Man wählt die soziale Distanz für Gruppenberatungen bei Seminaren.

3.3.4 Öffentliche Zone

Die öffentliche Distanz von vier und mehr Metern wird in Schulklassen, bei Ansprachen und auch bei Vorträgen eingehalten. Der Abstand ist hier erforderlich, weil der Redner erst bei dieser Distanz alle im Blickfeld hat.

Die öffentliche Distanz spielt für die Gespräche in der Ernährungsberatung praktisch keine Rolle. Dennoch gibt es einige wichtige Aspekte, die Sie kennen sollten.

Vielleicht ist es Ihnen auch schon einmal so gegangen, dass Sie einem Fernsehschauspieler persönlich begegnet sind. Das ist ein sehr merkwürdiges Gefühl, denn irgendwie kommen einem diese Menschen viel vertrauter vor, als das umgekehrt der Fall ist. Natürlich – werden Sie sagen – wie sollte ein Schauspieler auch sein Publikum persönlich kennen?

Ursache für diese unerklärlichen Gefühle ist die Raumsprache. Schauspieler werden via Fernsehen unmittelbar in die Wohnbereiche der Zuschauer „importiert", in die persönliche oder soziale Zone. Dort erlebt der Konsument zusammen mit ihnen Abenteuer, Alltagsprobleme, Konflikte, humorvolle oder auch glückliche Situationen. Sie werden damit zu einem Teil der persönlichen Umwelt des Zuschauers. Für den Schauspieler sieht diese Situation allerdings völlig anders aus. Der Schauspieler Martin Semmelrogge beispielsweise berichtete einmal, dass ihm wildfremde Menschen beim Einkaufen, in Cafés oder auf der Straße Ratschläge für den Umgang mit seinem Sohn gaben, über den in den Medien berichtet worden war. Den Schauspieler Semmelrogge regte dies immer fürchterlich auf, da er das Problem als seine Privatangelegenheit ansah. Betrachtet man diese Situation aus der Perspektive der Distanzzonen, so wird das Verhalten der Zuschauer, aber auch die Reaktion des Schauspielers verständlich. Für den Schauspieler befinden sich die Zuschauer im Bereich der öffentlichen Zone, also einem unpersönlichen Bereich. Die Zuschauer sind via Fernsehen nicht nur mehr als vier Meter, sondern kilometerweit entfernt. Für den Schauspieler ist es daher völlig unverständlich, wie Menschen, zu denen praktisch keinerlei Beziehungen existieren, sich erdreisten, zu den persönlichsten privaten Problemen Ratschläge zu erteilen. Für die Zuschauer befindet sich der Akteur aber nicht kilometerweit entfernt, sondern agiert in den vertrauten eigenen Wohnräumen. Er gehört damit zu den vertrauten Personen des persönlichen Umfeldes. Dies ist ein Beispiel, an dem man erkennt, wie die schnelle technische Entwicklung genetisch angelegte Verhaltensmuster – die über Tausende von Jahren hinweg entstanden sind – in wenigen Jahren nicht nur überflüssig macht, sondern ad absurdum führt.

3.3.5 Raumsprache und Kulturraum

Das Raumbedürfnis ist in verschiedenen Kulturen teilweise völlig unterschiedlich ausgeprägt. Das, was wir Ihnen bisher vorgestellt haben, gilt im Großen und Ganzen für den westeuropäischen Raum. Bei den Japanern, Arabern und Südeuropäern gelten andere Distanzregeln. Japaner und Araber lieben es, sich auf engstem Raum zu versammeln, was man an Reisegruppen sehr schön beobachten kann. Denken Sie beispielsweise an orientalische Basare, wo nur geschoben und gedrängelt wird. Durch diese körperliche Nähe wird natürlich auch ein gewisses Flair verbreitet. Man sollte also bei der Wahl des Abstandes zum Gesprächspartner stets darauf achten, ob dieser aus demselben Kulturraum stammt. Ein Grieche oder Türke beispielsweise, der mit Ihnen sprechen möchte, wird einen wesentlich kürzeren Abstand einnehmen als ein bundesdeutscher Patient. Unsere Seminarteilnehmer berichten immer wieder, dass sie solche Situationen zunächst als unangenehm und aufdringlich empfunden haben. In der Regel versuchen sie dann, im Gespräch zurückzuweichen, um den Abstand zu vergrößern, was der ausländische Patient wiederum als Herabsetzung oder Ausweichen empfindet. Durch die Kenntnis der Distanzregeln kann man nonverbale Gesprächsfehler zukünftig vermeiden.

Die Kenntnis der Distanzzonen ist aber auch aus anderen Gründen für handfeste Beratungsempfehlungen unerlässlich:

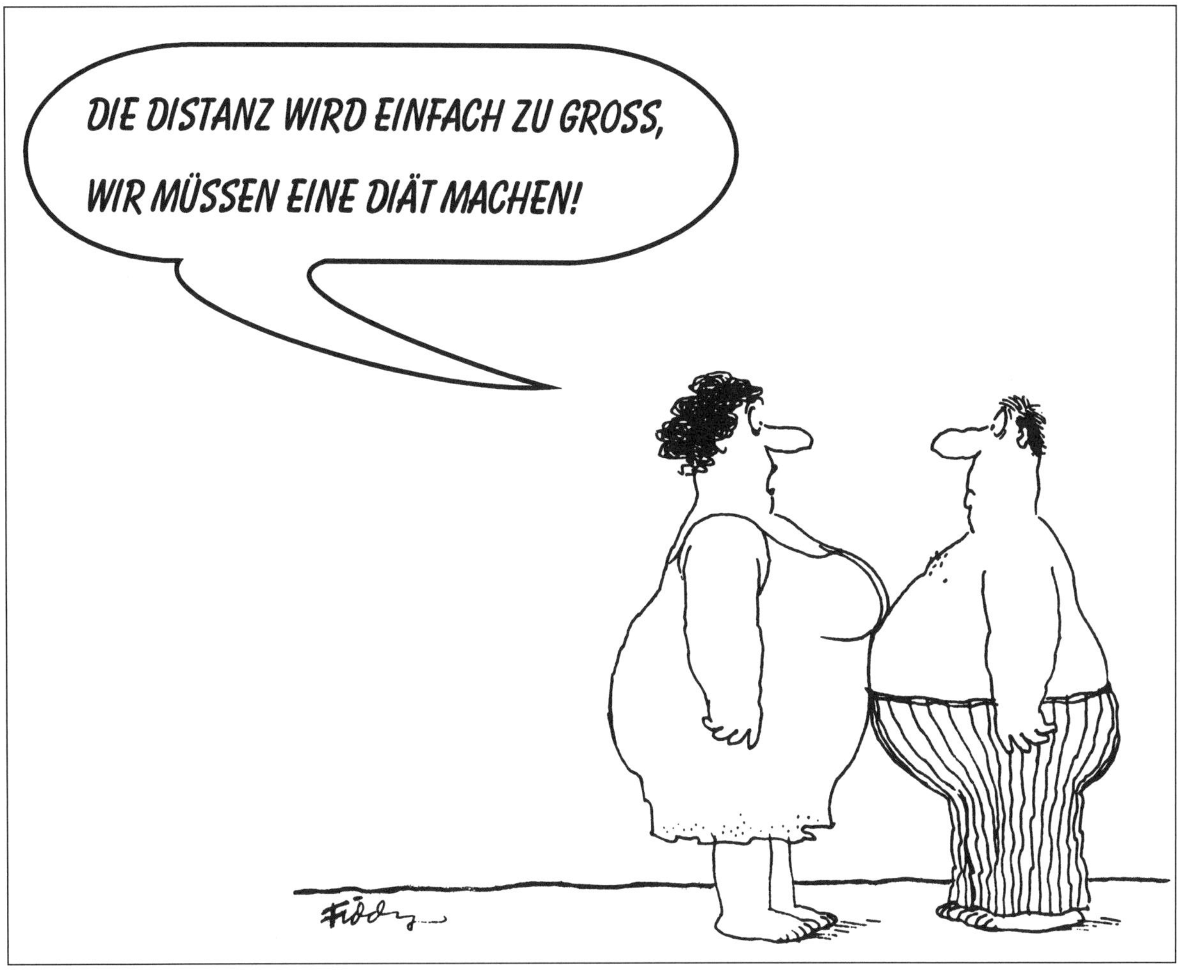
DIE DISTANZ WIRD EINFACH ZU GROSS,
WIR MÜSSEN EINE DIÄT MACHEN!

Literatur und Fußnoten

[1] Vgl. Bandler, Richard, John Grinder: Kommunikation und Veränderung. Die Struktur der Magie II, Übers. A. u. E. Guerin, (Innovative Psychotherapie und Humanwissenschaften 12) Paderborn: Junfermann 6. Aufl. 1994, 40.

[2] Vgl. Gembries, Hartmut: Interkulturelle Kommunikation als eine Komponente universitärer Ausbildung in der Studienrichtung Internationale Projektierung für Maschinenbau-Ingenieure, in: Burkhard Schaeder (Hg.), Siegener Institut für Sprachen im Beruf (SISIB). Fachsprachen und Fachkommunikation in Forschung, Lehre und beruflicher Praxis, (Siegener Studien 54) Essen: Die Blaue Eule 1994, 43–61, 52 (mit F. Trompenaars).

[3] So Dürholtz, Dirk: Zur Kommunikation zwischen Arzt und Patient. Unterschiede in Klassifikation und Kognition von Krankheitsbegriffen als Ursache von Verständigungsschwierigkeiten zwischen Arzt und Laien, (Europäische Hochschulschriften, Reihe III: Geschichte und ihre Hilfswissenschaften 573) Frankfurt a. M., Berlin, Bern, New York, Paris, Wien: Peter Lang 1993, 187 (mit J. Gutwinski-Jeggle).

[4] Vgl. Birkenbihl, Vera F.: Signale des Körpers. Körpersprache verstehen, (mvg-paperbacks 228) München, Landsberg am Lech: Moderne Verlagsgesellschaft 9. Aufl. 1994, 220, sowie in Birkenbihl, Vera F., Claus Blickhan, Bertold Ulsamer: Einstieg in das Neuro-Linguistische Programmieren, Bremen: GABAL 6. Aufl. 1993, 20.

[5] Vgl. Ailes, Roger, Jon Kraushar: You Are the Message. Getting What You Want by Being Who You Are, (Currency Book) New York, London, Toronto, Sydney, Auckland: Doubleday 1995, 43.

[6] Vgl. Dilts, Robert, John Grinder, Richard Bandler, Leslie C. Bandler, Judith DeLozier: Strukturen subjektiver Erfahrung. Ihre Erforschung und Veränderung durch NLP, Übers. Michael Sauerbrei, (Innovative Psychotherapie und Humanwissenschaften 26) Paderborn: Junfermann 4. Aufl. 1991, 130.

[7] Ulsamer, Bertold: Exzellente Kommunikation mit NLP. Erfolgsfaktoren des Neuro-Linguistischen Programmierens für Führungskräfte, Bremen: GABAL 3. Aufl. 1994, 112–113.

[8] Vgl. Wallbott, Harald G.: Mimik und Emotion. Anmerkungen aus Sicht der neueren nonverbalen Kommunikationsforschung, in: Geert Lotzmann (Hg.), Körpersprache. Diagnostik und Therapie von Sprach-, Sprech- und Stimmstörungen, (Sprache und Sprechen 27) München, Basel: Ernst Reinhardt 1993, 26–41.

[9] So Untersuchungen an der Universität Regensburg von Allhoff, Dieter-W., Waltraud Allhoff: Rhetorik & Kommunikation, Unter Mitarbeit v. Brigitte Teuchert, Illustrationen: Helmut Heimmerl, Regensburg: bvs bayerischer verlag für sprechwissenschaft 6. Aufl. 1987, 37; s. a. 36.

[10] Vgl. Altmann, Eckhard: Die Predigt als Kontaktgeschehen, (Arbeiten zur Theologie, I. Reihe, H. 13) Stuttgart: Calwer Verlag 1963, 59 (mit Otto Haendler).

[11] Gundermann, Horst: Bedeutung und Aufgabe der Logopädie im Rahmen der Rehabilitation (Sprache als Heilmittel und -ziel), in: sprechen, April 1984, 34–38, 35.

[12] Vgl. Altmann, Eckhard: Die Predigt als Kontaktgeschehen, 51. So, Altmann rezipierend, auch Rothermundt, Jörg: Predigt als freie Rede. Erinnerung an ein verdrängtes Problem, in: Wissenschaft und Praxis in Kirche und Gesellschaft 68 (1979), 68–85, 78.

[13] Vgl. Ruede-Wissmann, Wolf: Auf alle Fälle recht behalten. Dialektische Rabulistik. Die Kunst der überzeugenden Wortverdreherei, München: Wirtschaftsverlag Langen Müller/F. A. Herbig 4. Aufl. 1991, 117.

[14] Vgl. Axtell, Roger E.: Gestures. The Do's and Taboos of Body Language Around the World, Illustrated by Mike Fornwald, New York, Chichester, Brisbane, Toronto, Singapore: John Wiley & Sons 1991, 49–50.

[15] Vgl. Kunstkatalog der New Grecian Gallery, 31, Brook Street, London W. 1, 1973: Ikonen, Rußland und Griechenland 14.–18. Jahrhundert, Beispiel: Apostel Jakobus, 17. Jh., Rußland, oder auch Gottesmutter des Zeichens, Rußland, frühes 18. Jh.

[16] Schwertfeger, Bärbel, Norbert Lewandowski: Die Körpersprache der Bosse, Düsseldorf, Wien, New York: Econ 1990, 26.

[17] Melzer, Friso: Evangelische Verkündigung und Deutsche Sprache, Ausgewählte Vorträge und Aufsätze, Tübingen: J. C. B. Mohr (Paul Siebeck) 1970, 9.

[18] Brecht, Bertolt: Der Aufstieg des Arturo Ui, in: Bertolt Brecht, Stücke 7, Bearb. v. Michael Voges, Werke, Bd. 7, (Große kommentierte Berliner und Frankfurter Ausgabe) Berlin, Weimar: Aufbau, Frankfurt a. M.: Suhrkamp 1991, 7–115, 50–51 (= 6. Bild).

[19] Vgl. Hinsch, Gerhard: Wegweiser zum richtigen Sprechen und Reden. Sprecherziehung – Leselehre – Redeschulung, (Heidelberger Fachbücher für Studium und Praxis) Heidelberg: I. H. Sauer 4. Aufl. 1979, 218.

[20] Saatweber, Margarete: Sprechen, um gesund zu werden. Ein Arbeitsansatz nach Schlaffhorst-Andersen, in: Horst Gundermann (Hg.), Die Krankheit der Stimme – die Stimme der Krankheit, Stuttgart, Jena, New York: Gustav Fischer 1991, 201–204, 203.

[21] Vgl. Wagner, Franz: Akupressur. Energiefluß anregen und harmonisieren, (GU Ratgeber Gesundheit) München: GU Gräfe und Unzer 1994, 28; Lesch, Matthias, Gabriele Förder: Kinesiologie. Aus dem Streß in die Balance, (GU Ratgeber Gesundheit) München: GU Gräfe und Unzer 1994, 104.

[22] Vgl. Degen, Rolf: Aufgeheiterte Stimmung im Osten. Psychologin untersuchte die Körpersprache der Menschen in Ost und West, in: Die Welt, Nr. 133, 10. Juni 1994, 9 (mit Gabriele Oettingen).

[23] Vgl. Geisler, Linus: Arzt und Patient – Begegnung im Gespräch. Wirklichkeit und Wege, Frankfurt am Main: Pharma 3. Aufl. 1992, 40–41.

[24] Lowen, Alexander: The Language of the Body, (Collier Books) New York, London: Macmillan 1971, 97 (unsere Übersetzung).
[25] Melzer, Friso: Evangelische Verkündigung und Deutsche Sprache, 2.
[26] Melzer, Friso: Evangelische Verkündigung und Deutsche Sprache, 2.
[27] Vgl. Watzlawick, Paul, Janet H. Beavin, Don D. Jackson: Menschliche Kommunikation. Formen, Störungen, Paradoxien, Bern, Stuttgart, Toronto: Hans Huber 8. Aufl. 1990, 196.
[28] Vgl. Berthold, Siegwart: Wie erkennt man Lügen? Was tun, wenn man den Verdacht hat, daß der Gesprächspartner lügen könnte? Zwei Unterrichtsstunden für das 7./8. Schuljahr, in: Siegwart Berthold, Carl Ludwig Naumann (Hgg.), Mündliche Kommunikation im 5.–10. Schuljahr. Didaktische Konzepte und Unterrichtsvorschläge, Bad Heilbrunn/Obb.: Julius Klinkhardt 1984, 50–59, 55–56.
[29] Küpper, Karin: Die beratungsaktive Apotheke. Information und Beratung durch den Apotheker, Unter Mitarbeit v. Jürgen v. Troschke, Frankfurt a. M.: Govi Pharmazeutischer Verlag 1989, 48.
[30] Dahmer, Hella, Jürgen Dahmer: Gesprächsführung. Eine praktische Anleitung, Stuttgart, New York: Georg Thieme 2. Aufl. 1989, 56.
[31] Vgl. Anonym: In Athens, It's Palms-In. Eurogestures show no signs of harmony, in: Newsweek, 12. November 1990, 43.
[32] Vgl. Morris, Desmond: „Watch Your B*o*dy Language", in: Observer, 22. Januar 1989.
[33] Vgl. Wahren, Heinz-Kurt E.: Zwischenmenschliche Kommunikation und Interaktion in Unternehmen. Grundlagen, Probleme und Ansätze zur Lösung, Berlin, New York: Walter de Gruyter 1987, 113.
[34] Heilmann, Christa M.: Die sprechbegleitende Geste beim Zurückweisen, in: Geert Lotzmann (Hg.), Körpersprache. Diagnostik und Therapie von Sprach-, Sprech- und Stimmstörungen, (Sprache und Sprechen 27) München, Basel: Ernst Reinhardt 1993, 42–49, 48.
[35] Birdwhistell, Ray L.: Kinesics and Context, London 1973, 107, zit. n. Birkenbihl, Vera F.: Signale des Körpers, 63.
[36] Fast, Julius: Körpersprache, Übers. Jürgen Abel, Reinbek bei Hamburg: Rowohlt Taschenbuch Verlag 1990, 23. Im Original „eine der grundlegenden Tatsache", hier korrigiert.
[37] Vgl. Hall, Edward T.: The Hidden Dimension, (Anchor Books) Garden City, New York: Doubleday 1969, 113–130.
[38] Schwertfeger, Bärbel, Norbert Lewandowski: Die Körpersprache der Bosse, 70.
[39] Anonym: Schwerkraft des Gesäßes. Eine Ausstellung preist das Arbeiten im Stehen als Wohltat für Kreuz und Karriere, in: Der Spiegel, Jg. 47, Nr. 28, 12. Juli 1993, 111.

4. Kommunikation und Metakommunikation

4.1 Gesundheit und Kommunikation

Wir wollen hier sprechen über Kommunikation und Gesundheit, über die Wechselwirkung von Wohlbefinden und Miteinandersprechen. 1986 definierte die Weltgesundheitsorganisation WHO in der Ottawa-Charta den Begriff „Gesundheit" wie folgt: Gesundheit wird von Menschen im Alltag geschaffen und gelebt, also in dem Umfeld, in dem der Einzelne mit **anderen** spielt, lernt, arbeitet, liebt. Gesundheit entsteht dadurch, dass man sich um sich und um andere kümmert. Gesundheit entsteht dadurch, dass man selber Entscheidungen fällen und die eigene Lebenswelt kontrollieren kann. Gesundheit entsteht dadurch, dass die Gesellschaft Bedingungen herstellt, die allen Bürgern Gesundheit ermöglichen.

Psychisch, sozial und körperlich gesund ist der Mensch also innerhalb stimmiger Kommunikation. Nur über stimmige Interaktion wird das Ziel des gesunden Menschen zu verwirklichen sein. Schon Novalis (Friedrich von Hardenberg, 1772–1801) formuliert: „Tanz – Essen – Sprechen – gemeinschaftlich Empfinden und Arbeiten – Zusammensein – sich hören, sehn, fühlen usw. alles sind Bedingungen und Anlässe und selbst schon Funktionen – der Wirksamkeit des höhern – zusammengesetzten Menschen – des Genius usw." (1) Oder wie der Arzt Linus Geisler es formuliert: „Heute weiß ich, daß das richtige Gespräch zwischen Arzt und Patient nahezu alles bewegen kann und sich ohne das richtige Gespräch fast nichts bewegt." (2)

Dass die Elemente **psychisch**, **sozial** und **körperlich** zusammengehören, ist durch die **Psychosomatik** längst bekannt. Neuerdings beschäftigt sich die **Psychoneuroimmunologie** mit diesen Phänomenen (3). Wenn wir seelisch „gut drauf sind", sind wir es häufig auch körperlich – und umgekehrt. Ist die Kommunikation nicht stimmig, kommt es zu Störungen. Falsche Kommunikation kann krank machen. Das, was durch Kommunikation zerstört worden ist, kann auf der anderen Seite nur durch Kommunikation wieder geheilt werden. Kommunikation kann heilend wirken, ein Effekt, dem in Selbsthilfegruppen eine große Bedeutung zukommt. Kommunikation kann Kranke kurieren. Lachen ist die beste Medizin. Lachen als kommunikative **Selbstmedikation**. Beratung kann helfen. Voraussetzung ist allerdings ein Wissen von den Grundbedingungen der Kommunikation. Unterhalten wir uns über einige dieser Grundbedingungen.

4.2 Metakommunikation

Unter Metakommunikation versteht man die Kommunikation über Kommunikation, die Betrachtung = Theorie der Kommunikation sozusagen. Wenn die Ernährungsfachkraft kompetent beraten möchte, so ist Fachwissen allein nicht ausreichend; sie muss auch über das notwendige Know-how verfügen, um Informationen zu transportieren. Ein Sportwagen ohne einen ortskundigen, erfahrenen Fahrer wird sein Ziel nicht erreichen.

In dem Moment, wo ich denke „Was will der denn nun schon wieder in unserer Apotheke?!", habe ich so meine Probleme, mit ihm zu kommunizieren. Oder: Ein Kunde unterstellt unterschwellig – und zeigt das auch: „Sie wollen ja eh nur ein Geschäft machen." In einer solchen Situation ist es äußerst schwierig, ein gutes Beratungsgespräch zu führen, weil die **Beziehungsebene** gestört ist. Der Kunde vertraut mir nicht und demonstriert das obendrein; gleichzeitig ist meine Ehre als Heilberufler angekratzt, weil er mich nur als (manipulierenden) Verkäufer sieht.

Hier kann Metakommunikation eine echte Hilfe sein. Denn Kenntnisse in der Metakommunikation erlauben es, die Ebene der Kommunikation zu verlassen und die Kommunikation selbst, also den Gesprächsverlauf, zum Thema zu machen, das, was da abläuft an Störungen in der Kommunikation, zu besprechen. Wenn zum Beispiel ein Kunde auf eine harmlos gemeinte Bemerkung aggressiv reagiert, kann man seine plötzliche Aggressivität vorsichtig zum Sujet machen und nach den Gründen fragen.

Damit verlässt der Berater die Ebene der Kommunikation und **analysiert** sie. Dieser Kunstgriff wird als Metakommunikation bezeichnet. Metakommunikation bedeutet, den Kommunikationsprozess mit geschultem Auge wahrzunehmen, Störungen zu bemerken und **anzusprechen** und damit gegebenenfalls Änderungen einzuleiten (4).

4.3 ANATOMIE EINER ÄUSSERUNG

Landläufig glaubt man, eine Nachricht habe nur einen **Informationswert**. Man glaubt, sie habe nur eine **explizite** Botschaft. Sie enthält weit mehr. Neben der ausdrücklichen **Message**, gebunden an den verbalen Wortlaut, hat sie **implizite** Botschaften. So hat es der Psychologe Karl Bühler in seinem **Organonmodell** beschrieben (5). Jede Äußerung umfasst vier Komponenten:

1. **Information:**
   Ich sage **etwas**; Sachinhalt.
2. **Selbstmitteilung:**
   Ich sage etwas **über mich**, gebe kund, wie und als was ich verstanden werden möchte, wie ich vom Gesprächspartner gesehen werden möchte.
3. **Beziehung:**
   Ich sage etwas zu **jemandem**, sage etwas **für jemanden**, drücke aus, welches Verhältnis ich jetzt ihm gegenüber einnehme oder einnehmen will und wie ich sein Verhältnis zu mir sehe.
4. **Appell:**
   Ich sage etwas **zwecks** einer Sache, will etwas vom anderen, fordere ihn zum Handeln auf.

Ein klassisches Beispiel: Ein Auto hält vor der roten Ampel. Sie fährt, er ist Beifahrer. Die Ampel schaltet rot, gelb, grün. Er sagt: „Es ist grün."
Wie hat er diesen Satz gemeint? Nehmen wir mal den besten aller möglichen Fälle an.

Er meinte:

1. **Information:**
   Die Ampel hat auf Grün geschaltet.
2. **Selbstmitteilung:**
   Ich bin ein aufmerksamer Beifahrer. Ich denke mit. Ich arbeite mit an dem gemeinsamen Ziel, unsere Wohnung schnell zu erreichen.
3. **Beziehung:**
   Wir sind gleichberechtigte Partner. Da ich zufällig eher gesehen habe, dass die Ampel umgeschaltet hat, informiere ich dich darüber.
4. **Appell:**
   Fahr los!

Aber eine Botschaft enthält nicht nur vier Teile, wie sie **gemeint** ist, sondern immer auch vier Teile, wie sie **verstanden** wird. Wir senden nicht nur vier Teilbotschaften, sondern wir empfangen und interpretieren auch vier Nachrichten. Unproblematisch sind Äußerungen, die auf allen vier Ebenen so verstanden werden, wie sie der Sprecher gemeint hat. Missverständnisse entstehen dadurch, dass Botschaften auf einer oder mehreren der Ebenen anders interpretiert werden, als sie vom Sprecher gedacht waren, oder dadurch, dass Teilbotschaften anders gewichtet werden, oder dadurch, dass eine Nachricht auf einer bestimmten primären Kommunikationsebene gesendet und primär auf einer anderen empfangen wird. Wie also könnte die Aussage des Beifahrers von der Fahrerin verstanden werden?

1. **Information:**
   Die Ampel hat längst auf Grün geschaltet.
2. **Selbstmitteilung:**
   Ich will zeigen, dass ich eine schnellere Auffassungsgabe besitze. Ich will demonstrieren, dass ich der bessere Fahrer bin und dass Frauen am Steuer sowieso nichts zu suchen haben.
3. **Beziehung:**
   Ich habe hier das Sagen, nicht du.
4. **Appell:**
   Nun fahr doch endlich los! Oder: Lass mich ans Steuer!

Hier ist die Aussage auf allen vier Ebenen anders verstanden worden, als sie gesendet wurde. Es ist ganz wichtig, sich klarzumachen, dass die Nachricht auch auf der Informations- und Appellebene anders verstanden werden kann. Es gibt also **keinen objektiven Sachinhalt**; ein bestimmter Sachinhalt ist gemeint, ein anderer wird möglicherweise gehört. Das gilt ebenso für den Appell: Ein Appell ist gemeint, ein anderer wird gehört. Das Kommunikationsproblem liegt aber meist auf der Selbstmitteilungs- und Beziehungsebene.

Wie können wir die eben gewonnenen Erkenntnisse im Alltag verwenden? Man kann eine Äußerung mit Fragen entziffern, indem man an einen (wichtigen) Satz des Gesprächspartners vier den Ebenen der Aussage entsprechende Fragen heranträgt:

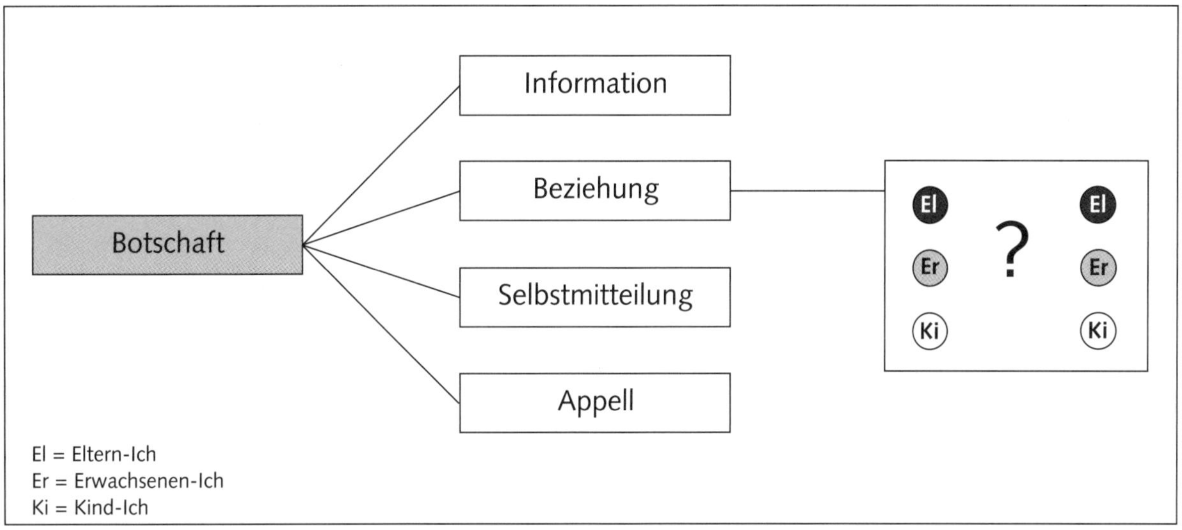

Abb. 4.1 Struktur einer Botschaft

1. Was ist der **Informationsgehalt** des Satzes? Was ist der Sachinhalt der Äußerung? Was sind die Fakten?
2. Was sagt die Äußerung über meinen Partner aus? Als was will er im Augenblick gesehen werden, was ist seine **Selbstsicht**?
3. In welcher **Beziehung** stehen Sender und Empfänger zueinander? Wie ist das Verhältnis? Oder welche Beziehung will der Sprecher zu mir aufnehmen?
4. Was möchte er mit seiner Nachricht bei mir erreichen? Was soll ich seiner Meinung nach tun? Welchen **Zweck** verfolgt er mit seinen Worten?

Das sind sozusagen **stille Fragen**, die man, hat man dafür genügend Zeit, als Hörender und Analysierender an die Kommunikationsebenen stellen sollte, um im Alltag wichtige Äußerungen eines Gesprächspartners adäquat zu interpretieren (siehe Abb. 4.1).

Bei der Interpretation in Beruf und Alltag ist es noch wichtig, sich klarzumachen, dass für die Art, wie eine Nachricht verstanden wird, die begleitende Körpersprache, die Intonation und die momentane Stimmung des Gesprächspartners eine Rolle spielen.

4.4 BEZIEHUNGSEBENE – TRANSAKTIONSANALYSE

Besonders wichtig für die Kommunikation ist die Beziehungsebene. Dort sind die Kommunikationsabläufe, die Übertragungsvorgänge (Transaktionen) besonders komplex. Diese komplexe Beziehungsebene kann weiter strukturiert werden. Um diesen Umstand etwas zu erhellen, lassen Sie uns einen kurzen Blick auf die **Transaktionsanalyse (TA)** werfen.

Die Transaktionsanalyse wurde begründet und entwickelt von Eric Berne, einem Schüler Freuds. Sie kann uns helfen, Kommunikationssituationen zu entschlüsseln. Anwendung als Therapie setzt allerdings eine entsprechende psychologische Ausbildung voraus.

Die TA unterscheidet drei grundlegende Ich-Zustände: das **Eltern-Ich**, das **Erwachsenen-Ich** und das **Kind-Ich**. Diese Ich-Zustände strukturieren in der Kommunikation die Beziehungsebene. Die Transaktionsanalyse versucht anhand eines Musters ins Bewusstsein zu rufen, in welcher Beziehung die Gesprächspartner zueinander stehen, wenn sie miteinander sprechen. Entscheidend für die Qualität eines Beratungsgesprächs ist, in welchem Ich-Zustand der Berater mit welchem Ich-Zustand des Klienten kommuniziert.

Bevor wir die verschiedenen Beziehungsvarianten untersuchen, liefern wir zuerst die Basisinformationen zu den drei Ich-Zuständen.

4.4.1 ELTERN-ICH

Im Zustand des **Eltern-Ichs** denkt, fühlt, handelt, spricht, reagiert, allgemein **verhält sich** der erwachsene Mensch ebenso, wie seine Eltern dies gemacht haben, als er selbst noch Kind war. Das, was die eigenen Eltern getan haben und was man als Kind an ihnen beobachtet hat, ist in der Befindlichkeit dieses Ich-Zustands gespeichert. Prägend sind vor allem die Verhaltensweisen, mit denen die Bezugspersonen in **Beziehung** zum Kind traten: einerseits über das **kritische Eltern-Ich** die Attributionen („Du bist frech!"), Gebote („Man muss"), Verbote („So etwas macht man nicht", „Nun lass das doch", „Du darfst nicht"), Imperative, Verhaltensmaximen („Indianer weinen nicht"), sowohl verbaler als auch nonverbaler Art (der erhobene Zeigefinger), andererseits aber auch über das **fürsorgende Eltern-Ich** die Zärtlichkeiten der Mutter, der väterlich-stolze Blick, das Lob, die Anteilnahme. Das Eltern-Ich ist also jener Teil der Psyche, der mit Anweisungen und Vorschriften verknüpft ist, die man von seinen Eltern empfangen hat. Die genannten Sätze und Formulierungen der Eltern, die Fehlverhalten und Normverstöße des Kindes kritisierten und Normverhalten festlegten, dürfen als Maßstab einer Sozialisation in einer bestimmten Familie oder Gesellschaft gelten.

Es ist ein Unterschied, ob ich die Verhaltensweise meiner Eltern automatisch imitiere (was dem Eltern-Ich entspricht) oder mit diesem Verhalten einverstanden bin, nachdem ich darüber nachgedacht habe (was dem Erwachsenen-Ich entspricht). Wenn ich blind die religiösen Vorstellungen meiner Eltern übernehme, so ist das etwas anderes, als wenn ich im Erwachsenenalter selbständig bejahe, was sie mir früher vorgelebt haben. Handlungsbestimmend wird die Art und Weise der Integration. In beiden Fällen allerdings identifiziere ich mich mit externen Normen und Werten, d. h. sie sind an mich herangetragen worden. Programmiert im Eltern-Ich ist unser Verhältnis zu Autoritäten und ihrem Wertesystem.

4.4.2 ERWACHSENEN-ICH

Das **Erwachsenen-Ich** bildet sich mit Ende des 1. Lebensjahres. Das Kind lernt seine Umwelt zu beeinflussen, steuert Verhaltensimpulse, entwirft Verhaltensalternativen. Es lernt seine Umwelt **objektiv** einzuschätzen, berechnet aufgrund seiner bisherigen Erfahrungen Handlungsmöglichkeiten. Es wählt aus, es denkt und lenkt, entscheidet selbst.

Das Erwachsenen-Ich ist also durch die Tendenz zu analytischem Denken und daraus resultierendem objektivem Verhalten gekennzeichnet. Das Erwachsenen-Ich bemüht sich um Sachlichkeit. Es versucht vorwiegend rational und wertneutral gesteuerte Kommunikation zu betreiben.

Als Erwachsenen-Ich beobachte ich die Wirklichkeit, schätze die Lage ein, prüfe die Realität. Ich verarbeite meine Beobachtungen, werte sie aus, versuche, die anstehenden Probleme autark zu lösen. Es ist für mich **nicht entscheidend**, wie meine Eltern in einer ähnlichen Situation entschieden haben. Vorschläge anderer und die Angebote der Tradition prüfe ich als Verhaltensmöglichkeiten, Ideen, Werturteile, treffe dann **meine** Entscheidung.

4.4.3 KIND-ICH

Das **Kind-Ich** lässt den Erwachsenen so handeln, als sei er noch ein Kind. Es kommt beispielsweise zu taktischem Verhalten: So wie ich mich als Kind angepasst habe (die Eltern liebten ein fröhliches Kind, also war ich fröhlich, um ein positives Feedback zu erlangen), so füge ich mich auch als Erwachsener situationsbedingt ein. Als Spielart des **angepassten Kind-Ichs** firmiert das **rebellische Kind-Ich**, das gegen die Unterordnung revoltiert: Es kommt zu kindischen Trotzreaktionen, auch zu neurotischem Verhalten. Verhielt ich mich unabhängig von den Eltern, weder den Erwartungen der Eltern immer entsprechend noch in Auflehnung, so sprach hier das so genannte **freie** oder **natürliche Kind-Ich**.

Im Kind-Ich drücken sich also all die Regungen aus, die, in besonderer Weise gefühlsgebunden, sich meist als Reaktionen auf die Forderungen der Eltern verstehen. Sie äußern sich als Frustration, Trotz, Angst, Jähzorn, aber genauso als Dankbarkeit, Zuneigung, Anhänglichkeit, Liebe oder Abhängigkeit oder Aufopferung. Auch plötzliche Gefühlsausbrüche wie Lachen oder Weinen lassen sich manchmal so interpretieren.

Im Kind-Ich halte ich das Verhalten der frühesten Lebensjahre für mein ganzes Leben parat. Freude, Kreativität, Hingabe, Staunen, Verwunderung, Ärger, Trauer – all diese Gefühle, Fähigkeiten und Reaktionen sind im Kind-Ich gespeichert und jederzeit reaktivierbar.

Nehmen wir ein Beispiel, wie die unterschiedlichen Transaktionen laufen. Die Ehefrau fragt den Ehemann: „Weißt du, wo meine Perlenkette liegt?" Der Ehemann antwortet: „Sie ist auf dem Nachtschränkchen." Das ist ein sachliches normales Kurzgespräch, das zwischen zwei Leuten auf der Erwachsenen-Ich-Schiene abläuft.

Aber es hätte auch anders kommen können. Die Frau fragt: „Wo hast du denn meine Perlenkette schon wieder hingelegt?!" Damit begibt sie sich in die Position des Eltern-Ichs und versetzt ihren Mann in die Rolle des Kind-Ichs. Möglicherweise deutet schon der Tonfall, in welchem die Äußerung gesprochen wird, darauf hin, dass ihm sozusagen Strafe angedroht wird, weil er sich wieder einmal dämlich angestellt hat. Akzeptiert der Mann nun diese Rolle und sagt: „Oh, entschuldige bitte, die habe ich aus Versehen auf das Klavier gelegt", dann hat die Kommunikation durchaus noch geklappt, weil der Ehemann die ihm zugedachte Rolle angenommen hat und bei der **Reaktion** auf dieser Schiene verblieben ist. Dabei ist es nicht von Belang, ob wir solches Rollenverhalten moralisch oder pädagogisch für gut befinden, sondern es ist einzig von Bedeutung, ob der Reagierende mit der Rolle reagiert, die ihm in der Primäräußerung zugedacht ist. Wir sprechen in diesem Fall von **komplementären Transaktionen**.

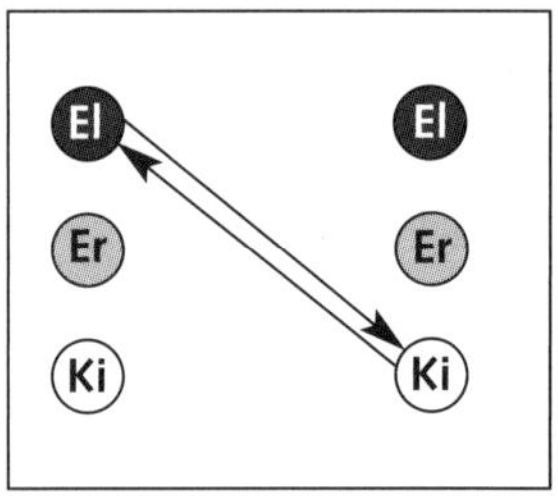

Doch der Mann hätte auch anders reagieren können: „Wenn du alte Schlampe ein bisschen sorgfältiger mit deinen Klamotten umgingest, dann wüsstest du auch, wo du sie hingelegt hast!" In diesem Moment hätte sich der Mann seinerseits in die Rolle des Eltern-Ichs begeben und seine Frau als Kind-Ich angesprochen. In diesem Fall nicht-komplementärer Reaktion kommt es zu einer Kommunikationsstörung aufgrund **sich überkreuzender Transaktionen** (6).

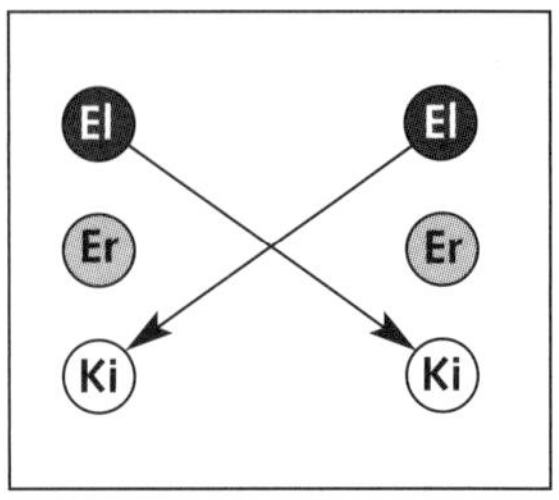

Die Kommunikation zwischen zwei Gesprächspartnern klappt in der Regel nur dann, wenn eine auf der Beziehungsebene von einem primären Ich-Zustand gesendete Botschaft auf der Beziehungsebene des Gesprächspartners auch in dem Ich-Zustand ankommt, den der Sprecher gemeint hat. Wenn die Ernährungsfachkraft eine kommunikative Transaktion von Erwachsenen-Ich zu Erwachsenen-Ich machen will und sagt: „Bei Ihrem Gesundheitszustand, so wie Sie ihn mir geschildert haben, ist Übergewicht schon eine gefährliche Sache" und der Zuhörer diese Nachricht auch auf der Schiene des Erwachsenen-Ichs als Information und berechtigte Warnung eines Fachmanns empfängt, so ist die Transaktion geglückt. Wenn der Berater auf seine Autorität pocht (Eltern-Ich), wird er, so gut sein Ratschlag gemeint sein mag, bei den verschiedenen Ich-Zuständen des Kunden auf taube „Beziehungs-Ohren" treffen.

4.5 METAKOMMUNIKATION: FALLBEISPIELE

Ein Fall: Der 16-jährige Sohn will soeben die Wohnung verlassen. Seine Mutter hält ihn bei diesem Vorhaben auf. Es kommt zu folgendem Streitgespräch:

Mutter: Komm rechtzeitig nach Hause. Du hast deine Schularbeiten noch nicht gemacht.
Sohn: Die kann ich doch morgen früh noch machen.
Mutter: Aber du hast in der letzten Lateinarbeit nur eine 4 geschrieben.
Sohn: Das stimmt doch gar nicht! Dich interessiert das gar nicht wirklich. Wenn es das nämlich täte, dann wüsstest du, dass es eine 4+ war.
Mutter: Du hast gehört, was ich dir gesagt habe. Du bist um halb sechs wieder zu Hause!

Der Sohn kam natürlich um halb sechs **nicht** nach Hause.

Die ersten Sätze der Mutter enthalten ein Bündel von Nachrichten:

1. **Information:**
   Ich weiß, du hast deine Hausaufgaben noch nicht gemacht.
2. **Selbstmitteilung:**
   Ich sorge mich wegen deiner schulischen Leistungen.
3. **Beziehung:**
   Du bist noch nicht alt genug, um auf dich selbst aufpassen zu können.
4. **Appell:**
   Komm rechtzeitig nach Hause, und mach deine Schularbeiten.

Der Zorn des Sohnes richtet sich ausschließlich auf die Inhalte der Beziehungsebene. Es wird letztlich gar nicht über die schulischen Leistungen gesprochen; es geht um den Wunsch der Mutter, in ihrer Sorge um den vermeintlich unmündigen Sohn weiterhin über ihn bestimmen zu wollen.

Ein kommunikationstheoretisch erfahrener Sohn hätte seiner Mutter auf ihre erste Äußerung zur Antwort gegeben (und wäre damit optimal auf die in ihr chiffrierte „geheime" Botschaft eingegangen): „Ich verstehe ja deinen Wunsch, und ich will ja auch meine Hausarbeiten machen. Aber ich will nicht wie ein Kind herumkommandiert und gegängelt werden." Eine kommunikationstheoretisch unerfahrene Mutter hätte sich über diese Replik ihres Sohnes geärgert. Eine pädagogisch versierte Mutter wäre stolz auf seine Antwort gewesen. Sie hätte ihr nämlich bewiesen, dass sie ihren Sohn in Sachen Autonomie und Selbstbestimmung richtig erzogen hatte (7).

Will man dies Beispiel mit Hilfe der TA untersuchen, dann wird deutlich, dass die Mutter hier als Eltern-Ich das Kind-Ich ansprechen will. Hätte sie den Sohn auf der Ebene des Erwachsenen-Ich angesprochen und ihn damit als gleichberechtigt akzeptiert, so wäre der Dialog gewiss anders verlaufen.

Kommen wir auf einen Fall, der speziell auf die Ernährungsberatung zugeschnitten ist. Es ist ein Negativbeispiel.

Ernährungsfachkraft: Ich kann Ihnen nur raten, schnell etwas gegen Ihre Fettsucht zu tun. Ihr Gewicht liegt jetzt schon im erhöhten Risikobereich. Nach den jüngsten Erkenntnissen der Wissenschaft werden Sie eine um sechs Jahre verkürzte Lebenserwartung haben, im Vergleich mit dem Durchschnitt der Bevölkerung.

Kundin: Ich hab' doch schon alles Mögliche unternommen. Ohne Erfolg, wie Sie sehen. Ihre Tabletten haben auch nicht viel genützt. In meiner Familie waren alle sehr stark gebaut, angefangen von meiner Großmutter über meinen Vater bis hin zu meiner Mutter. Und meine Eltern leben heute noch.

Ernährungsfachkraft: Das heißt noch gar nichts. Das sind zwei Einzelfälle. Die heutige Sozialmedizin legt das Gegenteil nahe, und zwar nach einer Untersuchung von Millionen von Menschen.

Kundin:	Ich bin bei Statistiken immer sehr skeptisch. Schauen Sie sich meinen Schwager an; der ist mager, dürr, kann man fast sagen, und er kränkelt dauernd rum. Ich meine, mir fehlt doch nichts. Bisher habe ich jedenfalls meine Arbeit immer ordentlich erledigt. Da hat's noch keine Klagen gegeben.
Ernährungsfachkraft:	Das glaube ich Ihnen ja. Aber darum geht es gar nicht. Es geht darum, dass Ihre Fettsucht gefährlich ist. Daran kann kein vernünftiger Mensch zweifeln. Sie sollten wirklich versuchen abzunehmen.

Schon der Anfang ist mehr als problematisch und zeugt von wenig Einfühlungsvermögen. Die Kundin wird den unvermittelten Rekurs auf das Übergewicht wahrscheinlich als direkten Angriff empfinden. Denn vielleicht sagt ihr die Ernährungsfachkraft ja auf diese Weise: „Du bist hässlich". Gerade die Ernährungsberatung bei Adipositas verlangt viel Fingerspitzengefühl, das der Berater in diesem Kundengespräch arg vermissen lässt. So kann keine **vollwertige Kommunikation** zustande kommen.

Analysieren wir einmal die vorletzte Botschaft der Ernährungsfachkraft:

0. **Botschaft:**
   Es geht darum, dass Ihre Fettsucht gefährlich ist. Daran kann kein vernünftiger Mensch zweifeln.
1. **Information:**
   Übergewicht ist gefährlich.
2. **Selbstmitteilung:**
   Ich hätte gern Bestätigung und Anerkennung als Fachmann.
3. **Beziehung:**
   Ich bin der Fachmann, Sie sind der Laie. Ich bin Ihnen als Fachmann überlegen. Ich kann Sie belehren.
4. **Appell:**
   Richten Sie sich nach meinen Anweisungen!

Das Problem liegt lokalisiert im Bereich der Beziehung und der Selbstmitteilung. Die Ernährungsfachkraft nützt das Gespräch, um sich als Fachmann zu profilieren. Sie nützt es nicht, um das Problem kundenorientiert anzugehen. Sinnvoller wäre es in jedem Fall gewesen, sich ernsthaft mit den Einwänden der Klientin auseinander zu setzen.

Aber nehmen wir nun einmal an, die Kundin stimmt einem Diätplan zu. Dann sagt die

Ernährungsfachkraft:	Während der Diät müssen Sie auf ausreichende Vitaminzufuhr achten.
Kundin:	Das habe ich schon häufiger gehört. Leuchtet mir auch unmittelbar ein, weil man isst ja weniger als sonst. Klar, ich werde darauf achten.

Es scheint so, als wäre der Informationstransfer hier gelungen. Die Klientin fragt nicht weiter nach, stimmt dem Berater zu. Sie setzt auch in der Folgezeit die Empfehlung des Beraters um, isst über den Diätplan hinaus täglich reichlich Obst, um so für den nötigen Vitaminausgleich zu sorgen. Und damit ist die Sache dann auch gründlich schiefgegangen. Das Problem bei diesem Beispiel ist nämlich, dass die beiden Gesprächspartner unter dem Begriff „Vitamin" jeweils etwas Verschiedenes verstanden, aber beide glaubten, es so zu verstehen, wie der andere es verstand. Die Klientin verstand unter Vitaminen Obst, die Ernährungsfachkraft dachte zusätzlich an Vitaminpräparate. Da lag der Hase im Pfeffer. Das war die nicht erkannte Schwachstelle. (Das wurde übrigens auch zum Problem beim deutsch-deutschen Einigungsvertrag. Die Ostdeutschen hatten, so stellte sich im Nachhinein heraus, unter denselben Begriffen anderes verstanden als die westdeutschen Verhandler. Ein Beispiel für unterschiedlichen deutsch-deutschen Sprachgebrauch sei hier angeführt: Ein **Arbeitgeber** im ostdeutschen Sprachgebrauch war genau das Gegenteil von dem, was er im westdeutschen Sprachgebrauch ist: Er war in der DDR einer, der seine Arbeit in den Arbeitsprozess eingab, und ein **Arbeitnehmer** war einer, der sie nahm; die Begriffe waren also in ihrem Inhalt genau vertauscht.)

Der Mangel lag in letztem Beispiel im Bereich der Information. Die gesendete Sachbotschaft war mit der dechiffrierten nicht identisch. Dabei war weder für den Berater noch für die Klientin noch für einen außenstehenden Beobachter ersichtlich, dass ein Missverständnis vorlag. Vielleicht könnte der Berater nach einer gewissen Zeit feststellen, dass etwas schief gelaufen ist. Oft aber bleiben solche Missverständnisse unaufgeklärt und verzögern oder verhindern den Beratungserfolg.

Wie kann man solche Missverständnisse vermeiden? Vor allem dadurch, dass man richtig **fragt**, also durch **Fragetechniken**. Wie hätte beispielsweise das letzte Gespräch anders ausgehen können?

Kundin:	... Man isst ja weniger als sonst. Klar, ich werde darauf achten.
Ernährungsfachkraft:	Genau. Sie nehmen weniger Nahrung zu sich und damit auch weniger Vitamine. Wissen Sie bereits, wie Sie für den nötigen Vitaminausgleich sorgen können?
Kundin:	Selbstverständlich. Ich meine, wenn ich täglich zwei, drei Avocados und vielleicht noch eine Apfelsine oder Banane esse, wird das reichen, nicht wahr?
Ernährungsfachkraft:	Sie gehen davon aus, dass im Obst die wichtigsten Vitamine enthalten sind?
Kundin:	Ja, wieso?
Ernährungsfachkraft:	Damit haben Sie auch recht. Aber es gibt eine ganze Reihe sehr verschiedenartiger Vitamine, die im Körper unterschiedliche Aufgaben erfüllen. Eines der wichtigsten Vitamine, das Vitamin C, ist im Obst tatsächlich enthalten. Aber ... (8).

Durch geschicktes Fragen hat hier die Ernährungsfachkraft den Missverständnissen gewehrt.

4.6 IM KOMMUNIKATIONSLABOR

4.6.1 ANALYSEÜBUNG

Machen wir mal die Probe aufs Exempel. Überprüfen Sie bitte eine Kommunikationssituation.

Wenn wir eine Analyse durchführen – und gar eine Situationsanalyse, die sich deshalb so schwierig gestaltet, weil eine Situation so komplex ist –, dann ist es sinnvoll, dass wir in Arbeits**schritten** vorgehen und dabei eine **Reduktion** vornehmen, die uns hilft, auf ein brauchbares Resultat zu kommen. Sie sollen darum im Folgenden nicht auf allen vier Ebenen festlegen, wie die jeweilige Botschaft gemeint und verstanden wurde, sondern nur auf einer. Das ist dann auch für den Transfer in den Alltag sachdienlich. Denn wir sprechen selten im täglichen Leben alle Ebenen gleichmäßig an, sondern wir legen besonderes Gewicht auf eine der Ebenen, die für uns vorrangig ist, auf der wir die Aussage in erster Linie verstanden wissen wollen. Das ist die **Primärbotschaft**, die wir aussenden wollen, die Hauptaussage, die entscheidende Nachricht, das für uns besonders Wichtige.

Und wenn wir die Botschaft eines anderen im Alltag **verstehen** wollen, wenn wir also Zuhörer sind, so haben wir gar keine Zeit, alle vier Kommunikationsebenen zu bedenken. Wir können nicht bei jedem Satz, auch nicht bei jedem wichtigen Satz sozusagen vierdimensional hören. Eine vierdimensionale Analyse ist nur in Ausnahmefällen möglich, nämlich dann, wenn wir Zeit haben, über eine Äußerung länger nachzudenken. Insofern hat die vorgeschlagene Reduktion alltagspraktischen Wert: Uns bleibt gar nichts anderes übrig, als uns jeweils hauptsächlich um die Primärbotschaft zu kümmern.

Bei der Analyse sind verschiedene „Lösungen" möglich. Das hängt damit zusammen, dass wir hier nur den Wortlaut vorliegen haben. Im Alltag kommen, wie oben bereits erwähnt, die begleitende Körpersprache, also Mimik und Gestik, hinzu, ferner Sprechgeschwindigkeit und Intonation. Die Situationsumstände werden im Alltag die Interpretation wesentlich einengen und damit auch erleichtern, da mehr erklärende Informationen zur Verfügung stehen. Wichtig ist uns hier, dass wir unsere Leser für die vielschichtigen kommunikativen Probleme sensibilisieren.

Verwenden Sie bei Ihrer Analyse folgende Abkürzungen: **I** für Information, **S** für Selbstmitteilung, **B** für Beziehung, **A** für Appell.

Eine dreiteilige Geschichte zur Analyse.

Die Situation: Der Chef spricht den Mitarbeiter (Mit) im Labor an. Es entwickelt sich folgender Dialog:

Chef: Kommen Sie doch bitte morgen früh einmal bei mir vorbei.
Mit: Ja, ich glaube, das geht.
Chef: Also, ich erwarte Sie dann morgen.

Wie könnte dieser Dialog gemeint sein? Analysieren Sie bitte im Detail!

Chef: Kommen Sie doch bitte morgen früh einmal bei mir vorbei.

Welche Ebene will der Chef hier **primär** ansprechen, **I**, **S**, **B** oder **A**? Schreiben Sie den Ihrer Meinung nach passenden Buchstaben hin, und formulieren Sie dahinter die **gemeinte** Botschaft im Wortlaut.

1 gemeint: ______________________________

Aber was hat der Mitarbeiter gehört? Was hat er verstanden? Schreiben Sie bitte wieder den Ihrer Meinung nach passenden Buchstaben hin, und formulieren Sie dahinter die möglicherweise **gehörte** Botschaft im Wortlaut.

1 gehört: ______________________________

Verfahren Sie bitte bei den folgenden beiden Sätzen genauso.

Mit: Ja, ich glaube, das geht.

2 Mit meint: ______________________________

2 Chef hört: ______________________________

Chef: Also, ich erwarte Sie dann morgen.

3 Chef meint: ______________________________

3 Mit hört: ______________________________

Situation: Der Mitarbeiter hat Feierabend. Zu Hause entspinnt sich mit seiner Ehefrau das folgende Gespräch:

Frau: Du isst ja heute so wenig.

Mit: Lass mich in Frieden!

Frau: Ich lasse mir von dir doch nicht den Mund verbieten.

Mit: Ich habe Probleme.

Frau: Deine Problemchen möchte ich haben. Ich bin den lieben langen Tag auf den Beinen und beklage mich auch nicht.

Mit steht wütend auf und setzt sich vor den Fernseher.

Wie ist Ihre Analyse? Notieren Sie bitte wieder den Buchstaben, der die Ebene kennzeichnet, auf welcher der Satz in erster Linie gemeint ist, und notieren Sie dahinter die Botschaft, also das, was der Sprecher Ihrer Ansicht nach damit vorrangig ausdrücken will, im Wortlaut.

Frau: Du isst ja heute so wenig.

4 Frau meint: ______________________________

4 Mit hört: ______________________________

Mit: Lass mich in Frieden!

5 Mit meint: ______________________________

5 Frau hört: ______________________________

Frau: Ich lasse mir von dir doch nicht den Mund verbieten.

6 Frau meint: ______________________________

6 Mit hört: ______________________________

Mit: Ich habe Probleme.

7 Mit meint: ______________________________

7 Frau hört: ______________________________

Frau: Deine Problemchen möchte ich haben. Ich bin den lieben langen Tag auf den Beinen und beklage mich auch nicht.

8 Frau meint: ______________________________

8 Mit hört: ______________________________

Situation: Am nächsten Morgen betritt der Mitarbeiter das Büro des Chefs.

Chef: Ach ja. Da sind Sie ja. Nehmen Sie doch bitte Platz. Ich wollte da etwas mit Ihnen besprechen.
Mit: Um was geht es denn?
Chef: Frau Müller hat einen Rationalisierungsvorschlag eingereicht. Mich würde interessieren, was Sie davon halten.
Mit: Sie wissen doch, was man von einem solchen Vorschlag zu halten hat.
Chef: Na, dann eben nicht. Wie Sie meinen. Guten Tag.

Wie ist hier Ihre Interpretation? Bitte notieren Sie.

Chef: Ach ja. Da sind Sie ja. Nehmen Sie doch bitte Platz. Ich wollte da etwas mit Ihnen besprechen.

9 Chef meint: ____________________

9 Mit hört: ____________________

Mit: Um was geht es denn?

10 Mit meint: ____________________

10 Chef hört: ____________________

Chef: Frau Müller hat einen Rationalisierungsvorschlag eingereicht. Mich würde interessieren, was Sie davon halten.

11 Chef meint: ____________________

11 Mit hört: ____________________

Mit: Sie wissen doch, was man von einem solchen Vorschlag zu halten hat.

12 Mit meint: ____________________

12 Chef hört: ____________________

Chef: Na, dann eben nicht. Wie Sie meinen. Guten Tag.

13 Chef meint: ____________________

13 Mit hört: ____________________

Vergleichen Sie nun Ihre Version mit folgendem Interpretationsvorschlag (der nur ein Vorschlag sein will – es sind immer, je nach gedachten Situationsumständen, nach Tonfall usw., andere Deutungen denkbar):

Die Situation: Der Chef spricht den Mitarbeiter (Mit) im Labor an. Es entwickelt sich folgender Dialog:

Chef sagt:	Kommen Sie doch bitte morgen früh einmal bei mir vorbei.
Chef meint **I**:	Wir haben etwas miteinander zu besprechen.
Mit hört **A**:	Sie sollen zu mir kommen!
Mit sagt:	Ja, ich glaube, das geht.
Mit meint **S**:	Ich fühle mich unsicher, bin verängstigt.
Chef hört **I**:	Ja, ich werde da sein.
Chef sagt:	Also, ich erwarte Sie dann morgen.
Chef meint **A**:	Seien Sie morgen da!
Mit hört **I**:	Sie haben Mist gebaut. Das kann mit Ihnen so nicht weitergehen.

Situation: Der Mitarbeiter hat Feierabend. Zu Hause entspinnt sich mit seiner Ehefrau das folgende Gespräch:

Frau sagt:	Du isst ja heute so wenig.
Frau meint **A**:	Du musst mehr essen. Ich mache mir Sorgen um dich.
Mit hört **B**:	(Ich mache dir den Vorwurf:) Es schmeckt dir nicht bei mir; darum isst du so wenig.
Mit sagt:	Lass mich in Frieden!
Mit meint **S**:	Ich habe Sorgen, Probleme.
Frau hört **A**:	Halt die Klappe!
Frau sagt:	Ich lasse mir von dir doch nicht den Mund verbieten.
Frau meint **B**:	Du gehst mir mit deinem autoritären Gehabe auf den Keks.
Mit hört **B**:	Ich will mit dir nichts zu tun haben.
Mit sagt:	Ich habe Probleme.
Mit meint **A**:	Lass mich doch bitte im Augenblick in Ruhe.
Frau hört **S**:	Ich bin müde.
Frau sagt:	Deine Problemchen möchte ich haben. Ich bin den lieben langen Tag auf den Beinen und beklage mich auch nicht.
Frau meint **S**:	Ich bin beleidigt.
Mit hört **B**:	Männer sind weinerlich. Ich halte mehr aus als du.

Ehemann steht wütend auf und setzt sich vor den Fernseher.

Situation: Am nächsten Morgen betritt der Mitarbeiter das Büro des Chefs.

Chef sagt:	Ach ja. Da sind Sie ja. Nehmen Sie doch bitte Platz. Ich wollte da etwas mit Ihnen besprechen.
Chef meint **I**:	Ich möchte etwas mit Ihnen besprechen.
Mit hört **B**:	Ich will etwas von Ihnen.
Mit sagt:	Um was geht es denn?
Mit meint **B**:	Was droht mir denn, was gefährdet mich?

Chef hört **S**:	Ich habe Interesse.
Chef sagt:	Frau Müller hat einen Rationalisierungsvorschlag eingereicht. Mich würde interessieren, was Sie davon halten.
Chef meint **A**:	Teilen Sie mir Ihre Meinung zum Vorschlag von Frau Müller mit.
Mit hört **I**:	Sie sollen entlassen werden.
Mit sagt:	Sie wissen doch, was man von einem solchen Vorschlag zu halten hat.
Mit meint **S**:	Ich habe Angst um meinen Arbeitsplatz.
Chef hört **I**:	Ich bin gegen Rationalisierungsmaßnahmen. Oder: Ich bin gegen Frau Müller.
Chef sagt:	Na, dann eben nicht. Wie Sie meinen. Guten Tag.
Chef meint **S**:	Ich resigniere angesichts eines wenig motivierten Mitarbeiters.
Mit hört **A**:	(A als Unbekannte) Was wollte der Chef denn nun wirklich von mir?

Der Mitarbeiter fürchtet um seinen Arbeitsplatz. Diese Gefühlsdisposition erzeugt Denkblockaden. Darum ist er hoch in der Hinsicht disponiert, Aussageebenen zu verwechseln. So kommt's denn auch prompt. Jedes der drei mitgeteilten Gespräche endet für den Mitarbeiter mit einem Konflikt: mit sich selbst, mit seiner Ehefrau, mit seinem Chef.

Aber auch der Chef macht Fehler. Spielen wir die Szene 1 noch einmal durch, diesmal mit folgender Eröffnung durch den Chef:

Chef geht zum Mitarbeiter.
Chef: Herr Mit, Ihr Rat ist wichtig für mich. Ich weiß nicht so recht, was ich von einem Vorschlag halten soll, den Frau Müller gemacht hat. Er betrifft nicht Ihren Aufgabenbereich, sondern den Aufgabenbereich X. Sie wären somit in dieser Sache unparteiisch und könnten die Sachlage gut beurteilen (9).

Wahrscheinlich wäre das Gespräch bei einer solchen Gesprächseröffnung anders verlaufen, da der Chef mit diesem Start alle Aussageniveaus gleichmäßig positiv angesprochen hätte: **B** Ich betrachte Sie als für mich wichtigen Mitarbeiter, den ich unbedingt brauche. **I** Frau Müller hat einen Vorschlag gemacht, den Sie als nicht Beteiligter besonders gut beurteilen könnten. **S** Ich bin mir nicht schlüssig, brauche deshalb Ihren Ratschlag. **A** Geben Sie mir als Unparteiischer einen guten Rat.

4.7 BERATUNG

Während der Gesetzgeber unter Information die wertungsfreie Weitergabe objektiven Wissens versteht, ist Beratung als interaktives Geschehen definiert, bei dem die individuelle Situation des Klienten erfasst wird. Wir unterscheiden demzufolge zwischen Informations- und Beratungsgesprächen. Beratungsgespräche sind immer Problemlösungsgespräche, die im Alltagsgeschäft kaum am HV-Tisch geführt werden können. Problemlösungsgespräche müssen – schon aus Zeitgründen – auf einzelne Fälle begrenzt bleiben. Beratung sollte allerdings nicht nur Verpflichtung sein, sondern vor allem **Chance**.

So die Chance zum Zuhören. Es kann primär nicht Anspruch des Beratungsgespräches sein, Verhaltensmaßregeln zu erteilen, sondern es muss Anliegen des beratenden Gespräches sein, dass der Berater zuerst intensiv zuhört, um auf den Klienten eingehen zu können.

Der Berater sollte sich selbst in erster Linie als „Problemkatalysator" begreifen. Er sollte Hilfe zur Selbsthilfe anbieten. Der Patient muss seine eigene Situation besser verstehen lernen. Schon aus diesem besseren Verstehen heraus kann der Klient nämlich sich selbst dann am Ende effizienter helfen und sich selber am Schopfe aus dem Sumpfe ziehen. Das geht allerdings nur, wenn der Berater beim Patienten schöpferisches Problemlösungspotential freisetzt, um ihn zu einer Konfliktbewältigung aus eigenem Vermögen anzuregen und zu motivieren.

Unter **auxiliärer Gesprächsführung** verstehen wir die Methode, Dialoge so zu gestalten, dass sie andere bei der Selbstfindung und Konfliktlösung unterstützen. In diesem Sinne sollten wir **informieren** und **motivieren**. Das Besondere beim Beratungsgespräch ist, dass der Gesprächs**führende** keineswegs der **Sprechende** ist. Seine Gesprächskunst ist nämlich in erster Linie eine Zuhörkunst.

Die Kunst des Beraters, das Gespräch zu führen, besteht darin, seinem Partner, der, belastet mit Problemen, zu ihm kommt, durch engagiertes Zuhören und durch behutsames Fragen so unter die Arme zu greifen, dass dieser mit zunehmender Einsicht in seine Problemlage und mit gewachsenem Selbstverständnis, verstärkter Selbstfindung und gesicherter Neuorientierung die Gesprächssituation verlässt.

Der Neuorientierung kann insbesondere eine **Neuformulierung** des Problems dienen: Allein schon aufgrund neuer Wortwahl kann sich eine neue Sicht, eine neue An-Sicht einstellen, ein neuer Blickwinkel ergeben. Schon dadurch baut sich der Druck ab, den das Problem aufgebaut hat. Ein durchschautes Problem ist schon fast kein Problem mehr. Der Klient verlässt **entlastet** die Beratung.

Der Berater muss sich also seinem Klienten aufnahmebereit zuwenden. Er sollte Einfühlungsvermögen (Empathie) beweisen, Einfühlung (Identifikation) an den Tag legen und im wörtlichsten Sinne des Wortes **Zuwendung** zeigen, sich seinem Patienten sowohl körperlich als auch geistig zuwenden. **Aufnahmebereite Zuwendung** nennt man demnach die Art und Weise, mit der wir dem Patienten deutlich machen, dass wir bereit sind, auf ihn einzugehen mit dem Ziel, seine Probleme zu lösen respektive sie ihn selbst lösen zu lassen.

Ziel des auxiliären Gespräches ist es, beim Klienten allzu einseitige Wahrnehmungsweisen aufzubrechen, bestehende Vorurteile und problematische Konzepte aufgrund der Analyse zu entzerren, den Patienten dazu zu bringen, seine Gefühle ehrlich auszusprechen und sie selbstbestimmt in voller Bewusstheit anzunehmen, damit er letztlich und in letzter Konsequenz auch die Verantwortung zur Lösung seiner Problemlage selbst übernehmen kann. Wir machen als Berater nur **auxiliäre Angebote**, d. h. Angaben darüber, wie wir dem Patienten helfen wollen.

Was ist das Besondere am Beratungsgespräch im Vergleich mit anderen Gesprächsarten? Während der Beratung suchen Sie nicht nur die Sachangaben Ihres Klienten zu erfassen, sondern Sie suchen auch zu eruieren, wie er sein Problem versteht und erlebt, was er fühlt, denkt, sich wünscht und wie sich sein Problem auf seinen Alltag auswirkt. Das heißt, Sie versuchen in der Beratung nicht nur das Problem des Klienten zu erkunden, sondern auch die Wahrnehmungswelt und das **Bezugssystem** des Patienten, in welches er sein Problem stellt. Unter dem Bezugssystem versteht man das komplexe Raster eines Menschen, das ihn eine Situation oder ein Problem in bestimmter individueller Weise erleben lässt. Es setzt sich zusammen aus seiner Ratio und seiner Emotion, seinen Meinungen, seinen Haltungen, Wertungen, Einstellungen und Wünschen. Sie suchen also, teilnahmevoll eingehend auf den Klienten, mit seinen Augen zu sehen, mit seinen Ohren zu hören und mit seinem Herzen zu fühlen. Sie suchen sich in das Weltbild des Patienten zu versetzen. Jeder Mensch macht in seinem Leben **seine** Erfahrungen. Wir nehmen Informationen aus der Umwelt durch unsere fünf Sinne auf. Die „Landkarte", die jedes Individuum daraus für sich zeichnet, um sich orientieren zu können, ist von Mensch zu Mensch verschieden. Jeder Patient hat aufgrund seiner Erfahrungen eine für ihn spezifische Landkarte. Die Landkarte ist aber nicht gleich dem **Gebiet**. Landkarten können fehlerhaft sein, weiße Stellen aufweisen, die Umgebung verzerrt oder einigermaßen korrekt wiedergeben. Erkunden Sie die Landkarte des Klienten! (10)

Dazu ein Beispiel, das zeigt, wie sehr es auf den Standpunkt ankommt. Ein Mann kommt ins Fegefeuer und trifft dort auf einen alten Bekannten, auf dessen Knien ein wunderhübsches junges Mädchen sitzt. „Fantastisch", meint der Neuankömmling, „ist sie deine Belohnung?" „Nein", sagt der alte Bekannte, „ich bin ihre Strafe!"

Die vier entscheidenden Elemente auxiliärer Gesprächsführung sind:
- Intensives Zuhören
- Zweckdienliches Fragen
- Empathisches (einfühlendes) Erfassen von Emotionen
- Klientenorientiertes Interpretieren der situativen Lage.

Diese vier Komponenten sind allesamt ausgerichtet auf die Lösung des Klientenproblems.

4.8 FEHLER IM BERATUNGSGESPRÄCH

Das Ideal der Beratung ist schwer einzulösen. Oft erliegen wir wieder unseren alten Schwächen, rutschen in unsere falschen Gewohnheiten, machen Fehler. Was machen wir falsch in der Beratung? Wir sprechen, anstatt zuzuhören. Wir stellen die falschen Fragen, weil wir nur von unserem eigenen Horizont, unserer eigenen Landkarte ausgehen. Wir missverstehen den anderen, weil wir nicht erkennen, auf welcher Kommunikationsebene er uns primär ansprechen will. Wir geben uns keine Mühe, die Situation des Gesprächspartners zu begreifen. Wir halten fertige Lehrbuch-Patentlösungen und Rezepte parat, ohne uns zu fragen, ob der Klient sie von uns überhaupt erwünscht und ob sie individuell passen. Wir drängen dem anderen Lösungen auf, statt sie ihn selbst finden zu lassen. Wir machen Vorschläge, bevor der Patient überhaupt Einsicht in seine Lage gewonnen hat. Wir verhalten uns „professionell", anstatt uns empathisch zu zeigen. Wir nehmen den andern nicht an, sondern weisen ihn ab. Wir akzeptieren den anderen nicht als Persönlichkeit, sondern lehnen ihn (unbewusst) ab, behandeln ihn vielleicht als **schwierigen Patienten** oder Kunden.

Das heißt: In dem Augenblick raten wir aus einer Ratgeberhaltung heraus, geben einen regelrechten Rat-**Schlag**. Es gilt jedoch die Regel, primär auszugehen von der Patienten- respektive Kundenperspektive, also die Ratgeberhaltung, das „Ratgeben-aus-Berater-Sicht" (11) (erst einmal) hintanzustellen und das Raten als Problemlösungsauftrag zu begreifen. Es gilt kundenzentriert zu beraten, weniger beraterzentriert. Es gilt nicht-direktiv vorzugehen. Non-direktiv vorzugehen bedeutet, sich selbst zurückzuhalten und vom Klienten auszugehen. Der Schritt zum beraterzentrierten Beraten sollte, wenn er denn getan wird, eher in Ausnahmefällen und nur ganz bewusst vollzogen werden.

RATSCHLÄGE SIND AUCH SCHLÄGE

Die Ratgeberhaltung ist insofern problematisch, als sie leicht asymmetrische Kommunikation erzeugen kann. Unter **symmetrischer** (oder **unverzerrter**) Kommunikation verstehen wir eine Kommunikation, bei welcher die Gesprächspartner gleichwertig sind. Unter **asymmetrischer** (oder **verzerrter**) Kommunikation verstehen wir eine Kommunikation, bei der die Kommunikationspartner nicht gleichberechtigt sind, bei der einer der Partner eine dominierende Stellung hat, bei der er die Situation beherrscht, die „Situationsmacht" besitzt. Der Ratgeber kennt sich aufgrund seines Fachwissens eben besser aus und läuft daher Gefahr, seine durch sein Wissen begründete Dominanz auszuspielen. Das kann gerade dann der Fall sein, wenn er, scheinbar uneigennützig, seine **Hilfe** anbietet. Es mag ihm auch gar nicht bewusst sein. „Das Angebot oder die Gewährung von Hilfe hat ähnlich wie die Sympathiebekundung immer etwas Paradoxes. Insoweit das Angebot den Bedürfnissen des Hilfsempfängers entgegenkommt, ist es ein großzügiger Zug, der von Anteilnahme zeugt und persönliche Beziehungen festigt. Doch asymmetrisch gesehen, übernimmt derjenige, der die Hilfe gewährt, eine überlegene Position gegenüber demjenigen, dem Hilfe angeboten wird. In Anlehnung an die Terminologie von Gregory Bateson könnten wir die Hilfe als eigentliche **Mitteilung** – als die offensichtliche Bedeutung des Vorganges – verstehen. Aber gleichzeitig verbindet sich der Akt des Helfens mit **Metamitteilungen** – das heißt mit Informationen darüber, welche Beziehungen zwischen den Beteiligten bestehen, welche Haltung sie zu ihren Worten und Handlungen und zu den Empfängern dieser Worte und Handlungen einnehmen. Mit anderen Worten – die Mitteilung des Helfens lautet: ‚Dies ist gut für dich.' Aber die faktische Gewährung von Hilfe sendet vielleicht die Metamitteilung: ‚Ich bin kompetenter als du' – und so gesehen, ist die Hilfe vor allem gut für den Helfenden." (12)

Es kommt also gerade in Beratungsgesprächen darauf an, potentielle Dominanz von Anfang an herunterzuspielen, wahrscheinliche Situationsmacht klein zu halten. Das erreicht man u. a. dadurch, wie man etwas sagt und tut, wie man die Worte wählt, wie man sie mit Mimik und Gestik begleitet und in welchem Tonfall man sie sagt. Jeden Anflug von Besserwisserei sollten wir tunlichst vermeiden. Wir sollten andere durch unser Hilfsangebot nicht beschämen und versuchen, eine möglichst symmetrische Kommunikationssituation herzustellen.

UNSTRUKTURIERTE BERATUNG

Weitere Fehler während der Beratung: Wir bringen keine Struktur in den Dialog, setzen keinen klaren Anfang, kein klares Ziel, finden keinen deutlichen Abschluss, irren vielmehr chaotisch von Punkt zu Punkt. Wir erzeugen Zeitdruck, lassen spüren, dass wir eigentlich im Augenblick keine Zeit haben, anstatt uns die Ruhe für das Gespräch zu nehmen und entsprechend vorzuplanen (oder das Gespräch gegebenenfalls lieber zu verschieben – ein verschobenes Beratungsgespräch ist wesentlich besser als ein schlecht geführtes).

Wir verkennen Ängste des Patienten, ja erzeugen sie gar. Wir weisen an, statt zu motivieren. Wir gehen von der immer falschen Voraussetzung aus, dass unsere Realität gleichbedeutend, identisch mit der Realität des Klienten ist (13). Wir machen uns nicht bewusst, dass die Sprache **das** entscheidende Medium des Beraters ist, dass Verletzungen durch Worte schlimmer sein können als Wunden von Messern.

BERATUNG UNTER ZEITDRUCK

Ein Beratungsgespräch wird nicht gelingen ohne genügend **Zeit**. Wenn der Klient fühlt, dass die Ernährungsfachkraft Zeit für ihn hat, so ist dies ein probates und effizientes Psychopharmakon. Untersuchungen haben ergeben, dass Patienten die Zufriedenheit mit einem Arzt viel weniger davon abhängig machen, wie sie seine fachliche Kompetenz einschätzen, als davon, wie sie sich von ihm angenommen und persönlich behandelt fühlen. Und ebenso wollen sie auch von der Ernährungskraft behandelt werden, wünschen sich Verständnis für ihre Unsicherheiten, ihre Widersprüche, ihre Fehler, wünschen sich Akzeptanz, Verstehen, Zuwendung, Freundlichkeit, Erlebnis, persönliche Beratung und Betreuung (14).

Zu den Grundregeln der Kommunikation zählt das Postulat, dass die Kommunikation nicht **technizistisch** verstanden werden darf. Grundbedingung aller gelungenen Kommunikation ist immer noch, dass sie von Herzen kommt: „Achten Sie immer darauf, daß Sie auch das ausstrahlen, was Sie auf den Kunden übertragen wollen. Interpersonale Übertragung von Zuneigung ist nämlich nur bei einem echten Zuneigungsgefühl für den Kunden möglich." (15) Dem **widerspricht** der „Zwang, gut drauf zu sein" (16). Denn folgen wir dem, geraten wir nur in eine **Lächeltechnologie**. Der Beruf der Ernährungsfachkraft ist kein „Lächelberuf" (17). Das ist also das Paradox und das Dilemma, in dem wir uns befinden: Wir sollen von Herzen freundlich sein. Aber wie? Geht das immer? Wie fast alles hat die Forderung nach besserer Kommunikation ihre zwei Seiten. Mit Äußerlichkeiten aber ist es nicht getan.

BERATUNGSSÜNDEN

Der Berater

- Spricht primär, anstatt zuzuhören
- Stellt keine oder die falschen Fragen
- Führt das Gespräch ohne konkretes Ziel
- Stellt sich nicht auf die „Landkarte" des Patienten ein
- Erkennt die Primärbotschaft nicht
- Serviert fertige Lösungen ohne individuellen Patientenbezug
- Verhält sich „professionell" statt empathisch
- Kommuniziert asymmetrisch
- Übt Zeitdruck aus
- Erzeugt Ängste
- Lässt Flexibilität vermissen
- Wendet Kommunikationsmittel technizistisch an.

All die genannten Umstände müsste die Ernährungsfachkraft bei Beratungen beachten. Diese Kommunikationsbemühungen werden allerdings nur dann von Erfolg gekrönt sein, wenn es nicht bei Bücherwissen bleibt, sondern die **Einsicht** zur **Erfahrung** und zu gelebtem Leben wird. Lektüre allein genügt nicht. Weder die Lektüre dieses Kapitels noch die schlauer Bücher werden helfen, wenn nicht praktische Übung hinzutritt. Naturtalente sind selten.

Novalis sagt es in einem seiner Fragmente so: „Die Medizin muß noch ganz anders werden. Lebenskunstlehre und Lebensnaturlehre. [...] Die vollendete Physik wird die universelle Lebenskunstlehre sein." (18) Um diese zu lehren, sind gute Berater vonnöten. Gute Berater leben von ihrer Beratungskompetenz. Beratungskompetenz setzt das Wissen von Kommunikation und Metakommunikation voraus.

Literatur und Fußnoten

[1] Novalis: Werke und Briefe in einem Band, hg. v. Alfred Kelletat, (Jubiläumsbibliothek der deutschen Literatur) Gütersloh: Bertelsmann Reinhard Mohn et al. o. J., 493.

[2] Geisler, Linus: Arzt und Patient – Begegnung im Gespräch. Wirklichkeit und Wege, Frankfurt a. M.: Pharma 3. Aufl. 1992, 9.

[3] Vgl. Kropiunigg, Ulrich: Psyche und Immunsystem. Psychoneuroimmunologische Untersuchungen, Mit einem Geleitwort v. E. Ringel, Wien, New York: Springer 1990. Miketta, Gaby: Netzwerk Mensch. Den Verbindungen von Körper und Seele auf der Spur, Reinbek bei Hamburg: Rowohlt Taschenbuch Verlag 1994.

[4] Vgl. dazu auch Fittkau, Bernd, Hans-Martin Müller-Wolf, Friedemann Schulz von Thun: Kommunizieren lernen (und umlernen). Trainingskonzeptionen und Erfahrungen, Unter Mitarbeit v. Heide Fittkau-Garthe, Klaus-Ulrich Müller-Wolf, Clemens Warns, (Psychologie und Erziehung/Westermann-Taschenbuch 162) Braunschweig: Georg Westermann 1977, 11.

[5] Vgl. Bühler, Karl: Sprachtheorie. Die Darstellungsfunktion der Sprache, Mit einem Geleitwort v. Friedrich Kainz, Ungekürzter Neudruck der Ausgabe von 1934 (Jena, Gustav Fischer), Stuttgart, New York: Gustav Fischer 1982, 24–33. Bühler geht allerdings nur von drei Aspekten der Nachricht aus: Darstellung (= Inhalt, Sachinformation), Ausdruck (= Selbstoffenbarung), Appell. Paul Watzlawick hat nur zwei Aspekte der Sprachäußerung ausgemacht: die Sach- und die Beziehungsebene; s. Watzlawick, Paul, Janet H. Beavin, Don D. Jackson: Menschliche Kommunikation. Formen, Störungen, Paradoxien, Bern, Stuttgart, Toronto: Hans Huber 8. Aufl. 1990, 53–56. Die Leistung von Schulz von Thun besteht darin, Bühler und Watzlawick zum Quartett der Äußerungsfunktionen gemixt zu haben; s. Schulz von Thun, Friedemann: Miteinander reden 1. Störungen und Klärungen. Allgemeine Psychologie der Kommunikation, Reinbek bei Hamburg: Rowohlt Taschenbuch Verlag 1989, 13–14, 25–30 (dort auch das Ampel-Grün-Beispiel).

[6] Zur Beschreibung der drei Ich-Zustände vgl. Bremerich-Vos, Albert: Anmerkungen zu Kommunikationstrainings auf der Basis der sogenannten Transaktionsanalyse, in: Bernd Spillner (Hg.), Wirtschaft und Sprache, Kongreßbeiträge zur 22. Jahrestagung der Gesellschaft für Angewandte Linguistik GAL e. V., (forum Angewandte Linguistik 23) Frankfurt a. M., Berlin, Bern, New York, Paris, Wien: Peter Lang 1992, 72–92, 75–76; Geest, Hans van der: Du hast mich angesprochen. Die Wirkung von Gottesdienst und Predigt, Zürich: TVZ Theologischer Verlag Zürich 1978, 106–107; Ammelburg, Gerd: Gesprächsführung in der Apotheke, (Govi-Sachbuch für Apotheker) Frankfurt a. M.: Govi Pharmazeutischer Verlag 2. Aufl. 1983, 41–45.

[7] Vgl. zu diesem Beispiel Lay, Rupert: Führen durch das Wort, Reinbek bei Hamburg: Rowohlt Taschenbuch Verlag 1981, 170–171.

[8] In Anlehnung an Pudel, Volker: Praxis der Ernährungsberatung, Berlin, Heidelberg, New York, London, Paris, Tokyo, Hong Kong, Barcelona: Springer 2. Aufl. 1991, 109–110, 88, 90–91.

[9] Vgl. Lay, Rupert: Führen durch das Wort, 193–195.

[10] Vgl. Dahmer, Hella, Jürgen Dahmer: Gesprächsführung. Eine praktische Anleitung, Stuttgart, New York: Georg Thieme 2. Aufl. 1989, 3–7, 17–19; Geisler, Linus: Arzt und Patient – Begegnung im Gespräch, 52.

[11] Allhoff, Dieter-W.: 1:0 für den Berater. Anmerkungen zur interdisziplinären Forschung, in: sprechen, April 1984, 39–47, 42.

[12] Tannen, Deborah: Du kannst mich einfach nicht verstehen. Warum Männer und Frauen aneinander vorbeireden, Übers. Maren Klostermann, Frankfurt a. M., Wien: Büchergilde Gutenberg o. J., 28–29. Vgl. Tannen, Deborah: You Just Don't Understand. Women and Men in Conversation, New York: Ballantine Books 1991, 32 (im Kapitel „The Mixed Metamessages of Help").

[13] Vgl. Maeck, Horst: Das zielbezogene Gespräch, (Reihe: Erfolg in Beruf und Alltag) Düsseldorf: VDI-Verlag, Verlag des Vereins Deutscher Ingenieure 1987, 45–46; Geisler, Linus: Arzt und Patient – Begegnung im Gespräch, 9.

[14] Vgl. Küpper, Karin: Die beratungsaktive Apotheke. Information und Beratung durch den Apotheker, Unter Mitarbeit v. Jürgen v. Troschke, Frankfurt a. M.: Govi Pharmazeutischer Verlag 1989, 24, s. a. 29.

[15] Anterist-Neumann, Angela, Lutz R. Neumann: Kunden durch Zuneigung gewinnen und binden. Verkaufserfolg durch die richtige Kommunikation mit dem Kunden, in: MGDA-Dialog, H. 1/94, 5–7, 6.

[16] Vgl. den mit Recht kritischen Bericht zum grassierenden kommunikativen Zwang von Ernst, Heiko: Gut Drauf Sein, Unter Mitarbeit v. Brigitte Büscher, in: stern, Nr. 15, 7. April 1994, 46–52. Originalzitat von der Titelseite dieser Stern-Ausgabe.

[17] Geisler, Linus: Arzt und Patient – Begegnung im Gespräch, 119.

[18] Novalis: Werke und Briefe in einem Band, 487.

5. Motivation und Complianceförderung

5.1 MOTIVATION

Das Zauberwort Motivation ist in aller Munde. Probleme im Betrieb werden auf mangelnde Motivation der Mitarbeiter zurückgeführt, Hochleistungssportler waren auf den Wettkampf „mental nicht richtig eingestellt", und letztlich ist auch gesundheitsbewusstes Verhalten eine Frage der Motivation. Ohne Motivation bewegt sich nichts, aber durch eine entsprechende Motivation ist nahezu alles möglich. Wie Friedrich Nietzsche es formulierte:
„Es ist nicht genug, eine Sache zu beweisen. Man muß die Menschen zu ihr auch noch verführen."

5.1.1 WAS IST „MOTIVATION"?

Motivation leitet sich ab vom lateinischen „movere" = **bewegen, antreiben**. Sie ist also das, was Menschen in Aktion versetzt, der Grund für eine Handlung oder Einstellung. Nun kann diese Bewegung für ein Individuum sowohl positive als auch negative Konsequenzen haben. Dementsprechend differenzieren wir zwischen den Begriffen Motivation und Manipulation.

„Motivieren" bedeutet, einen Menschen **unter Berücksichtigung seiner persönlichen (emotionalen) Bedürfnisse** zu einem neuen Verhalten zu bewegen.

Unter „Manipulation" hingegen versteht man eine Verhaltensmodifikation, bei der die persönlichen und emotionalen Bedürfnisse **nicht** berücksichtigt werden.

Motivation ist die Grundlage des Lebens. Ohne Motivation kein Leben und Überleben. Was für Motive sind das, die uns leiten, bewegen, antreiben?

Nach Maslow (1) deutet die gegenwärtige wissenschaftliche Beweislage an, „daß die einzige vernünftige und tragfähige Basis, auf der man irgendeine Klassifizierung des Motivationslebens errichten kann, aus den grundlegenden Zielen oder Bedürfnissen [eines Menschen] besteht".

Maslow unterscheidet die **physiologischen Grundbedürfnisse** (Nahrung, Wasser, Schlaf, Wärme), die **Sicherheitsbedürfnisse** (Stabilität, Ordnung, Gesetze, Geborgenheit, Schutz, Angstfreiheit, Bedürfnis nach Struktur und Grenzen) und **übergeordnete Bedürfnisse**. Hierzu gehören insbesondere das Bedürfnis nach Zugehörigkeit und Liebe, das Bedürfnis nach (sozialer) Anerkennung, das Bedürfnis nach Selbstverwirklichung und die ästhetischen Bedürfnisse (siehe Abb. 5.1).

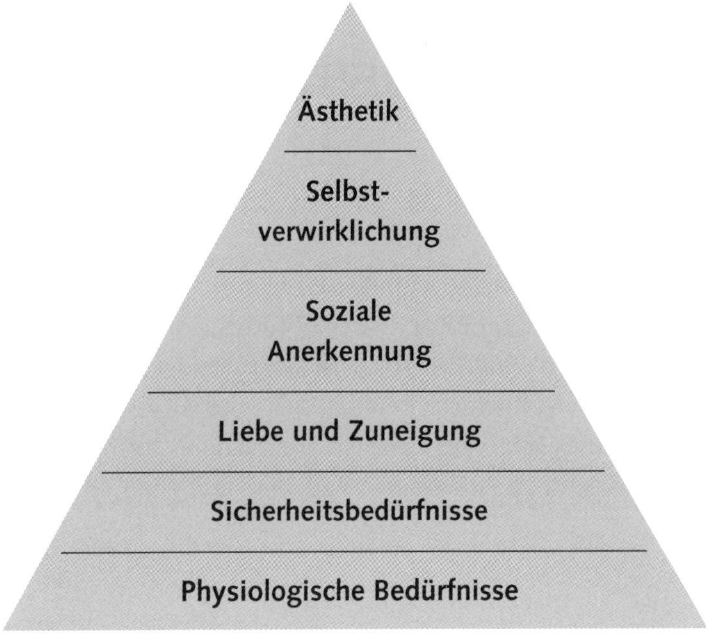
Ästhetik
Selbst-
verwirklichung
Soziale
Anerkennung
Liebe und Zuneigung
Sicherheitsbedürfnisse
Physiologische Bedürfnisse

Abb. 5.1 Bedürfnispyramide in Anlehnung an Maslow

Ein Mensch, der im physiologischen Sinne hungert, ist in seinem Denken und Handeln einzig auf ein Ziel ausgerichtet, nämlich dieses Nahrungsbedürfnis zu befriedigen. Sobald die physiologischen Grundbedürfnisse erfüllt sind, tauchen aus dem Ensemble der Sicherheitsbedürfnisse neue Motive auf, sind diese wiederum befriedigt, so werden aus den übergeordneten Bedürfnissen weitere Beweggründe aktiv. Die Rangordnung der Bedürfnisse ist bei jedem Individuum unterschiedlich ausgeprägt und darüber hinaus intraindividuell dynamisch: Immer dann, wenn das dringlichste Motiv befriedigt ist, sinkt eben dieses Motiv auf eine weniger dringliche Stufe des Dreiecks, und ein anderes Motiv setzt sich an die erste Stelle. Damit ist der Mensch im Grunde nie zufrieden, was eindrucksvoll schon von den Brüdern Grimm im Märchen „Der Fischer und seine Frau" beschrieben wurde. Die hier gewählte Reihenfolge ist somit permutierbar. An der Spitze des Dreiecks steht immer dasjenige Bedürfnis, das am wenigsten, an der Basis jenes, welches am stärksten befriedigt ist. Die Anordnung der Bedürfnisse entspricht somit der Motivationshierarchie.

5.1.2 WIE KANN MAN MENSCHEN ZU EINEM GESUNDHEITSFÖRDERLICHEN VERHALTEN MOTIVIEREN?

Für dieses Problem kann es keine Patentlösung, kein Rezept geben, das allzeit seine zauberhafte Wirkung entfaltet. Die Motive für das Handeln sind nach der Bedürfnispyramide verschieden. Man kann nicht motivieren, wenn Bedürfnisse und Wünsche nicht bekannt sind. Voraussetzung für eine erfolgreiche Motivation ist somit die Fahndung nach unbefriedigten Bedürfnissen.

Motivation kann daher nicht als Methode erlernt oder geschult werden, sondern ergibt sich aus den Bedürfnissen des Einzelnen!

Entscheidend ist somit die Frage: Welche Motive haben einen Menschen **bisher** bestimmt? Hier kann das motivationsdiagnostische Raster nach Correll (2) eine Hilfe bieten. Im Wesentlichen werden dabei die o. g. Bedürfnisse in Fragen gekleidet. Diese Fragen können für den Berater ein wichtiges motivationsanalytisches Werkzeug sein. Selbstverständlich ist es nicht möglich, den Patienten direkt zu befragen, nach dem Motto: „Sind Sie mit Ihrem sozialen Status zufrieden?" Die Blöße eines Nein wird sich wohl niemand geben. Aber der Gesprächspartner verrät durch sein Auftreten, die Kleidung, die Körperhaltung, die Art der Sprache und natürlich durch die Gesprächsinhalte viel über die Motive, die sein Leben bestimmen.

Correll schreibt dazu (3):
„Typisch für Nr. 1 [Grundmotiv soziale Anerkennung] wäre vielleicht eine Tendenz zum Modisch-Extravaganten in der Kleidung [...] oder auch der Hinweis auf Außergewöhnliches durch allerlei exklusive ‚Kleinigkeiten' bei der Kleidung. Die Körperhaltung dürfte aufrecht und die Gestik ausladend sein, die Körperbewegungen eher lässig und großzügig als ängstlich und beherrscht.
Anders wäre sicherlich der Motivationstyp Nr. 2 [Grundmotiv Streben nach Sicherheit und Geborgenheit] einzustufen. Hier würde es sich um eine Tendenz zur ‚Solidität' in der Kleidung handeln, die auf Kosten der modischen ‚Neuheit' eher konservativ, angepaßt, unauffällig und sozusagen ‚strapazierfähig' wirkt. Auch die Körperhaltung und Mimik und Gestik wirken eher unauffällig und auf Anpassung bedacht bis sogar unterwürfig."

Ansatzpunkte für eine erfolgreiche Motivation bieten somit die unbefriedigten Bedürfnisse. Gesundheitsschädliches Verhalten ist zumeist auf diese unbefriedigten Bedürfnisse zurückzuführen. So kann Arbeitslosigkeit infolge des Verlustes von sozialer Anerkennung, Sicherheit und Selbstachtung zu schweren gesundheitlichen Schäden führen. Fehlende oder nicht ausreichende familiäre Bindungen (Liebe) können zu Problemen im Vertrauensbereich führen ebenso wie mangelnde Zuwendung und Geborgenheit. Zur Kompensation dieser Defizite werden Ersatzhandlungen vorgenommen (z. B. Alkohol-, Medikamenten-, Drogenmissbrauch), die zumeist die Gesundheit gefährden. Finden Sie heraus, welche „positiven Effekte" ein gesundheitliches Fehlverhalten im Leben des Patienten bewirkt (so genannter sekundärer Gewinn), welche Defizite vermeintlich kompensiert werden. Kennen Sie diese Aspekte, dann haben Sie einen wirkungsvollen Ansatzpunkt, um ein Verhalten zu verändern, um zu motivieren. Es ist dann an Ihnen, kreativ neue Wege aufzuzeigen und einzuüben, die den gleichen oder einen ähnlich positiven Effekt ohne die negativen gesundheitlichen Folgen garantieren. Hier sind Sie mehr als Mensch denn als Fachfrau/mann gefragt. Für einen Übergewichtigen könnte dies z. B. bedeuten, gezielte Methoden zur Entspannung zu erlernen. Für den Raucher könnte es bedeuten, andere Möglichkeiten zu erlernen, mit Stress umzugehen oder sich Leistungsressourcen zugänglich zu machen. Schon ein klärendes Gespräch mit dem Patienten und das Zuführen zu einem Spezialisten sind nicht zu unterschätzende Hilfestellungen seitens des Ernährungsberaters.

Aus diesen Gründen ist eine zielgerichtete Motivation hin zu einem gesundheitsförderlichen Verhalten auch nicht massenmedial möglich, sondern nur im **Gespräch**. Nur wenn Menschen sich öffnen und Motive für bisheriges Handeln sichtbar werden, besteht die Möglichkeit, zielgerichtet anders zu motivieren, so dass sie freiwillig und gern ein neues Verhalten annehmen. Informationen allein besitzen **keine** gerichtete motivierende Kraft. Nahezu jedem Adipösen ist bekannt, dass Übergewicht der Gesundheit schadet. Die Information allein besitzt aber bekanntermaßen keine motivierende Kraft. Wenn durch eine neue Information ein anderes Verhalten eingeleitet wird (wie das z. B. bei der Werbung der Fall ist), so wird eine bereits vorhandene Motivations(Manipulations)strategie ausgenutzt. Wie beim Gießkannenprinzip werden Informationen über die Zielgruppe verstreut. Passt die Information zufällig zu einer vorhandenen Motivationsstrategie, so wird diese in Gang gesetzt. Die Grundstruktur der Werbung ist dabei stets gleich: Wenn der Kunde etwas sein, tun oder erleben möchte, so muss hierzu ein Produkt oder eine Dienstleistung erworben werden. Der „motivierende Charakter" resultiert dabei aus dem Wunsch, einer Zielprojektion – dem Vorbild der Werbung – zu entsprechen. Der Weg zu diesem Ziel führt nur über das offerierte Produkt bzw. die angebotene Dienstleistung.

Im Rahmen der Verhaltensprävention steht jedoch ein Individuum im Mittelpunkt: der Patient. Der Berater hat die Möglichkeit, die Reaktionen des Gesprächspartners zu beobachten und darauf zu reagieren. Er erhält ein Feedback. Damit besteht – im Gegensatz zur Werbung – die Chance, den Patienten tatsächlich zu erreichen und zielgerichtet zu motivieren. Wenn die Zielprojektion der jeweiligen Werbung den Betrachter nicht anspricht, bleibt sie erfolglos. **Nur im Gespräch besteht die Möglichkeit, maßgeschneidert zu motivieren.** Da die Ursachen für ein gesundheitsgefährdendes Verhalten zumeist sehr komplex sind (im Gegensatz zu den Ursachen für das Nicht-Erwerben eines Produktes), kann eine massenmediale Motivation mit den üblichen werbetechnischen Möglichkeiten, wie sie von vielen Krankenkassen versucht wird, nicht fruchten. Wer glaubt, Therapietreue des Patienten durch Rundfunk-, Fernseh-, Schaufensterwerbung oder Handzettel erreichen zu können, irrt. Überzeugungs- bzw. Motivationsmethoden können nur wirksam sein, wenn sie individualisiert sind; sie lassen sich nicht schematisieren. Gesundes Verhalten resultiert demnach nicht allein aus Informationen, belehrenden Worten oder guten Ratschlägen, sondern vielmehr aus der motivierenden Wirkung, die von der Persönlichkeit des Gesundheitserziehers im Gespräch ausgeht (4). Unser Ziel besteht darin, Sie in der Erkennung von Motiven und Motivationsstrategien stärker zu sensibilisieren, um eine zielgerichtete Motivation hin auf ein gesundheitsförderliches Verhalten zu erleichtern.

5.1.3 WAS SIND MOTIVATIONSSTRATEGIEN?

Motivationsstrategien sind Mechanismen, die zumeist unbewusst ablaufen, um in Richtung auf das angestrebte Ziel zu gehen, sich in Bewegung zu setzen.

MOTIVATIONSÜBUNG

Hierzu zunächst eine kleine Übung. Ziel der Übung ist es, Ihre eigenen Motivationsstrategien zu analysieren. Lassen Sie sich für diese Aufgabe (Situation 1 bis 3) ruhig etwas Zeit. Zum Teil sind die Motivationsstrategien – vor allem für regelmäßig auszuführende Aufgaben – so automatisiert und damit rasch ablaufend, dass wir uns ihrer nicht bewusst sind.

Führen Sie die Übung mit einer weiteren Person durch, um Unterschiede oder Ähnlichkeiten in den Motivationsstrategien zu erkennen.

Situation 1
Wie schaffen Sie es, morgens aufzustehen? Was genau erleben Sie (innere Bilder, Stimmen, Gefühle), bevor Sie aufstehen?

____

____

____

____

____

____

____

Situation 2
Überlegen Sie sich eine unangenehme Pflichtaufgabe, die regelmäßig von Ihnen erfüllt werden muss (Aufgaben im Haushalt, Steuererklärung). Wie schaffen Sie es dennoch, diese Aufgabe zu erfüllen?

____

____

____

____

____

____

Situation 3
Denken Sie bitte an angenehme Dinge wie z. B. ein Hobby. Was genau erleben Sie (innere Bilder, Stimmen, Gefühle), bevor Sie Lust haben, Ihrem Hobby nachzugehen?

Es ist schon eine interessante Selbsterfahrung, die eigenen Motivationsstrategien und die anderer Menschen zu untersuchen. In unseren Seminaren erleben wir immer wieder eine ungeheure Fülle verschiedener Motivationsstrategien.

Zur Situation 1 wurde z. B. folgendes berichtet:

- „Wenn der Wecker klingelt, stelle ich mir einen reich gedeckten Frühstückstisch mit heißem Kaffee, warmen Brötchen und einem schönen Frühstücksei vor. Ich rieche den Duft des Kaffees und stelle mir den Duft einer Backstube vor. Ich freue mich dann so auf das Frühstück, dass ich keine Probleme habe aufzustehen."
- „Morgens, wenn der Radiowecker ertönt, drücke ich erstmal die Schlummertaste. Mir gehen dann meistens sofort einige Probleme mit der Arbeit durch den Kopf, und ich bedaure, dass die Traumzeit vorüber ist. Letztlich stehe ich dann auf, weil ich mir ausmale, was passiert, wenn ich meine Pflicht nicht erfülle und was daraus an unangenehmen Folgen für mich resultieren könnte."
- „Ich recke und strecke mich dann erst einmal so richtig und genieße das angenehme Gefühl des Ausgeschlafenseins. Ich stelle mir dann vor, wie gut ich mich nach dem Duschen und Anziehen fühlen werde. Ich fühle mich dann einfach sehr wohl in meiner Haut."

Aus diesen Übungen lassen sich drei Ergebnisse ableiten:
1. Je nach Situation werden unterschiedliche Motivationsmechanismen verwendet.
2. Jeder Mensch verfügt über eigene, individuelle Motivationsstrategien, die nur bedingt auf andere Menschen übertragbar sind.
3. Einige Menschen motivieren sich durch eine positive Zielprojektion, indem sie Anreize für ein Verhalten schaffen, andere, indem sie sich negative Konsequenzen ausmalen und den entstehenden Druck oder Ängste als motivierende Kraft nutzen.

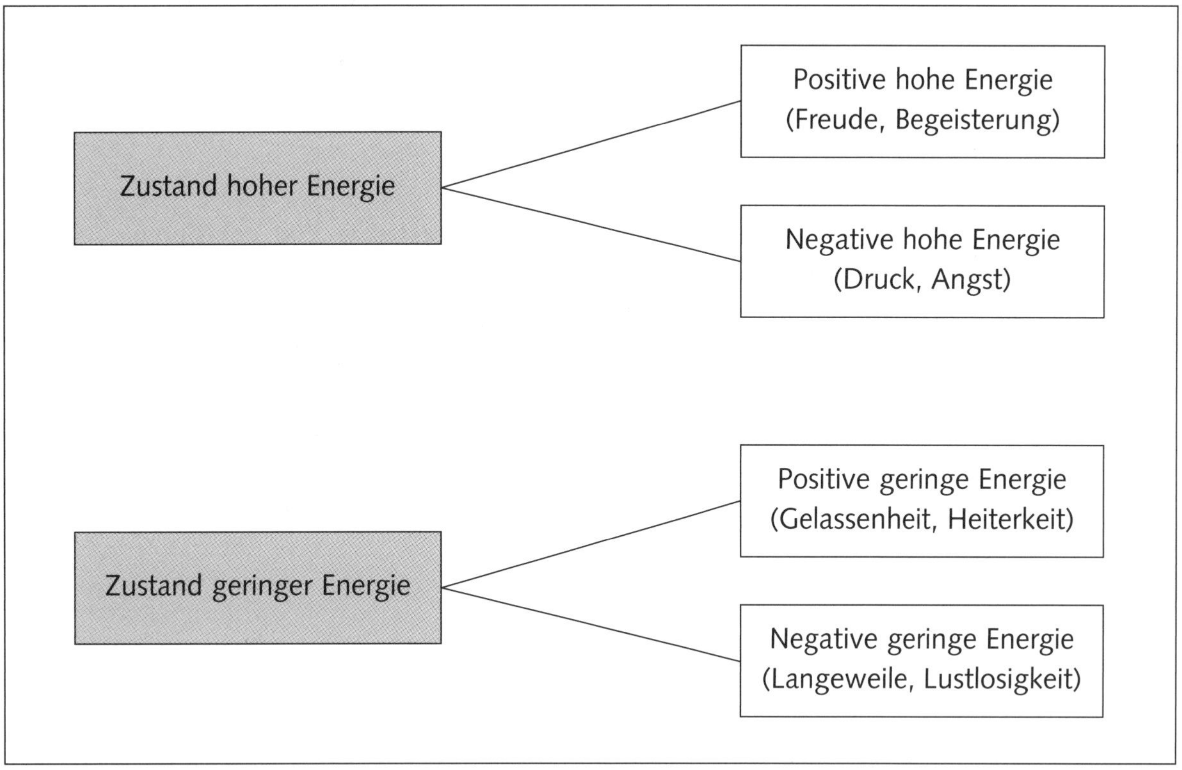

Abb. 5.2 Vier energetische Zustände bei Athleten

An dieser Stelle ist ein Ausflug in die Welt des Spitzensports interessant. In den USA trainiert James Loehr bereits seit mehreren Jahren sehr erfolgreich Spitzensportler. Loehr interessiert sich dabei insbesondere für die psychische Seite der Spitzensportler, die Art der mentalen Wettkampfvorbereitung und die Selbstmotivation. Loehr unterscheidet bei den Athleten vier energetische Zustände (siehe Abb. 5.2) (5).

Von den untersuchten Höchstleistungen wurden **alle im Zustand hoher positiver Energie geleistet** (100 %). Loehr veranschlagt die Leistung aus hoher negativer Energie auf 60 % der maximalen Leistungsfähigkeit. Das bedeutet: Unter Druck, verbunden mit Gefühlen der Angst, stehen nur knapp 60 % der Energie zur Verfügung.

5.1.4 DAUERHAFTE MOTIVATION

Im Hinblick auf eine Verhaltensprävention bzw. Therapietreue bedeutet dies, dass eine Motivation zu einem gesundheitsförderlichen Verhalten nicht auf Angst vor gesundheitlichen Folgen basieren sollte. Dem Klienten die negativen Konsequenzen seiner bisherigen Lebens- und Verhaltensweise auszumalen, sozusagen negativ zu motivieren, hat wenig Wert. Eine **dauerhafte Motivation** ist nur durch positive Anreize möglich. Schaffen Sie eine möglichst attraktive Zielprojektion! Im Mittelpunkt sollte nicht etwa die Verhaltensänderung stehen, die der Klient zur Erhaltung oder Wiedererlangung der Gesundheit durchführen soll, sondern der hieraus resultierende Nutzen, d.h. Verbesserung oder Erhalt des Wohlbefindens, Lebensqualität, Erlebnisfähigkeit, Lebensverlängerung, Mobilität. Um diese Zielprojektion möglichst attraktiv zu gestalten, verwickeln Sie Ihr Gegenüber in ein Gespräch, z. B. über Hobbys oder Freizeitgestaltung. Versuchen Sie diese Informationen mit dem Nutzen zu verbinden und Bedürfnisse nach dem projizierten Ziel zu wecken.

Also: Um erfolgreich zu motivieren, sollten wir das angestrebte Ziel anvisieren. Dieses Ziel muss Begehrlichkeiten im Patienten wecken. Erfolgreiche und dauerhafte Motivation kann nicht auf einem Fundament der Angst gedeihen.

Fragen Sie sich also:
- Welche gesundheitlichen Vorteile resultieren für den Klienten aus einer Einnahme oder Verhaltensweise?
- Welche Möglichkeiten bleiben dem Klienten erhalten, oder welche gewinnt er neu durch eine verbesserte Gesundheit?

ÜBUNG ZUR DAUERHAFTEN MOTIVATION

Beschreiben Sie die Vorteile, die für den Klienten aus einer konsequenten Befolgung der nachfolgenden Maßnahmen resultieren.

- Konsequente Einhaltung einer Diabetes-Diät.
- Konsequente Senkung von Übergewicht.
- Reduktion des Cholesteringehaltes der Nahrung zur Senkung des Cholesterinspiegels.
- Konsequente Reduktion des Fettanteils in der Nahrung.

ÜBUNG ZUM NEGATIVEN/POSITIVEN MOTIVATIONSTYP

Wandeln Sie die nachfolgenden Aussagen eines Beratungsgespräches in den gegenteiligen Motivationstyp um!

- Wenn Sie diese Appetitzügler ständig einnehmen, dauert es nicht mehr lange, und Sie werden süchtig.

- Wenn Sie das Abführmittel noch länger einnehmen, dann bekommen Sie irgendwann Darmkrebs.

- Mit gut eingestellten Blutzuckerwerten können Sie Ihren Körper sehr viel länger gesund und fit erhalten.

- Mäßige sportliche Aktivität kann nach einem überstandenen Herzinfarkt wahre Wunder wirken. Oftmals kann man sogar einen Teil der Herzschädigungen rückgängig machen, zumindest fühlen sich die Teilnehmer von Herzsportgruppen körperlich sehr viel wohler.

5.2 COMPLIANCE

5.2.1 DEFINITION

Compliance wird als die Bereitschaft eines Patienten zur Mitarbeit bei diagnostischen oder therapeutischen Maßnahmen definiert, d.h. als Zuverlässigkeit, mit der Anweisungen befolgt werden. Die Compliance ist u.a. abhängig von der Persönlichkeit, dem Krankheitsverständnis und dem Leidensdruck des Klienten.

Der Begriff „Compliance" ist ein Beispiel für die zahlreichen nicht notwendigen und missverständlichen Anglizismen. Zum einen wird der Begriff im Bereich der Physiologie im Sinne von „Dehnbarkeit", „Elastizität" (z.B. von Muskelgewebe) verwendet, zum anderen sind die Bedeutungen „Unterwürfigkeit" und „Willfährigkeit" keinesfalls mit den Zielen der so genannten „Complianceförderung" in Übereinstimmung zu bringen. Compliance darf auf keinen Fall verwechselt werden mit unreflektiertem Gehorsam oder Bevormundung. Man sollte daher besser von „Therapietreue" oder „Therapiebereitschaft" sprechen, um dem kooperativen, partnerschaftlichen Charakter Ausdruck zu verleihen.

Der Klient entscheidet auf einer für ihn rationalen (subjektiven) Ebene, die Therapie konsequent, abgewandelt oder gar nicht durchzuführen. Entscheidend für eine Realisierung ist jedoch, dass eine solide ökonomische Basis für derart aufwendige Beratungstätigkeiten geschaffen wird. Der durch ausreichende Therapietreue entstehende ökonomische Nutzen wird die Kosten, die bei den Krankenkassen durch die Honorierung anfallen, allemal aufwiegen.

5.2.2 WARUM WERDEN PATIENTEN NON-COMPLIANT?

Bei genauerer Betrachtung müsste man eigentlich zu dem Ergebnis kommen, dass das Problem Non-Compliance paradoxerweise gar nicht existiert, denn Klienten suchen eine Ernährungsfachkraft auf, weil sie leiden, sich nicht wohl fühlen, Hilfe erwarten. Die Fachkraft entwirft einen Ernährungsfahrplan und entlässt den Klienten mit Anweisungen. Warum werden diese Empfehlungen nun nicht eingehalten? Die Antwort auf diese Frage ist vielschichtig.

Gliedert man die möglichen Gründe nach den Ursachen, so ergibt sich das folgende Bild:

Mögliche Ursachen für Therapiefehler

1. Nichtverstehen
2. Mangelhafte Information
3. Vergesslichkeit
4. Zwischenzeitliche Besserung

Hier bieten sich dem Ernährungsberater vielfältige Möglichkeiten, Einfluss zu nehmen, um die Therapietreue entscheidend zu verbessern.

1. NICHTVERSTEHEN

Um verständlich zu sein, müssen wir eine zielgruppengerechte Sprache sprechen. Sich verbal auf das Niveau des Gesprächspartners einzustellen erfordert Übung. Mit Kontrollfragen lässt sich feststellen, inwieweit der Klient die Aussagen verstanden hat. Wir sollten auf eine schlüssige Argumentation Wert legen. Ein Klient, der erkennt, warum eine Therapie in einer bestimmten Art durchzuführen ist, ist eher bereit, den Empfehlungen zu folgen. Alles, was die Souveränität des Klienten unterstützt, ist eine sinnvolle Maßnahme zur Verbesserung der Therapietreue.

2. MANGELNDE INFORMATION

Auch dies kann eine Ursache für fehlende Einhaltung eines Ernährungsplanes durch den Klienten sein. Empfehlungen sind zwar schnell gegeben, aber wenn die Empfehlungen nicht auf die Bedürfnisse und Gewohnheiten des Klienten abgestimmt werden, ist eine erfolgreiche Änderung der Ernährungsgewohnheiten fraglich.

3. VERGESSLICHKEIT

Ein ganz besonders wichtiger Punkt – denn was nützt die umfassendste Beratung, wenn der Patient die wesentlichen Inhalte nicht behält?! Es gilt der Grundsatz:

Je weniger Informationen Sie abgeben, um so besser behält sie der Klient.

Treffen Sie also eine Auswahl! Sprechen Sie nur die **für den Klienten** wirklich wichtigen Informationen an. Wird der Klient mit den verschiedensten Ernährungsempfehlungen geradezu überschwemmt, ist die Motivation zu einer Verhaltensänderung nicht allzu hoch. Dagegen ist eine Verhaltensänderung einfacher zu erreichen, wenn nur wenige und einfache Empfehlungen gegeben werden, die der Klient leicht befolgen kann. Ein Beispiel dafür im Bereich der Gewichtsreduktion wäre, dass der Klient nur die Fette in seiner täglichen Ernährung reduzieren soll, anstatt zusätzlich noch auf den Zuckergehalt zu achten.

4. ZWISCHENZEITLICHE BESSERUNG

Viele Klienten verfallen nach einem anfänglichen Erfolg wieder in ihre alten Ernährungsgewohnheiten, da sie die Notwendigkeit einer generellen Umstellung des Ernährungsverhaltens nicht einsehen. Sie meinen, nachdem das Wunschgewicht erreicht wurde, könnten sie wieder so weitermachen wie vorher.

Zusammenfassend lässt sich feststellen, dass Patienten am ehesten geneigt sind, den Therapieempfehlungen zu folgen, wenn der Berater mit Einfühlungsvermögen auf die individuelle Situation des Klienten eingeht, verständliche und begründete Empfehlungen gibt und bei Problemen zur Seite steht.

Literatur und Fußnoten

[1] Maslow, Abraham H.: Motivation und Persönlichkeit, Übers. Paul Kruntorad, Reinbek bei Hamburg: Rowohlt Taschenbuch Verlag 1994, 53.

[2] Vgl. Correll, Werner: Motivation und Überzeugung in Führung und Verkauf, Landsberg/Lech: moderne industrie 8. Aufl. 1995, 46.

[3] Correll, Werner: Motivation und Überzeugung in Führung und Verkauf, 39.

[4] Vgl. Affemann, Rudolf: Thesen zur Gesundheitserziehung, erstellt für die Bundesvereinigung für Gesundheit e.V., Bonn 1992, 1.

[5] Vgl. Loehr, James E.: Persönliche Bestform durch Mentaltraining für Sport, Beruf und Ausbildung, Übers. Edith Ch. Kiel, München, Wien, Zürich: BLV 1988, 48–53.

[6] Vgl. Bodem, Sabine H.: Compliance in der Arzneitherapie: Herausforderung für den Apotheker, in: Pharmazeutische Zeitung, 140. Jg., H. 19/1995, 9–18, 9.

[7] Vgl. Geisler, Linus: Arzt und Patient – Begegnung im Gespräch. Wirklichkeit und Wege, Frankfurt a. M.: Pharma 3. Aufl. 1992, 169.

[8] Vgl. Feldmann, Janet A., Pamela L. DeTullio: Medication noncompliance: An issue to consider in the drug selection process, in: Hosp. Formul. 29 (1994), 204–211.

6. Gruppenberatungen

6.1 GRUPPENBERATUNG – WARUM?

Die Prävention wird in den nächsten Jahren einen bislang noch nicht abzuschätzenden Stellenwert in unserem Gesundheitswesen einnehmen. Gegenwärtig entstehen Märkte, die nur von wenigen Berufsgruppen befriedigt werden können. Nur unsere persönliche Kreativität begrenzt die Bandbreite von möglichen Seminaren. Von Wellness-Wochenenden für Manager im Sporthotel mit Intensivtraining in Ernährung, Sport und Entspannung bis hin zum 20-wöchigen Gruppentraining für übergewichtige Hausfrauen – es ist alles denk- und, bei entsprechendem Management, umsetzbar.

WELCHE VORTEILE BIETEN GRUPPENBERATUNGEN?

Die gesundheitliche Aufklärung der Bevölkerung durch die Medien (Rundfunk, Fernsehen, Presse) hat in der Vergangenheit nicht die beabsichtigten Erfolge erzielt. Die Ursache dafür dürfte in dem Irrtum begründet liegen, dass die Kenntnis über ein gesundes Verhalten dieses auch, quasi automatisch, nach sich zieht. Wenn dies so wäre, müsste folglich jeder einsichtige Raucher, jeder Alkoholiker, jeder Übergewichtige sofort seine Laster aufgeben und zukünftig alle nur erdenklichen gesundheitsfördernden Empfehlungen konsequent und ohne Ausnahme befolgen. In der Praxis ist dies aber bekanntermaßen nicht so. Jeder in der Ernährungsberatung Tätige weiß von der Schwierigkeit, ein langjähriges Fehlverhalten zu ändern. Nahezu jedem Raucher und jedem Übergewichtigen ist bekannt, welche gesundheitlichen Folgen aus seiner Lebensweise resultieren. Dennoch führt diese Kenntnis in der Regel nicht zu einer Verhaltensumstellung. Kaum ein Mensch ist in der Lage, ein Verhalten nur aufgrund intellektueller Einsicht zu ändern. Die **Information** über gesundheitsschädliches Verhalten führt also in den seltensten Fällen zu einer Verhaltensumstellung.

Zum einen verdrängen die Betroffenen die Wahrscheinlichkeit einer Erkrankung – insbesondere im Hinblick auf den zeitlichen Rahmen – aus ihrem Bewusstsein. Der Patient erkennt den Nutzen eines gesundheitsförderlichen Verhaltens nicht mehr, denn er muss auf eine oder mehrere lieb gewonnene Gewohnheiten verzichten, erhält aber unmittelbar keinen Ersatz dafür. Gesundheitsschädigendes Verhalten hat neben den negativen gesundheitlichen Folgen immer auch einen positiven Nutzen für den Betroffenen. So essen beispielsweise viele Übergewichtige am Abend nach dem Stress des Tages unkontrolliert und erfahren dadurch eine Entspannung und wohltuende Müdigkeit. Raucher erhöhen ihre Konzentrationsfähigkeit und fühlen sich leistungsfähiger. Diese positiven Komponenten eines an sich gesundheitsschädigenden Verhaltens kann man dem Patienten nicht einfach ohne Ersatz nehmen. Weder ist der Patient aufgrund eigener Willensanstrengungen **dauerhaft** in der Lage, auf diese positiven Komponenten zu verzichten („Habe schon 20-mal das Rauchen aufgegeben"), noch könnte dies ein Therapeut erfolgreich erreichen. Wer verzichtet schon gerne auf einen Genuss, Entspannung oder besondere Leistungsfähigkeit, wenn ein möglicher Vorteil erst in 20 Jahren zu Tage tritt?

Zum anderen erfordert ein gesundheitsrelevantes Verhalten ein gewisses Engagement, eine Änderung bisheriger Gewohnheiten, wozu die Überwindung einer persönlichen Trägheit erforderlich ist. Alle Aspekte zusammen verhindern eine Orientierung auf ein gesundes Verhalten allein durch **Informationen**. Um im Präventionsbereich erfolgreich arbeiten zu können, müssen wir folglich zu einer anderen Maßnahme, zu einem anderen Werkzeug greifen – dem Gespräch. Eine Bearbeitung gesundheitsschädlicher Verhaltensweisen ist ökonomisch im Rahmen von Gruppenberatungen möglich. Demzufolge lauten unsere Zielvorgaben:

> Wir möchten Ihnen mit diesem Kapitel das Rüstzeug vermitteln, um ein Seminar zielgruppengerecht unter Berücksichtigung didaktischer und methodischer Gesichtspunkte zu gestalten und durchzuführen. Sie sollen durch Übungen brachliegende Kompetenzen aktivieren und Vertrauen in die eigenen Fähigkeiten gewinnen.

6.2 VORBEREITUNG

6.2.1 ANALYSE DER ZIELGRUPPE

Bevor Sie mit der Arbeit beginnen, sollten Sie zunächst Ihre Zielgruppe analysieren. Je nach Personenkreis, den Sie mit Ihrer Veranstaltung ansprechen, müssen Sie ein Thema unterschiedlich aufarbeiten. Es ist ein großer Unterschied, ob Sie ein Seminar mit Fachkräften, Managern, Patienten, Rentnern, Ausländern oder Kindern durchführen. Selbst wenn Sie das gleiche Thema behandeln, so stellt doch jede Gruppe andere Anforderungen an die inhaltliche, didaktische und methodische Gestaltung.

Möglicherweise interessieren Sie sich als Teilnehmer für Innovationen im Bereich der Ernährung für Nierenkranke, für die spezifischen Nährstoffmengen, die beachtet werden müssen. Was es immer sein mag, es wird sich immer um relativ spezielle Themen handeln. Für den Seminarleiter wiederum bedeutet dies, dass eine detaillierte Behandlung des Stoffes unbedingt erforderlich ist. Ein Thema in der vorgegebenen Zeit detailliert **und** vollständig aufzuarbeiten ist jedoch nicht möglich, so dass man den Stoff in jedem Fall kürzen muss. So könnte man zum Beispiel nur über den Einsatz von Arzneimitteln bei Essstörungen, evtl. sogar nur über einen bestimmten Nährstoff berichten. Dieses Teilthema würde dann allerdings vollständig bearbeitet. Eine solche Themeneinschränkung ist nur möglich, da das Auditorium über einen relativ einheitlichen und hohen Kenntnisstand verfügt, auf dem man aufbauen kann.

Bereiten Sie das gleiche Thema aber für ein Klientenseminar – also Betroffene – vor, so sollten Sie eine andere Perspektive für die Aufarbeitung wählen.

Versetzen Sie sich bitte einmal in die Rolle eines Teilnehmers. Stellen Sie sich vor, Sie litten seit einigen Jahren an einer Nierenerkrankung, die Ihr Wohlbefinden deutlich einschränkt. Die bisherigen medizinischen Maßnahmen haben Ihnen keinerlei Erleichterungen gebracht. Nun haben Sie sich zu einem Ernährungsseminar angemeldet.

Welche Erwartungen stellen Sie als Teilnehmer an ein solches Seminar?

Sicher haben Sie andere Wünsche und Erwartungen eingetragen, als wenn Sie beruflich über ein Stoffgebiet informiert werden möchten. Ernährungsphysiologische und medizinische Kenntnisse sind bei dieser Zielgruppe natürlich nicht oder nur in eingeschränktem Maße vorhanden, was man bei der Aufarbeitung berücksichtigen muss. Wenn Sie sich wieder zurückversetzen in die Rolle des Seminarleiters, dann bedeutet dies, **dass je nach Zielgruppe eine völlig andere methodische und didaktische Aufarbeitung des Themas erforderlich ist**.

Aber auch die Zielgruppe „Patienten" ist keinesfalls homogen. So sind beispielsweise Selbsthilfegruppen, die gerne auf Fachleute als Referenten zurückgreifen, nicht mit dem Kenntnisstand der durchschnittlichen Bevölkerung gleichzusetzen. In Selbsthilfegruppen finden sich oft außergewöhnliche Spezialkenntnisse, die Sie vorher erfragen sollten, damit Sie nicht allseits bekannte Dinge besprechen.

Entscheidend für den Erfolg eines Seminars ist es daher, die Zielgruppe zu analysieren. Eine Hilfestellung bietet dabei die nachfolgende Checkliste. Falls es nicht möglich ist, genaue Angaben zu machen, tragen Sie bitte Ihre Vermutungen ein.

WIE SIEHT IHRE ZIELGRUPPE AUS?

Machen Sie bitte Angaben zu den folgenden Punkten:

- Wie viele Personen erwarten Sie als Teilnehmer?

- Welche Altersgruppe wird angesprochen?

- Sehen sich die Teilnehmer zum ersten Mal, oder kennt sich die Gruppe bereits?

- Welcher sozialen Gruppe gehören die Teilnehmer an?

- Wie schätzen Sie die kommunikativen Fähigkeiten der Seminarteilnehmer ein?

- Ist die Gruppe homogen zusammengesetzt?

- Handelt es sich um ein geschlechtsspezifisches Thema (z. B. Folsäureversorgung, Säuglingsernährung)?

- Was weiß das Publikum bereits?

- Haben die Zuhörer eigene Erfahrungen gesammelt?

- Sind mir Meinungen des Publikums über das Thema bekannt?

- Wo ist der größte Leidensdruck der Zielgruppe zu erwarten?

- Welche Erwartungen und Wünsche haben die Teilnehmer an das Seminar?

Wenn eine exakte Analyse der Zielgruppe nicht möglich ist, weil die Zuhörer vorher nicht bekannt sind, so ist es doch sinnvoll, Überlegungen zu den oben genannten Fragen anzustellen, da so bereits eine Sensibilisierung für die Bedürfnisse der Teilnehmer erfolgt. Diese Checkliste dient zunächst zur „Einstimmung" auf das Thema. Ziehen Sie die Unterlagen nach der vorläufigen Fertigstellung der Veranstaltung zur erneuten Überprüfung heran.

6.2.2 ORGANISATORISCHE PLANUNG

SEMINARGEBÜHREN

Die Seminargebühren unterliegen keinerlei rechtlichen Einschränkungen. Sie können folglich nach betriebswirtschaftlichen Gesichtspunkten kalkulieren. Berücksichtigen Sie also bei der Berechnung der Teilnehmergebühren:

- Zeitaufwand für die Erarbeitung eines Konzeptes
- Aufwendungen für Literatur
- Miete für Seminarräume
- Kosten für Handzettel oder Schaufensterwerbung
- Aufwendungen für die Anschaffung oder Miete technischer Geräte (Overheadprojektor, Diaprojektor, Leinwand).

Berechnen Sie, ab welcher Wiederholungszahl sich die Investitionskosten amortisieren.
Wichtig ist in diesem Zusammenhang das Umsatzsteuergesetz. **Für Dienstleistungen der freien Berufe gilt der halbe Steuersatz.** Umsätze der Ärzte, Zahnärzte und anderer Heilhilfspersonen sind **umsatzsteuerfrei**. Setzen Sie sich bezüglich des Steuersatzes für Beratungshonorare oder Teilnehmergebühren unbedingt mit Ihrem Steuerberater in Verbindung.

RÄUMLICHKEITEN

Die äußeren Umstände können zum Gelingen eines Seminars sehr viel beitragen. Den äußeren Rahmen gestalten nicht die Zuhörer, sondern Sie selbst sind verantwortlich. Viele Seminare schlagen fehl, weil Referenten oder Organisatoren die äußeren Umstände nicht angemessen berücksichtigen. Überprüfen Sie daher unbedingt die folgenden Dinge:

- Größe des Raumes
- Einrichtung (ausreichend Stühle, Tische, sind diese umgruppierbar?)
- Umgestaltungsmöglichkeiten für Gruppenarbeiten
- Temperatur und Belüftungsmöglichkeiten
- Gibt es Störfaktoren, z. B. Lärm aus Nachbarräumen
- Fenster und Verdunkelungsmöglichkeiten
- Beleuchtung
- Stromversorgung

- Technische Geräte (Overheadprojektor, Flipchart) vorhanden und funktionstüchtig
- Wer ist Ansprechpartner bei technischen Problemen
- Leinwand oder andere Projektionsmöglichkeit in ausreichender Größe vorhanden
- Flipcharts, Tafeln oder Pinnwände und Stifte vorhanden.

Durch eine nachlässige Vorbereitung ist der Seminarerfolg gefährdet!

DAS ZIEL DES SEMINARS

Legen Sie das Ziel, die Absichten, die Sie mit dem Seminar für sich persönlich und für die Teilnehmer verfolgen, vorher fest. Verschaffen Sie sich Klarheit über das Ziel. Nur wenn Sie genau wissen, was Sie erreichen möchten, haben Sie eine Chance, dieses Ziel tatsächlich umzusetzen!

Mein persönliches Ziel, das ich mit diesem Seminar erreichen möchte ...

____

____

____

____

____

Ein persönliches Ziel könnte zum Beispiel darin bestehen, mehr Selbstvertrauen zu erlangen, ein professionelleres Auftreten zu erwerben, eine engere Kundenbindung herzustellen oder einfach ein neues wirtschaftliches Standbein zu schaffen.

Ich möchte **gemeinsam mit den Teilnehmern folgendes Ziel erreichen ...**

____

____

____

____

____

____

Ein Ziel für die Teilnehmer könnte zum Beispiel die Motivation zu einem neuen Verhalten, mehr Wissen über die eigene Erkrankung und damit mehr Selbstständigkeit sein.

AUSWAHL UND FORMULIERUNG DES THEMAS

Über das Thema entscheidet sich, wer zu Ihrer Veranstaltung erscheint. Die Formulierung des Themas ist wie die Verpackung einer Ware. Der erste Eindruck entscheidet. Das Thema muss so formuliert sein, dass sich ein nicht vorgebildeter Zuhörer etwas darunter vorstellen kann. Formulieren Sie Ihr Thema daher **präzise** und **verständlich**. Je klarer ein Thema abgesteckt ist, um so eindeutiger und prägnanter ist der Nutzen für den Zuhörer erkennbar. Nur wenn der potentielle Zuhörer zwischen dem Thema und persönlichen gesundheitlichen Problemen eine direkte Verbindung und einen Nutzen erkennt, wird er eine Teilnahme in Erwägung ziehen.

Der Nutzen für die Teilnehmer muss schon in der Ankündigung erkennbar sein.

Nun – wie lautet Ihr Thema?

Also nochmals zur Überprüfung:

- Ist das Thema prägnant formuliert, trifft es den Kern des Seminars?
- Ist das Thema für einen Laien verständlich? (Überprüfen Sie dies in Ihrem Bekanntenkreis!)
- Welchen Nutzen bringt Ihr Seminar den Zuhörern?
- Stehen Sie hinter dem Thema?

MATERIALSAMMLUNG

Nach einer ersten Analyse der Zielgruppe geht es nun darum, Informationen und Material für ein Patientenseminar zu sammeln. In der Regel greifen Fachleute in einer solchen Situation auf die ihnen vertraute Literatur (Lehrbücher, Nachschlagewerke und Fachzeitschriften) zurück und orientieren sich an den dort aufgeführten Themen. Diese Literatur wurde jedoch für Fachleute – Spezialisten des jeweiligen Gebietes – und nicht für Laien geschrieben. Eine Orientierung an derlei Material bringt daher oft Schwierigkeiten mit sich, wenn Sie Gliederungen oder Inhalte für Patientenseminare übernehmen. In unseren Seminaren haben wir die Erfahrung gemacht, dass die Verwendung von Patientenbroschüren für eine erste Materialsammlung vorteilhafter ist. Diese Materialien sind in der Regel schon zielgruppengerecht aufgearbeitet. Damit sind zwei wesentliche Schritte der Vorbereitung eines Seminars, nämlich die Auswahl der Inhalte und die Übersetzung der fachlich komplexen Zusammenhänge in eine für Patienten verständliche Sprache, zum Teil erledigt. Aus den Materialien wird häufig bereits klar, welche Probleme für Patienten besonders schwerwiegend sind und unbedingt angesprochen werden müssen. Eine Kontaktaufnahme mit Selbsthilfegruppen ist unbedingt zu empfehlen. Selbsthilfegruppen verfügen über unschätzbare Erfahrungswerte, die in keinem Lehrbuch zu finden sind. Zum Teil erstellen Selbsthilfevereinigungen Informationsbroschüren für Patienten. Es empfiehlt sich daher, als Lernender den Kontakt zu einer solchen Gruppe aufzunehmen, um diese Erfahrungen in eigene Seminare einfließen lassen zu können. Ein bundesweites Verzeichnis der Selbsthilfegruppen ist bei der Nationalen Kontakt- und Informationsstelle zur Anregung und Unterstützung von Selbsthilfegruppen, Adresse im Anhang, erhältlich.

> Wir empfehlen ausdrücklich vor der Beschäftigung mit Fachliteratur die Sichtung von Patientenbroschüren und die Kontaktaufnahme zu Selbsthilfegruppen!

Wo erhält man Patientenbroschüren? Für Patienten bereits aufgearbeitete Materialien erhalten Sie bei verschiedenen Informationsdiensten; die Bezugsadressen finden sich im Anhang. Wenn Sie ausreichend Material gesammelt haben, dann notieren Sie die Gliederungen dieser Materialien zunächst auf einem Bogen Papier. So erhalten Sie einen Überblick über relevante Themen, woraus sich bereits eine vorläufige Gliederung für ein Seminar erarbeiten lässt. Fachliteratur sollten Sie erst später zur fachlichen Unterstützung bei Einzelfragen zu Rate ziehen.

6.3 GLIEDERUNG UND AUFARBEITUNG DES THEMAS

6.3.1 EINSTIEG

Nach den Vorüberlegungen beginnt nun die eigentliche Ausarbeitung des Seminars. Als grundsätzliche Gliederung empfiehlt sich die klassische Einteilung in Einstieg, Hauptteil und Schluss.

Aufgabe der Einleitung ist es, das Interesse der Zuhörer zu gewinnen. Da dies eine ausgesprochen schwierige Aufgabe ist, sollten Sie den Einstieg bis ins i-Tüpfelchen vorbereiten. Die Zuhörer bilden sich über Sie in den ersten zwei Minuten eine Meinung. Dieser erste Eindruck ist nur schwer wieder zu revidieren. Ist der erste Eindruck positiv, dann können Sie den folgenden Teilen Ihres Seminars gelassen entgegensehen.

Für die Gestaltung der Einleitung bieten sich verschiedene Varianten an, die Sie nach Ihrer Phantasie beliebig erweitern oder verändern können. Wichtig ist nur, dass zu Beginn etwas Ungewöhnliches geschieht, das sofort die Aufmerksamkeit der Zuhörer vollständig bannt.

Beginnen Sie daher keinesfalls mit Formulierungen wie: „Meine Damen und Herren, ich möchte Ihnen heute berichten über …" Oder: „Meine Damen und Herren, bevor ich zum eigentlichen Thema unseres Seminars komme, möchte ich Ihnen …" Mit solchen oder ähnlichen Floskeln haben Sie wie bei einer Massenhypnose schon den Schlaf Ihres Publikums eingeleitet. Viel besser ist es, Sie präsentieren zum Einstieg in das Seminar ein „Blitzlicht", etwas Besonderes, das die Zuhörer nicht erwarten und das die Aufmerksamkeit bannt.

EIN BLITZLICHT ZUM EINSTIEG

Für ein Blitzlicht bieten sich verschiedene Varianten an:

Verwenden Sie zum Einstieg einen Cartoon, der in Beziehung zu Ihrem Thema steht. Humor macht sympathisch und schafft die beste Grundlage für eine gute Beziehung zu Ihren Zuhörern. Legen Sie eine Sammlung von Cartoons an, indem Sie Tageszeitungen, Fachzeitschriften und Magazine durchsehen. Viele Buchhandlungen bieten darüber hinaus Cartoonsammlungen zu verschiedenen Themen an. Diese Cartoons können Sie zum Teil direkt verwenden, zum Teil lassen sie sich mit einfachen Mitteln (Kopierer) dem jeweiligen Zweck anpassen.
Ein solcher Cartoon, auf Folie präsentiert, eine kleine Geschichte dazu, und Sie haben Ihr Publikum für sich gewonnen!

Beispiele:

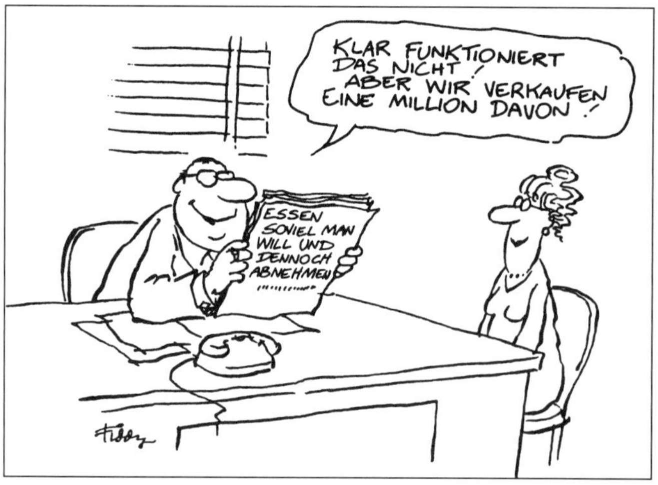
KLAR FUNKTIONIERT DAS NICHT! ABER WIR VERKAUFEN EINE MILLION DAVON!
ESSEN SOVIEL MAN WILL UND DENNOCH ABNEHMEN

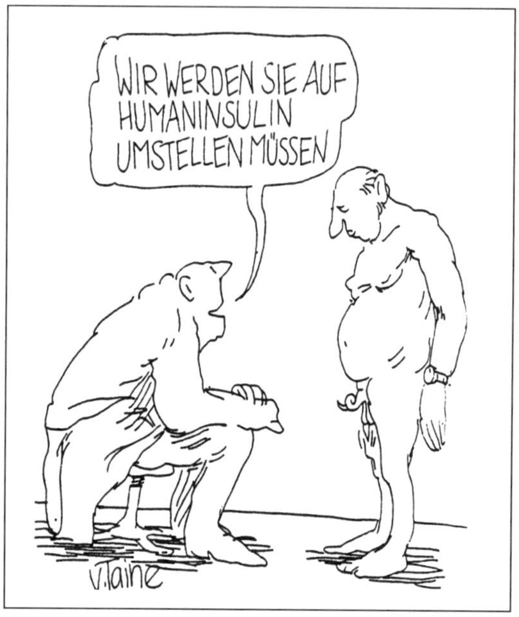
WIR WERDEN SIE AUF HUMANINSULIN UMSTELLEN MÜSSEN

Ist ein Cartoon nicht verfügbar, wählen Sie einen erzählenden Einstieg (narrativer Einstieg). Als Aufhänger kann ein aktuelles Ereignis, eine Geschichte aus der Praxis oder dem letzten Urlaub oder ein Tageszeitungsbericht dienen.

Selbst ernsten Themen lassen sich mit Liebe heitere Seiten abgewinnen. Niemand hört Ihnen gerne zu, wenn Sie sachlich neutral und mit dem gebotenen wissenschaftlichen Ernst Ihre Themen schwermütig präsentieren. Ein Quentchen Humor wirkt auf dem Weg zu Ihrem Seminarziel allemal katalytisch. Humor sollten Sie wie ein Gewürz verwenden: Zu wenig bleibt unbemerkt, zu viel verdirbt die geschmackliche Komposition.

Um einen humorvollen Einstieg zu finden, muss man nicht unbedingt Komiker sein. Mit ein wenig Kreativität und Phantasie ist es für jedermann möglich, ein heiteres Ereignis so zu präparieren, dass es für einen Seminareinstieg geeignet ist.

WIE KOMMT MAN AN EINE HUMORVOLLE GESCHICHTE?

Persönliche Begebenheiten eignen sich ganz besonders für humorvolle Einstiege. Legen Sie eine kleine Sammlung mit Anekdoten an. Suchen Sie in Ihrem persönlichen Umfeld nach entsprechenden Geschichten. Urlaubserlebnisse, Geschichten mit Kindern, Erlebnisse mit Mitarbeitern, Vorkommnisse bei anderen Seminaren, alles, was eine komische Seite hat, eignet sich. Der Vorteil von selbsterlebten Geschichten besteht darin, dass sie nicht aufgesetzt wirken. Eine solche Geschichte verfehlt ihre Pointe nicht. Der amerikanische Trainerkollege Bob Boylan berichtete einmal Folgendes zum Einstieg in ein Seminar (3):

Neulich saß ich gerade beim Frühstück in einem Hotel, in dem ich einen Vortrag halten sollte. Ich war mir sicher, dass ich so fröhlich und gut gelaunt wie immer wirkte. Bei der Unterhaltung mit einer Dame am Nebentisch stellte sich heraus, dass in dem Hotel auch ein größeres medizinisches Seminar stattfand. Als sie mich nach dem Grund meines Aufenthaltes fragte, erwähnte ich, dass ich einen Vortrag halte. Noch ehe ich zu Ende sprechen konnte, meinte Sie: Ja, ich weiß, und Sie sind bestimmt derjenige, der über Depressionen spricht, nicht wahr?

Humor hat übrigens noch einen weiteren angenehmen Nebeneffekt. Wenn Sie einmal zusammen mit Ihren Zuhörern gelacht haben, ist das Lampenfieber wie weggeblasen.

ZITATE UND STILBLÜTEN

Eine dritte Variante für einen Einstieg besteht in der Verwendung von Zitaten oder Stilblüten, die in einem Zusammenhang zum Thema stehen. Eine Sammlung von Literaturzitaten finden Sie im Literaturverzeichnis, Ziffern 4–10.

Nachfolgend eine kleine Auswahl.

Meine Schwester ist sehr krank, sie nimmt jeden Tag eine Pille, aber sie tut das heimlich, damit sich unsere Eltern keine Sorgen machen.

Mehr als 10 Millionen Menschen haben in den letzten Jahren ein und dieselbe Zahnbürste benutzt. (Offenbach-Post, bestens geeignet zum Einstieg in das Thema Zahnpflege)

Eine solche Schlagzeile, auf Folie gebannt und mit einigen einführenden Worten präsentiert, und Sie können sicher sein: die Aufmerksamkeit der Zuhörer gehört Ihnen.

Unternehmen Sie direkt zum Einstieg in das Seminar etwas gemeinsam mit den Teilnehmern. Angenommen, Sie möchten ein Seminar zum Thema „Fettreduktion" anbieten. Eine schöne Aktion zum Einstieg besteht darin, einen Korb voller leerer Lebensmittelpackungen mitzubringen, auf einem Tisch auszuschütten und im Teilnehmerkreis zu verteilen, verbunden mit der Frage: „Welche dieser Lebensmittel würden Sie als fettarm einstufen?" Sie können sicher sein, dass sich keiner der anwesenden Teilnehmer langweilt.

DIE VORSTELLUNGSRUNDE

Im Anschluss an das „Blitzlicht" empfiehlt es sich, eine Vorstellungsrunde durchzuführen. Die Teilnehmer erhalten von Ihnen zwei oder drei Fragen, die Sie auf einer Folie oder einer Tafel notieren. Sollte die Vorstellung beim ersten Teilnehmer zu lange dauern, weil dieser ausufernd über die Familienhistorie referiert, so haben Sie die Möglichkeit, auf die Tafel zu verweisen und um Beantwortung nur der notierten Fragen zu bitten. Fragen Sie zum Beispiel nach dem **Namen** und den **Erfahrungen mit dem Thema**. Beginnen Sie mit der Vorstellungsrunde bei sich selbst, und geben Sie dann ab an den ersten Teilnehmer oder die erste Teilnehmerin. Die Vorstellungsrunde hat den Zweck, Scheu, Zurückhaltung und Angst abzubauen und Ihrem Seminar einen persönlichen Charakter zu verleihen. Wenn Klienten zu Ihnen in ein Seminar kommen, dann sind mit großer Wahrscheinlichkeit schwerwiegende gesundheitliche Probleme die Ursache. Jeder Patient muss zunächst eine Hemmschwelle überwinden, um in der Gruppe diesbezügliche Fragen zu stellen und Probleme anzusprechen. Es sollte daher das vornehmste Ziel eines Seminarleiters sein, eine vertrauensvolle und offene Atmosphäre im Seminar zu schaffen. Eine solche Atmosphäre ergibt sich nicht von selbst, quasi automatisch, sondern man muss sie gezielt durch den Abbau von Hemmschwellen aufbauen.

Am besten kann man dies zu Beginn eines Seminars beobachten. Die Teilnehmer betreten einzeln den Kursraum und setzen sich in „angemessener Entfernung" an die Tische. Vielleicht murmelt der eine oder andere noch eine Begrüßungsformel. Es scheint, als würden alle nach einem ungeschriebenen Gesetz handeln, dem Motto: Nur nicht auffallen. Viele Gedanken beschäftigen die Teilnehmer. Sie befinden sich in ungewohnten Räumlichkeiten, niemand hat bis jetzt einen angestammten, vertrauten Platz, man kennt sich noch nicht untereinander, befürchtet vielleicht, von anderen abgelehnt zu werden. Die Teilnehmer erwarten nun in der Regel, dass der Kursleiter aktiv wird, die Initiative ergreift. Es gilt, durch eine Anwärmphase Schwellenängste abzubauen und Lust und Interesse am weiteren Programm zu wecken.

Dies gelingt, indem man die Zuhörer in die aktive Rolle bringt, sie agieren lässt. Einfachste Variante – und damit für fast alle Gruppenberatungen geeignet – ist die oben genannte Vorstellungsrunde. Die Teilnehmer stellen sich anhand der Fragen selbst vor. Besser noch ist die Interviewvariante, bei der die Teilnehmer Zweiergruppen bilden und sich gegenseitig befragen, danach den Partner für alle vorstellen. Die beiden sollten sich nicht kennen. Wenn Bekannte nebeneinander sitzen, so ergibt sich zwangsläufig, dass man kurzzeitig „die Fronten wechseln" muss, seinen Sitzplatz verlässt, tauscht. Man kann ihn ja später wieder einnehmen. All das bringt Bewegung in die „Truppe". Eine solche Vorstellungsrunde dauert mit 15 Personen zwischen 15 und 20 Minuten. So können die Teilnehmer die ersten Kontakte untereinander knüpfen.

Wenn das Seminar aus mehreren zusammengehörigen Teilen aufgebaut ist, wie das zum Beispiel bei Adipositasgruppenberatungen der Fall ist, dann reicht eine einmalige Vorstellungsrunde nicht aus, um die Teilnehmer miteinander bekannt zu machen und die Atmosphäre aufzulockern. In solchen Fällen bieten sich die nachfolgenden Übungen zur Namensauffrischung an. Die Übungen können Sie nach Belieben abwandeln und der jeweiligen Situation kreativ anpassen.

ÜBUNGEN

Übung 1 zum Kennenlernen

Die Gruppe erhält die Aufgabe, sich in alphabetischer Reihenfolge aufzustellen. Da die Namen nicht bekannt sind, müssen die Teilnehmer diese mehrfach erfragen. Diese Übung ist für ein erstes Kennenlernen oder um die Namen aufzufrischen gut geeignet. Man kann sie auch verwenden, um die Sitzordnung einmal umzustrukturieren; so vermeiden Sie Clübchenbildung.

Übung 2 zum Kennenlernen

Die Teilnehmer stellen sich zunächst im Kreis auf. Der Kursleiter beginnt mit der Runde, nennt seinen Namen und macht eine für ihn typische Bewegung (z. B. eine Handbewegung). Der zweite Teilnehmer wiederholt nun den Namen und die dazugehörige Körperbewegung, nennt seinen Namen und ergänzt durch eine eigene Körperbewegung. Dies wiederholt sich entsprechend. Durch die ständigen Wiederholungen, verbunden mit einer Körperbewegung, prägen sich die Teilnehmernamen gut ein. Diese Übung ist bestens geeignet, um die Namen in der zweiten oder dritten Veranstaltung nochmals aufzufrischen.

Übung 3 zum Kennenlernen

Die Teilnehmer bereiten mit Kärtchen Namensschilder vor, die der Kursleiter einsammelt und mischt. Jeder Teilnehmer zieht nun blind ein Namensschild und ordnet dieses dem jeweiligen Teilnehmer zu.

Durch spielerische Übungen gewinnt ein Seminar an Farbe und Lebendigkeit. Suchen Sie, ohne Druck auszuüben, stets nach Möglichkeiten für die Teilnehmer, aktiv zu sein. Beim Einsatz müssen Sie aber die Erfahrung der Gruppe mit derlei Übungen berücksichtigen. Je mehr Übungen bekannt sind, um so spielerischer kann der Charakter einer Übung sein. Übungen sollten aber nicht zum Selbstzweck werden, sondern stets einem didaktischen Ziel dienen und mit dem Thema des Seminars sinnvoll verbunden sein.

WIE GEHT´S NACH DER VORSTELLUNGSRUNDE WEITER?

Voraussetzung für ein erfolgreiches Seminar ist die Berücksichtigung und Befriedigung der **Teilnehmerwünsche** auf der einen Seite sowie der Abbau von **Befürchtungen** und **Ängsten** auf der anderen Seite. Die Grundregel, die Teilnehmer so aktiv wie nur irgend möglich in das Seminargeschehen einzubinden, sollten Sie daher stets berücksichtigen. So erfahren Sie ganz exakt etwas über ihre Wünsche und Befürchtungen, und die Teilnehmer erfahren, dass das Seminar nur für sie (und nicht für den Referenten) durchgeführt wird. Bei dieser Übung benötigen Sie für jeden Teilnehmer eine rote und eine grüne Karte. Auf der grünen Karte sollen die Teilnehmer ihre **Er-**

wartungen an das Seminar, ihre **Wünsche** und **Vorstellungen** notieren, auf der roten Karte ihre **Ängste** und **Befürchtungen**. Sammeln Sie die anonym ausgefüllten Karten ein, und kleben Sie diese auf ein Pinnwand-Blatt, getrennt nach Farbe. Holen Sie nun die Teilnehmer nach vorne, so dass alle die grünen und roten Karten gemeinsam lesen können. Gehen Sie dann zunächst die Erwartungen durch und kommentieren Sie diese, inwieweit eine Erfüllung im Seminar realistisch ist. Besprechen Sie nachfolgend die Befürchtungen. Das Pinnwand-Blatt sollten Sie zu jedem Folgeseminar mitbringen, so dass die Teilnehmer die Möglichkeit haben, grüne oder rote Karten zu entfernen oder neue Karten aufzuhängen. Dies ist für Sie als Kursleiter ein interessantes Feedback.

Im Anschluss an diese Runde **nennen** und **visualisieren** Sie das Ziel Ihres Seminars. Notieren Sie das Ziel entweder auf einer Overhead-Folie, oder schreiben Sie es auf eine Tafel oder ein Flipchart. Am besten ist es, wenn das Ziel für die Teilnehmer das ganze Seminar über sichtbar bleibt. Je einfacher Ihr Ziel formuliert ist, um so besser.

Hat sich bei der vorhergehenden Übung herausgestellt, dass die Erwartungen der Teilnehmer anders gelagert sind, als das Thema von Ihnen vorbereitet wurde, dann sprechen Sie dies an, und ergänzen Sie im Seminar Ihr Ziel um die realisierbaren Wünsche. Wenn das Seminar aus mehreren Teilseminaren besteht, können Sie die Wünsche problemlos in den nachfolgenden Seminaren erfüllen; handelt es sich um ein einzelnes Seminar, müssen Sie versuchen, auf die Wünsche so weit wie möglich einzugehen. Für Anfänger ist das zumeist schwierig, da man sich bei den ersten Seminarveranstaltungen eng an den vorbereiteten Materialien orientiert. Wir stellen entsprechende Hilfen im Hauptteil vor.

Nachdem Sie das (ergänzte) Ziel Ihres Seminars genannt haben, geben Sie einen Überblick über das Programm, die Themen, die Sie gerne mit den Teilnehmern besprechen möchten. Geben Sie eine **Programmvorschau**. Die Themen sollten Sie auf einer Folie aufführen oder an die Tafel schreiben. Ergänzende Teilnehmerwünsche müssen Sie in jedem Falle berücksichtigen.

Die Einleitung sollte dann mit einer offenen Frage überleiten in den Hauptteil. Man nennt solche Fragen auch Impulsfragen, weil sie die Teilnehmer in Aktion versetzen, z. B. einen Diskussionsprozess einleiten. Formulieren Sie eine geeignete offene Frage zum ersten Teilthema, etwa:

„Wie sind Ihre Erfahrungen mit ...?"
„Wo liegen die Hauptprobleme?"
„Was belastet Sie am meisten?"

Überlegen Sie sich bitte bereits bei der Vorbereitung mehrere geeignete offene Fragen, so dass Sie nachschieben können, falls Ihre erste Frage nicht ankommt.

Ihre Impulsfragen?

- ______________________________

- ______________________________

Regeln für eine gelungene Einleitung

Der zeitliche Ablauf einer Einleitung kann wie folgt aussehen:

1. Vorstellung des Referenten (Name, Beruf, Beziehung zum Thema)
2. Blitzlicht
3. Vorstellungsrunde (Folie oder Flipchart)
4. Erfragen der Erwartungen und Befürchtungen (Pinnwand)
5. Seminarziel nennen (Folie oder Flipchart)
6. Programmvorschau (Folie oder Flipchart)
7. Impulsfrage stellen und damit zum Hauptteil überleiten

Diese Regeln sind nicht als unumstößliches Dogma gedacht, sondern vielmehr als orientierende Hilfe und Anregung für die ersten Seminarveranstaltungen. Wenn Sie selbst einige Erfahrungen gesammelt haben, fangen Sie an zu experimentieren und zu optimieren. Lassen Sie Ihrer Kreativität freien Lauf!

6.3.2 HAUPTTEIL

Für die Gestaltung des Hauptteils sind die folgenden Aspekte besonders wichtig:

1. Stoffreduktion, da der Stoff in der Regel umfangreich und die Zeit begrenzt ist
2. Gliederung des Themas, der rote Faden
3. Übersetzung komplexer naturwissenschaftlicher Zusammenhänge in eine für Laien verständliche Sprache
4. Aktive Beteiligung der Teilnehmer am Seminar
5. Medieneinsatz.

STOFFREDUKTION

Das Reduzieren von Stoff ist eine Kunst. Es gilt die Maxime:

Weniger ist mehr!

Anfänger begehen regelmäßig den Fehler, zu viele Fakten und Informationen in ein Seminar aufzunehmen. Berieseln Sie die Zuhörer nicht unnötig mit theoretischen Hintergründen. Fassen Sie sich bei theoretischen Ausführungen kurz. Planen Sie eine Reihe von kurzen Impulsreferaten, die nur wenige Minuten (2 bis maximal 5 Minuten) dauern. Die Zeit zwischen den Statements sollte durch Übungen oder Diskussionen ausgefüllt werden. Wünschen die Teilnehmer detailliertere Informationen, so können Sie ohne Probleme aus einem reichhaltigen Erfahrungsschatz nachlegen. Haben Sie jedoch zu früh zu viele und zu komplizierte Informationen an die Teilnehmer geliefert, so entstehen Langeweile oder Frustration im Plenum. Folgende Techniken helfen Ihnen bei der Auswahl des wichtigen Stoffes:

Horizontale/vertikale Stoffreduktion

Einmal angenommen, Ihr Thema gliedere sich in sieben Abschnitte. Um den Stoff zu kürzen, bestehen nun zwei Möglichkeiten, die so genannte horizontale und die vertikale Reduktion. Um Inhalte horizontal zu reduzieren, wählen Sie aus dem Themenspektrum nur einige Abschnitte aus, verkleinern also die Spannweite, die Perspektive des Themas. Die ausgewählten Abschnitte behandelt man dann allerdings ausführlich und detailliert.

Beispiel:
Für die Entstehung der Arteriosklerose sind sieben Risikofaktoren bekannt: Rauchen, Alkohol, Übergewicht, Fettverzehr, Salzkonsum, Bewegungsarmut, Stress. Wenn Sie das Thema Arteriosklerose mit sieben Unterthemen unter horizontalen Aspekten reduzieren, dann wählen Sie nur eines der Unterthemen aus (z. B. Übergewicht) und behandeln dieses detailliert. Die verbleibenden sechs Themen bleiben aus Zeitgründen unberücksichtigt. Die horizontale Reduktion ist vorwiegend für Gruppen mit Vorwissen geeignet.
Bei der vertikalen Stoffreduktion behandelt man zwar alle Unterthemen, aber man spricht bei jedem Thema nur die Grundlagen an. Für das oben genannte Beispiel würde das bedeuten, dass man alle sieben Risikofaktoren behandelt und die Teilnehmer dadurch einen Überblick über das Thema erhalten. Ein vorwiegend vertikal reduziertes Thema ist demzufolge gut geeignet, um einen Überblick über ein Gebiet zu verschaffen. Liegen jedoch bereits gute Grundkenntnisse vor, dann kann ein vertikal reduziertes Thema inhaltlich nicht befriedigen. Die vertikale Reduktion ist für große Teilnehmerkreise gut geeignet.

In der Praxis lassen sich die beiden Techniken natürlich nicht vollständig voneinander trennen, und es liegen zumeist Mischformen vor. Wichtig ist jedoch, dass man sich bei der Stoffreduktion genauestens überlegt, ob ein Überblick über ein Thema, ein Teilthema oder eine detaillierte Information zu ganz speziellen Fragen erfolgen soll, das Thema also vorwiegend vertikal oder horizontal zu kürzen ist.

Praxisrelevanz

Überlegen Sie sich bereits bei der Vorbereitung des Seminars, welche theoretischen Kenntnisse Sie den Zuhörern für ihr Verständnis vermitteln müssen. Beschränken Sie die Theorie auf das unbedingt notwendige Maß. Theoretische Abhandlungen sind in der täglichen Praxis für Ihre Patienten nutzlos. Was hilft einem Darmkrebspatienten die Information, er solle 30 g Ballaststoffe am Tag essen? Einem älteren Patienten, der nicht genau weiß, was Ballaststoffe sind, welche verschiedenen Ballaststofftypen es gibt, welche Lebensmittel Ballaststoffe enthalten und wie viel, und der Probleme hat, seine tägliche Ballaststoffration zu berechnen, nützt die Information über 30 g Ballaststoffe wenig. Ein **praktikabler** Vorschlag besteht darin zu sagen, man solle die Brotschneidemaschine etwas weiter einstellen und langsam auf Vollkornbrote umsteigen. Ein solcher Hinweis ist verständlich, umsetzbar. Wenn Ihre Zuhörer tatsächlich genauere Informationen zu theoretischen Hintergründen wünschen, dann werden sie fragen.

Ein Seminar wird nur dann erfolgreich verlaufen, wenn Sie die Zuhörerwünsche berücksichtigen.

GLIEDERUNG DES THEMAS

Wenn Sie den Lernstoff reduziert haben, überprüfen Sie die Reihenfolge der verbleibenden Themen. Die einzelnen Abschnitte sollten in einem didaktisch sinnvollen und logischen Zusammenhang stehen. Ihre Gliederung ist dann in Ordnung, wenn Sie

von Bekanntem zu Unbekanntem,
vom Einfachen zum Schweren und
vom Einzelnen zum Zusammengesetzten
(J. H. Pestalozzi)

übergehen. Für den Lernerfolg der Zuhörer ist der rote Faden entscheidend. Machen Sie diesen roten Faden, die Strukturierung und Gliederung (Programmvorschau) für den Zuhörer jederzeit erkennbar.

Versetzen Sie sich in die Rolle eines Seminarteilnehmers. Ist aus dessen Perspektive – mit geringem Vorwissen – der Stoff ohne weiteres verständlich? Zur Überprüfung sollten Sie Ihr ausgearbeitetes Material einmal mit einem unbeteiligten Laien besprechen. Dabei tauchen häufig Verständnisprobleme auf, die man gar nicht erwartet hat. Nutzen Sie diese wertvollen Anregungen aus. Kritik ist immer eine Chance zur Verbesserung oder, wie ein Sprichwort sagt: „Der Feind meiner Fehler ist mein bester Freund."

Ein weiterer wichtiger Punkt ist der **Zeitrahmen**. Ihr Seminar muss so aufgebaut sein, dass Sie den Zeitrahmen möglichst genau einhalten. Da jede Gruppe unterschiedlich viel Zeit für das eine oder andere Thema benötigt, ist diese Forderung nicht mit einem starren Konzept zu erfüllen. Wir empfehlen daher einen Aufbau des Seminars über Wahl- und Pflichtmodule. Überlegen Sie sich bei der Gliederung Ihres Themas genau, welche Themen Sie unbedingt besprechen müssen, um das Seminarziel zu erreichen. Dies ist sozusagen Ihr Rumpfseminarprogramm, die Menge der Pflichtmodule. Dieses Programm sollte so konzipiert sein, dass Sie auf alle Fälle mit dem Zeitrahmen – auch wenn Diskussionen länger dauern als vorgesehen – auskommen. Planen Sie also genügend Zeitpuffer ein.

Die weiteren Themen sollten Sie in Form von selbstständigen thematischen Einheiten aufbereiten, die Sie wie bei einem Baukastensystem bei Bedarf einfügen können, ohne dass das didaktische Konzept leidet. Überprüfen Sie dies bitte vorher. Sie haben so die Möglichkeit, ohne Probleme den Stoff zu verlängern, indem Sie vorbereitete Module mit den Teilnehmern bearbeiten oder bei Bedarf durch Weglassen von Abschnitten kürzen.

Insbesondere Anfänger begehen den Fehler, zu viele Themen und damit zu viel Stoff in einem Seminar zu behandeln. Hinter diesem Symptom verbirgt sich oft die Angst, zu früh fertig zu sein, keinen Stoff mehr vorbereitet zu haben und improvisieren zu müssen. Bei diesem Problem bietet die flexible Modulkonstruktion Hilfe. Sie werden freier in der Gestaltung, das Seminar wirkt entspannter, lockerer und damit routinierter.

DIE PATIENTENVERSTÄNDLICHE SPRACHE

Damit Ihre Botschaft bei den Zuhörern ankommt, verstanden, akzeptiert und umgesetzt werden kann, ist die Verwendung einer zielgruppengerechten Sprache unumgänglich. Wie Luther schon erkannte: „Man muß dem Volke aufs Maul schauen."

In der Tat ergeben sich im Hinblick auf den Wortschatz gravierende Unterschiede. Hochbegabte Menschen verfügen über einen Wortschatz von bis zu 40000 Wörtern, Akademiker arbeiten für gewöhnlich mit 5000 Wörtern, der Bevölkerungsdurchschnitt liegt jedoch bedeutend niedriger, nämlich zwischen 800 und 1500 Wörtern. Konrad Adenauer hat sich daher bei seinen öffentlichen Reden ganz bewusst auf 800 Wörter beschränkt; das war das Geheimnis seines Erfolges. Wie beim **Rundfunk**, so müssen auch beim **„Mundfunk"** Sende- und Empfangsfrequenzen optimal aufeinander abgestimmt sein, da ansonsten die Übertragung – die Kommunikation – unverständlich wird.

Ein Beispiel: In der Radiosendung „Quintessenz – Fakten für Verbraucher" (WDR 2, werktäglich 14.30 Uhr, unmittelbar im Anschluss an das Mittagsmagazin) wurde ein Apotheker interviewt und schickte unbekümmert das Wort „Laxantien" durch den Äther. Wer weiß schon, dass das Abführmittel sind? Laxantien-Abusus? Natürlich stehen in einem fachwissenschaftlichen Artikel Fachbegriffe. Das ist eben abhängig von der Zielgruppe. Und die ist bei einem wissenschaftlichen Aufsatz nun mal eine andere als bei einem Radiointerview.

Für Sie als Kursleiter bedeutet das, konsequent auf Fremd- und Fachwörter zu verzichten. Wenn Sie dennoch einen Fachbegriff im Rahmen des Seminars unbedingt behandeln wollen, dann erläutern Sie zunächst den Zusammenhang, den Umstand, die Situation, die dieser Begriff umschreibt, nennen Sie nachfolgend den Fachbegriff und notieren diesen auf einem Flipchart oder einer Folie. In unseren Seminaren trainieren wir die sprachliche Vereinfachung, indem wir die Redezeit für einen Kurzvortrag auf zwei Minuten begrenzen. Die kurze Redezeit zwingt den Vortragenden zu einer radikalen Vereinfachung von Zusammenhängen hin auf eine klare Aussage. Nur das unbedingt Notwendige kann man in dieser kurzen Zeit vorstellen. Durch die Vereinfachung von

Friktionsfrei und effektiv den akustischen Transfer zur potentiellen Population zu generieren hat für den Informationsmanager maximalste Priorität!

Zusammenhängen fällt es wesentlich leichter, mit einem reduzierten Wortschatz zu arbeiten. Diese Impulsreferate haben darüber hinaus den Vorteil, dass jeder Zuhörer konzentriert zuhören kann. Bei einem Zwei-Minuten-Statement werden Sie äußerst selten Müdigkeit oder Unruhe beobachten.

Ein weiteres wichtiges Werkzeug, um Verstehen zu erleichtern, ist die Verwendung von Vergleichen und Bildern aus dem Alltagsleben der Patienten. Wenn man neue Begriffe oder Zusammenhänge an einem bereits bekannten Beispiel erläutern kann, fällt das Verstehen viel leichter.

Beispiele:

- Jod ist wie ein Gaspedal für den Stoffwechsel.
- Dünn und zerbrechlich wie eine Porzellanpuppe.
- Vitamin A sorgt für klare Sicht.
- Insulin ist der Türöffner für Zucker.

ÜBUNG:

Stellen Sie sich bitte vor, Sie bieten ein Patientenseminar für 15 Personen an zum Thema: **Fit und schlank in den Sommer – gesundes und leichtes Abnehmen!** Eines der Unterthemen, das Sie behandeln möchten, lautet:
Was bedeutet Normal-, Über- oder Untergewicht?

Ihre Aufgabe besteht nun darin, ein zweiminütiges Kurzstatement zu diesem Thema unter Verwendung von Folien zu konzipieren. Die Zuhörer sollen lernen, ab wann Normal-, Über- oder Untergewicht vorliegt.

Wählen Sie für Ihren Kurzvortrag **Vergleiche** und **Bilder** aus dem **Alltag der Klienten**!

Ihre Vergleiche und Bilder:

____

____

____

____

____

____

____

Im Anschluss an ein solches Kurzreferat richten Sie eine **Impulsfrage** an die Zuhörer, um eine Diskussion einzuleiten.

Ihre Impulsfrage:

AKTIVE BETEILIGUNG DER ZUHÖRER AM SEMINAR

Aus lernpsychologischen Untersuchungen weiß man, dass die Aufmerksamkeit der Zuhörer bei Vorträgen nach 10–20 Minuten nachlässt. Allein schon aus diesem Grunde sollten Sie auf einen reinen Vortragsstil verzichten. Um Ermüdungserscheinungen bei den Zuhörern zu vermeiden, sollte man zwischen der reinen Vortragsform, dem so genannten Frontalvortrag, und anderen Arbeitsformen regelmäßig wechseln. Ziel der Maßnahme ist:

1. die Zuhörer aus der passiven Konsumentenhaltung in eine aktive, beteiligte Rolle zu bringen und
2. durch den Wechsel der Arbeitsform ein effektiveres Lernen zu ermöglichen.

Ein Lernerfolg ist um so ausgeprägter und dauerhafter, je mehr Sinnesorgane (Sehen, Hören, Riechen, Schmecken und Fühlen) beim Lernen beteiligt sind.

WAS DER MENSCH BEHÄLT

Aus der psychologischen Forschung wissen wir, dass ein Mensch

20 % von dem behält, was er nur **hört**,
30 % von dem, was er nur **sieht**,
50 % von dem, was er **hört** und **sieht**,
70 % von dem, was er **selbst sagt** und
90 % von dem, was er **selbst tut**.

> **Ich höre und ich vergesse,**
> **ich sehe und merke es mir,**
> **ich tue und verstehe.**
> *Chinesisches Sprichwort*

Beispiel:
In allen Berufen, die Fingerfertigkeiten, ein gewisses Maß an körperlicher Geschicklichkeit erfordern, lernt man mit mehreren Sinnen. Ein Koch beispielsweise **sieht** die Lebensmittel beim Einkauf, er **fühlt** sie beim Reinigen und Zubereiten, **riecht** und **schmeckt** beim Probieren der Speisen und **hört** Geräusche beim Kochen. Man erzielt so einen nachhaltigeren Lernerfolg, als würde man das Kochen nur visuell durch Lesen eines Buches lernen wollen, ohne zu üben (wir sprechen aus eigener Erfahrung). Im Rahmen eines Seminars sollte man daher unbedingt versuchen, mehrere Sinnesorgane einzubinden. Die Teilnehmer sollen mit Kopf, Herz und Hand lernen.

Als Arbeitsformen für ein Klientenseminar kommen in Frage:

- Kurzvortrag
- Diskussion
- Einzelübungen
- Gruppenarbeit.

KURZVORTRAG (FRONTALVORTRAG)

Ein Vortrag ist – im Gegensatz zum Seminar – dadurch gekennzeichnet, dass ein Redner den Stoff aktiv vorträgt, während die Teilnehmer zuhören. Dies ist die klassische Form bei Vorlesungen, Kongressen und Fortbildungsveranstaltungen. Der Vorteil des Frontalvortrages besteht in der hohen Informationsdichte, die Sie vermitteln können. Ein großer Nachteil besteht jedoch darin, dass die Teilnehmer und der Referent rasch ermüden. Inhalte können Sie nur theoretisch behandeln, ein dauerhafter Lernerfolg stellt sich nur bei wenigen ein. Ein solcher Lernstil erfordert auf beiden Seiten äußerste Konzentration, die man nicht unbedingt voraussetzen kann. Bei Klientenseminaren sollten Sie daher spätestens nach 5 Minuten eine der folgenden Arbeitsformen im Wechsel einsetzen.

STRUKTURIERTE DISKUSSION

Eine Diskussion (lat. **discutere** zerschneiden) eignet sich hervorragend, um die vielfältigen Meinungen und Erfahrungen zu einem Thema zu erfahren, gemeinsam Lösungen für Probleme zu erarbeiten oder um Kontroversen auszuräumen. An einer Diskussion können sich alle beteiligen. Die Diskussion können Sie als Arbeitsform bereits sehr früh in einem Seminar einsetzen, auch um Hemmschwellen abzubauen. Eine Diskussion sollte aber nicht in eine Erzählstunde einzelner Teilnehmer ausarten. Wichtig ist, dass am Ende des Diskussionsprozesses ein konkretes Ergebnis steht. Aus diesem Grunde sollte die Diskussion eine gewisse Struktur erhalten.

Der Gesprächsleiter muss:
- Die Diskussion zunächst in Gang bringen
- Die Diskussion im Fluss halten, bis alle Erfahrungen bekannt sind
- Die Diskussion auf Kurs halten und Abschweifende zurückholen
- Zwischenergebnisse festhalten
- Die Beiträge zu einem Endergebnis zusammenfassen.

Die Rolle des Gesprächsleiters ist die eines neutralen Koordinators, der den Gesprächsverlauf in Übereinstimmung mit den Teilnehmern steuert. Der Moderator sollte sich mit seiner eigenen Meinung zurückhalten. Der Diskussionsleiter bestimmt die Atmosphäre der Diskussion ganz entscheidend. Die Atmosphäre wiederum hat einen großen Einfluss auf die Ergiebigkeit des Gespräches. **Ein Ergebnis muss man mit allen Teilnehmern gemeinsam erarbeiten.**

Um die Diskussion zu starten, richtet man zunächst eine Impulsfrage an das Plenum. Hat ein Teilnehmer mit der Beantwortung angefangen, dann berichten die anderen in der Regel über eigene Erfahrungen und stimmen zu oder lehnen ab. Lassen Sie jeden – gerade Schüchterne – zu Wort kommen. Damit ist das erste Ziel, die Diskussion zu eröffnen, erreicht. Zum Ende einer Diskussionsrunde fasst der Gesprächsleiter die Ergebnisse zusammen, gibt ein Resümee. Es kann sich dann ein weiterer kurzer Frontalvortrag anschließen. Die Diskussion ist ein probates und sicheres Werkzeug, um Seminare aktiver und damit attraktiver zu gestalten.

Einzelübungen

Bei einer Einzelübung erhält jeder Seminarteilnehmer eine oder mehrere Aufgaben, am besten in Form von Arbeitspapieren. Der Schwierigkeitsgrad sollte so gewählt werden, dass die ersten Aufgaben von allen Teilnehmern zu lösen sind. Als Übungen eignen sich z. B. einfache Berechnungen (Berechnung des Normalgewichtes), ein Gesundheitsquiz o. ä. Wichtig ist, dass die Arbeiten einen spielerischen Charakter behalten; denn die Einzelübungen sollen die Teilnehmer motivieren. Der Eindruck einer Prüfung oder Abfrage darf auf keinen Fall entstehen.

Beispiele aus einem Seminar mit übergewichtigen Klienten

- Jeder Teilnehmer erhält die Aufgabe, sich drei Möglichkeiten zur Einsparung von Fett in der Küche zu überlegen.
- Nach Besprechung der Formeln zur Berechnung des Normalgewichtes (Broca oder Body Mass Index) erhalten die Teilnehmer die Aufgabe, das persönliche Normalgewicht und das Übergewicht zu berechnen.
- Die Teilnehmer sollen sich Möglichkeiten überlegen, durch die sie ihr persönliches Wohlbefinden und ihre Zufriedenheit verbessern können.

Nach einer solchen Übung sollten Sie zunächst die verschiedenen Ergebnisse erfragen und im Plenum besprechen. Im besten Fall lernen die Teilnehmer voneinander, so dass der Kursleiter nur ergänzend und gegebenenfalls helfend eingreifen muss. Nach einer Einzelübung können Sie wieder zu einer anderen Arbeitsform wechseln. Lassen Sie Ihrer Phantasie bei der Gestaltung von Einzelübungen freien Lauf, und fangen Sie an zu experimentieren.

Gruppenarbeit

Durch Gruppenübungen gewinnt ein Seminar an Farbe und Lebendigkeit. Gruppenübungen bieten den Teilnehmern die Chance, sich im Kursverlauf einem Thema auf andere Weise und mit anderen Mitteln zu nähern. Bei einer Gruppenübung teilt man die Teilnehmer in Kleingruppen mit maximal fünf Personen auf. Jede Gruppe erhält einen Arbeitsauftrag, die Ergebnisse stellen ein Sprecher oder die Gruppe gemeinsam vor. Der Arbeitsauftrag kann sich auf den zuvor im Kurzvortrag behandelten Stoff beziehen. Der Referent sollte die Gruppen während der Arbeit abwechselnd betreuen. Gruppenarbeiten sollten Sie aber erst dann einsetzen, wenn bereits eine vertraute Atmosphäre im Seminar aufgebaut ist. Überlegen Sie sich bereits im Vorfeld, welche Bedeutung eine Gruppenübung im Rahmen des Kurskonzeptes haben soll und welche Aufgaben vom Kursleiter zu erfüllen sind.

Beispiel: Das Gesundheits-Quiz

Für die folgende Gruppenübung benötigen Sie im Seminar etwa 30 Minuten Zeit. Teilen Sie das Plenum in Kleingruppen mit drei bis vier Teilnehmern auf. Jede Gruppe erhält nun Informationsmaterialien zu einem bestimmten Thema, z. B. eine Patientenbroschüre oder Teile daraus. Die Gruppen haben dann 15 Minuten Zeit, sich über dieses Thema zu informieren. Während der Vorbereitungszeit haben die Gruppen gleichzeitig die Aufgabe, sich Quizfragen aus dem Sachgebiet zu überlegen. Die Teilnehmer legen vorher im Plenum fest, wie viele Fragen jede Gruppe stellen darf. Jede Gruppe sollte aber noch zwei Ersatzfragen bereithalten, falls die gleichen Fragen bereits von einer anderen Gruppe gestellt wurden. Die Gruppen spielen nachher gegeneinander.

Beispielfragen zum Thema „Vollwertige Ernährung“:

„Welche Bedeutung haben Ballaststoffe für den Körper?“
„Warum schadet zu viel Salz der Gesundheit?“
„Wie kann man Kochsalz sparen?“
„Warum sollte man fünf- bis sechsmal am Tag etwas essen?“
„Welche lebenswichtigen Nährstoffe sind in Milch und Milchprodukten enthalten?“

Die Übung lässt sich mit nahezu jedem Thema durchführen. Durch das Gesundheits-Quiz erlernen die Teilnehmer in aktiver und spielerischer Form Wissen zu einem Themenbereich. Indem man das Quiz gelegentlich wiederholt, kann man ein gutes Basiswissen vermitteln.

MEDIENEINSATZ

> **Ein ☺ sagt mehr als tausend Worte.**
> *Chinesisches Sprichwort*

Etwa 85 % unseres Wissens stammt aus Informationen, die wir durch Sehen erworben haben. Nur 11 % des gespeicherten Wissens haben wir durch Hören aufgenommen. Visuelle Hilfsmittel steigern die Aufmerksamkeit der Zuhörer, erlauben, Dinge leichter verständlich darzustellen, und räumen den Teilnehmern die Möglichkeit ein, sich Sachverhalte einzuprägen. Bei einer Projektion besteht immer die Möglichkeit, länger zu betrachten, noch einmal hinzusehen.

Das gesprochene Wort hingegen ist durch einen Moment der Unaufmerksamkeit für immer verloren. Bei Seminaren sollten Sie diesem Umstand Rechnung tragen und die Informationen visuell aufarbeiten. Das bedeutet aber nicht, dass die Medien den Kursleiter ersetzen. Klammern Sie sich nicht am Projektor fest und legen Folie nach Folie auf oder schieben unendliche Magazine von Diapositiven ein. Die Kunst besteht darin, die optimale Dosierung für die jeweilige Gruppe zu finden. Zu viel verwirrt und ermüdet, zu wenig bleibt ohne Effekt.

FOLIEN

Overhead-Folien sollten so groß sein, dass die Teilnehmer sie ohne Mühe vom letzten Platz aus lesen können. Dies ist in der Regel dann der Fall, wenn eine Folie aus 2,5 Meter Entfernung ohne Projektor lesbar ist. Bei einem Patientenseminar mit etwa 15 Personen sollte die Schriftgröße auf Overhead-Folien etwa 25–35 Punkt für Überschriften und etwa 20–25 Punkt für den folgenden Text betragen. Beschreiben Sie Folien nicht bis an den äußersten Rand, da Sie diese ansonsten auf dem Projektor hin- und herschieben müssen. Etwa 2 bis 2,5 cm Rand sollten Sie einhalten.

Notieren Sie hier, was Sie zu der Folie sagen wollen

Eine Folie soll den
Referenten nicht ersetzen,
sondern unterstützen.

Also:

Möglichst wenig Text auf die Folie!

Abb. 6.1 Regeln für die Präsentation von Folien

Folien lassen sich mit modernen EDV-Systemen problemlos erstellen und direkt bedrucken (Tintenstrahldrucker, Laserdrucker). Selbst mit Schablonen und Klebebuchstaben (nicht mit der Schreibmaschine, da zu klein!) lassen sich akzeptable Ergebnisse erzielen. Die Zeichnung können Sie auf einem weißen Blatt Papier erstellen. Das Ganze kann man dann auf eine Overheadfolie kopieren (kopierfähige Folien sind im Handel erhältlich). Folien sollten einfach und übersichtlich gestaltet sein und **eine klare Aussage** haben.

Empfehlenswert sind so genannte Flip-frames, Plastikhüllen mit Papprand, in die die Folien eingeschoben werden können. Durch die Abdeckränder wird ein Teil des blendenden Projektorlichtes abgedeckt, außerdem lassen sich auf den Rändern Notizen zu den Folien unterbringen, ohne dass die Teilnehmer dies wahrnehmen.

Lassen Sie nach dem Auflegen einer vorbereiteten Folie jedem Teilnehmer genügend Zeit zum Betrachten (10–20 Sekunden). Beginnen Sie nicht sofort zu reden. Das Vorlesen von Folien langweilt im Übrigen – die meisten Teilnehmer können selbst lesen. Man kann allerdings eine Folie vor dem Auflegen vorlesen und dann zur Bekräftigung auflegen. Erläutern Sie die Folien, und sehen Sie dabei ins Publikum. Sie reden mit und für Ihr Publikum.

Stellen Sie sich nicht vor die Projektion, sondern an die vom Plenum aus gesehen linke Seite, damit die Teilnehmer einen freien Blick haben. Die linke Seite ist deshalb zu bevorzugen, da im mitteleuropäischen Kulturraum der Blick zunächst in die linke obere Ecke wandert. Medium und Referent sollen eine Einheit bilden und der Referent den Blick der Teilnehmer durch die Projektion leiten. Steht der Redner an der rechten Seite, so ist die Blickführung schwieriger, die Aufmerksamkeit zwischen Referent und Medium geteilt, zudem wird die Projektion verdeckt.

Auch das Beschreiben von Folien mit Filzstiften im Seminar ist didaktisch sinnvoll. Es nimmt zwar mehr Zeit in Anspruch als vorbereitete Folien, erlaubt den Teilnehmern aber eine vollständigere Wahrnehmung, da das Projektionsbild langsam **entsteht**. Das Beschreiben von Folien im Seminar erfordert allerdings einige Übung. Bedenken Sie, dass Sie in gebückter Haltung und geblendet durch das Projektionslicht einen lesbaren Text „zu Papier" bringen müssen. Außerdem müssen Sie von der richtigen Seite aus schreiben, damit Sie nicht mit der Hand den Text abdecken. Also: vorher ausprobieren!

Was den Umgang mit Folien angeht, so ist vor der allüberall grassierenden Unsitte zu warnen, Folien abzudecken, um so ein Vorausschauen des Auditoriums zu unterbinden, und dann erst nach und nach den Text freizugeben. Jeder Zuschauer muss sich bevormundet fühlen, wenn er wie ein kleines Kind behandelt wird, das bestimmte Sachen noch nicht sehen darf. Das Publikum wird so für dumm verkauft.

Dieser so genannte **Striptease** ist nur dann akzeptabel, wenn der Präsentierende damit eine Pointe erzielen kann. Etwa wenn er bei folgendem Spruch die zweite Zeile abdeckt, um sie dann pointiert aufzudecken:

Es gibt keinen perfekten Vortrag
außer diesem.

Statt der Stripteasetechnik sollte der Vortragende **Überleger** verwenden. Die Grundfolie wird durch darüber gelegte Folien ergänzt. Es ist für den Zuschauer spannend zu sehen, wie aus dem Grundtext immer mehr wird. Mehr als zwei bis drei Überleger sind allerdings nicht sinnvoll, da es sonst technische Probleme gibt. Die Überlegertechnik erfordert zwar in der Vorbereitung mehr Arbeit, ist aber wesentlich erwachsenengerechter als der Striptease.

Statt Striptease ist es auch möglich, den Gedankengang am Flipchart graphisch zu **entwickeln** und dann durch eine Gesamtübersicht auf Folie abzuschließen. Auf jeden Fall sollten Sie in Zukunft auf das Abdecken von Folien unbedingt verzichten.

Zur Unterstützung einer Aussage auf Folie sollten Sie Farben verwenden. Farben können verdeutlichen, vereinfachen, das Wesentliche hervorheben. Überlegen Sie sich den Einsatz und die Wahl der Farben daher vorher, und begründen Sie vor sich selbst Ihre Wahl. Probieren Sie Ihre Folien vor dem Seminar im Seminarraum aus, um die Wirkung zu überprüfen und gegebenenfalls noch Korrekturen vornehmen zu können.

DIAPROJEKTOR

Diaprojektionen sollten Sie bei Klientenseminaren – falls überhaupt – sparsam einsetzen. Die Verwendung eines Diaprojektors hat verschiedene Nachteile.

- Ein Diaprojektor wirkt formell und ist daher eher für Firmenpräsentationen oder Kongresse geeignet, nicht aber für Patientenseminare. Dias berieseln die Teilnehmer wie beim Fernsehen.
- Durch die Verdunkelung des Seminarraumes fällt es schwer, einen Gedankenaustausch, ein Gespräch in Gang zu setzen oder aufrechtzuerhalten. Ein Blickkontakt zwischen Kursleiter und Teilnehmern ist praktisch ausgeschlossen.
- Durch die vorgegebene Reihenfolge ist die Flexibilität des Referenten stark eingeschränkt. Es ist nahezu unmöglich, schnell nochmals ein bestimmtes Dia einzuschieben.

FLIPCHART

Flipcharts eignen sich ausgezeichnet, um wichtige Informationen festzuhalten. Sie können das Thema, eine Programmvorschau, Ziele, wichtige Begriffe oder Fragen der Teilnehmer notieren. Für komplexere Zeichnungen ist dieses Medium weniger geeignet, da Sie dann längere Zeit mit dem Rücken zum Plenum stehen und das Ganze oft noch verunglückt. Hilfsweise kann man mit dem Bleistift eine Zeichnung auf dem Flipchart-Block vorzeichnen und im Seminar mit Filzstiften nachzeichnen. Grundsätzlich gilt: Dicke Filzstifte mit eckiger Spitze verwenden! Eckige Filzschreiber sind gegenüber runden zu bevorzugen, da man mit diesen Stiften die Strichbreite variieren kann. Die Schrifthöhe sollte das 10- bis 12fache der Strichbreite nicht überschreiten, da das Ganze ansonsten ziemlich kläglich ausschaut. Je schlechter Ihre Handschrift ist, um so breitere Stifte sollten Sie verwenden. Ein häufig zu beobachtender Fehler des Referenten besteht darin, einen intensiven Dialog mit dem Flipchart zu führen. Wenn Sie eine Zeichnung anfertigen, dann sprechen Sie bitte nicht zum Flipchart. Unterbrechen Sie lieber den Zeichenvorgang, drehen Sie sich um und sprechen mit den Teilnehmern. Flipcharts lassen sich sehr gut in Kombination mit anderen Medien einsetzen.

INFORMATIONSMATERIALIEN/SKRIPTEN

Eine weitere unterstützende Maßnahme können Merkblätter für die Teilnehmer sein. Diese Materialien sollte man jedoch nicht vor Beginn eines Seminars austeilen, da man die Zuschauer und Zuhörer dadurch zu Lesern macht. Informationsmaterialien sollten in knapper Form die wesentlichen Inhalte wiedergeben. Längere Texte werden selten gelesen.

VIDEOFILME

Sehr beliebt sind Filmvorführungen oder Videos, die man aber sparsam einsetzen sollte. Genau wie bei einem Dia-Vortrag müssen Sie den Raum für eine Filmprojektion verdunkeln, was sich nachteilig auf die Gesprächsatmosphäre auswirkt. Daher sollten Sie Filme nur ausschnittsweise 4 bis 5 Minuten, auf jeden Fall nicht länger als 10 Minuten zeigen, da ansonsten Ermüdungserscheinungen auftreten und der Einfluss Ihrer Persönlichkeit zu gering wird. Als Einlage zum Wechsel der Arbeitsform sind Kurzfilme gut geeignet. Filme sollen und werden einen Kursleiter aber nicht ersetzen. Filme zu gesundheitlichen Themen können Sie bei den im Anhang angegebenen Institutionen leihen.

POWERPOINT-PRÄSENTATIONEN

Das bisher Gesagte lässt sich analog auf PowerPoint-Präsentationen übertragen. Besonders wichtig ist die Wahl einer großen Schrift. Die Technik darf den Vortrag nicht erschlagen. Entscheidend sind bei allen Präsentationsformen immer noch Sie – der Vermittler zwischen Information und Publikum.

7.3.3 SCHLUSS

Wie Ex-Bundeskanzler Helmut Kohl schon so treffend sagte:

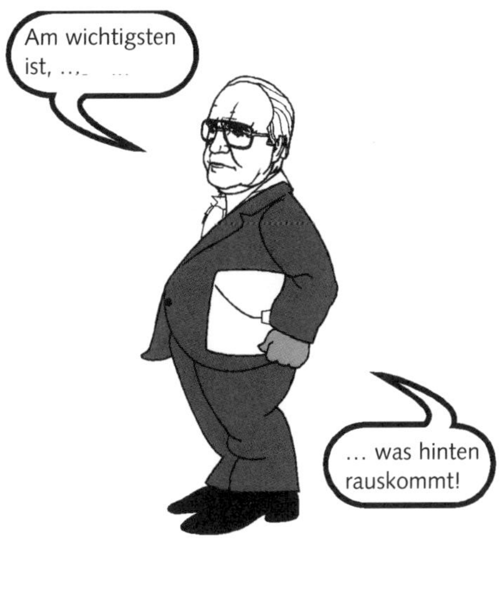

Der letzte Eindruck bleibt haften. Legen Sie daher genau wie bei der Einleitung größte Sorgfalt auf die Gestaltung des Seminarendes.

Aus der Wahrnehmungspsychologie weiß man, dass ein Mensch das, was er zuletzt wahrnimmt, am besten behält.

Für die Gestaltung eines Seminarendes bieten sich verschiedene Varianten an:

- Die einfachste Methode besteht in einer umgekehrten Programmvorschau. Fassen Sie die wichtigsten Ergebnisse in Form von kurzen prägnanten Leitsätzen zusammen. Neue Informationen dürfen selbstverständlich in der Zusammenfassung nicht auftauchen.

  Erstens ...,
  zweitens ...,
  drittens ...
- Verdichten Sie Ihre Worte zu einem Slogan oder Motto, oder zeigen Sie eine weitere Stilblüte.
  „Bluthochdruck kann am erfolgreichsten und am schonendsten durch Abnehmen **erreicht** werden." (Welt am Sonntag)
  „Ein in Ruhe gelassener Mensch wird in Ruhe ein gelassener Mensch." (Quelle unbekannt)
  „Dem Trinker ist seine beleidigte Leber Wurst." (Quelle unbekannt)
  „Handwerklich geschickter Rentner als Aushilfskraft für Zahnarztpraxis gesucht." (Münsterländische Volkszeitung)
  „Kennen Sie die Brigitte-Diät? So wie es bei der Nudeldiät nur Nudeln und bei der Kartoffeldiät nur Kartoffeln gibt, so gibt es bei der Brigitte-Diät nur **Brigitte**. Da muss einem ja der Appetit vergehen."
- Positionieren Sie am Ende nochmals ein Blitzlicht. Cartoons, historische Bilder oder einfach eine nette Geschichte sind bestens geeignet.

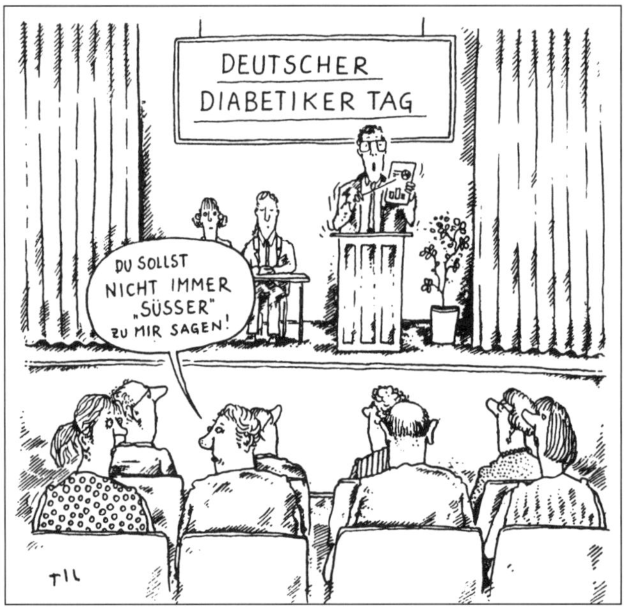
DEUTSCHER DIABETIKER TAG
DU SOLLST NICHT IMMER „SÜSSER" ZU MIR SAGEN!
TIL

Übrigens:
Wenn Sie den Schluss Ihres Seminars ankündigen, dann haben Sie noch 2 bis 3 Minuten Redezeit, nicht länger. Geradezu sadistisch sind Referenten, die das Ende eines Seminars ankündigen und dann noch einmal von vorne beginnen. So etwas fordert von den Seminarteilnehmern viel Geduld und hinterlässt einen nachhaltig schlechten Eindruck.

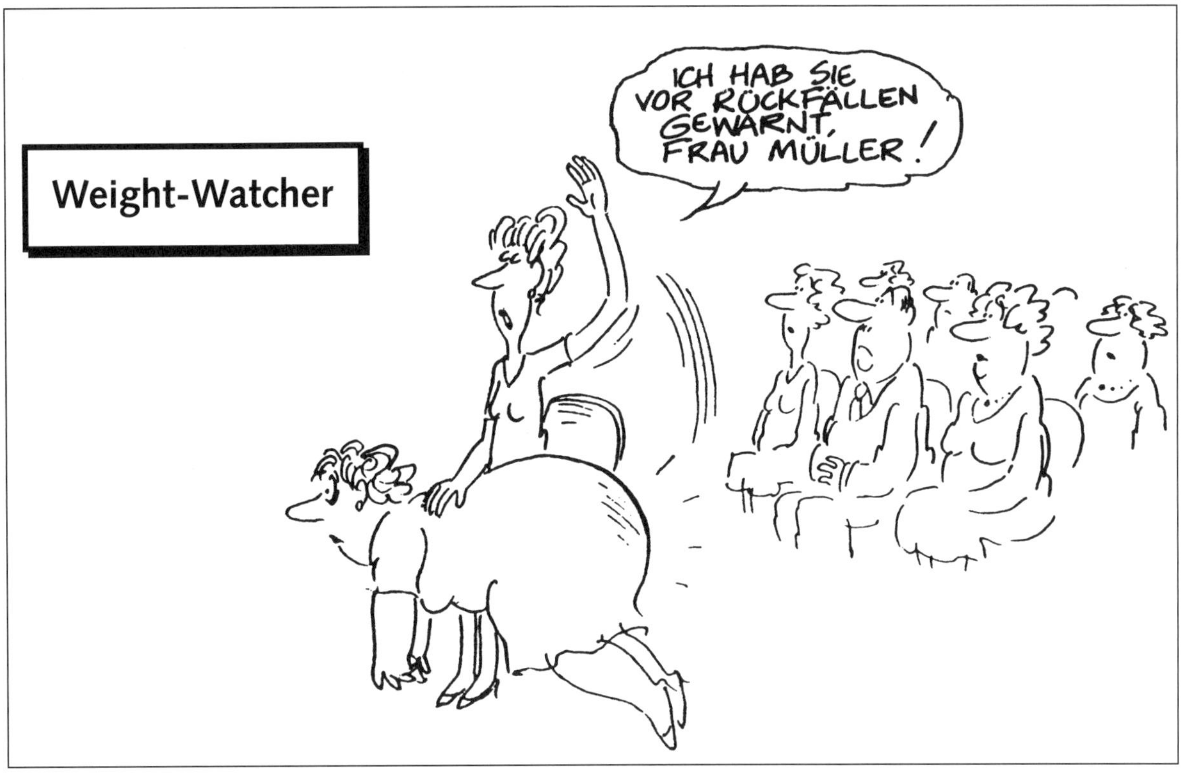
Weight-Watcher
ICH HAB SIE VOR RÜCKFÄLLEN GEWARNT, FRAU MÜLLER!

6.4. GESTALTUNG EINES MANUSKRIPTES

Nachdem Sie die Seminarkonzeption gedanklich abgeschlossen haben, geht es an das Schreiben eines Manuskriptes. Ein Manuskript ist unbedingt zu empfehlen, um die gedankliche Konstruktion auf dem Papier zu fixieren. Die Gliederung, der Einsatz der Medien, die Konzeption der Einleitung – so geht nichts verloren. Für die Gestaltung eines Manuskriptes bieten sich scheinbar zwei Varianten an, das **Wort-für-Wort-Manuskript** und das **Stichwortmanuskript**.

6.4.1 WORT-FÜR-WORT-MANUSKRIPTE

Wort-für-Wort-Manuskripte enthalten den vollständigen Redetext. Sie werden zum Beispiel von Politikern bei öffentlichen Reden verwendet, zum Teil bei Vortragsveranstaltungen mit großem Auditorium. Der Vorteil von Wort-für-Wort-Manuskripten ist darin zu sehen, dass Sie die Länge eines Redebeitrages im Voraus genau bestimmen können. Für einen Vortrag von zwanzig Minuten Dauer benötigen Sie etwa acht DIN-A4-Seiten, die mit 25 Zeilen pro Seite (zweizeilig) und 60 Anschlägen (zehn Zeichen pro Zoll) beschrieben sind.

Dem Vorteil, einen genauen Zeitrahmen zu haben, stehen allerdings eine Fülle von Nachteilen gegenüber, weshalb wir das Volltextmanuskript für Seminare ablehnen. Ein wörtlich ausgearbeiteter Text zwingt den Referenten, sich genauestens an die Vorgabe zu halten. Im Seminar findet sich daher sehr wenig Raum für Wünsche der Teilnehmer.

Ein weiterer Nachteil besteht darin, dass der geschriebene Text nicht „im Munde liegt", unförmig und gestelzt klingt. Kein Mensch redet so, wie er schreibt. Es entsteht ein unnatürlicher Eindruck. Der wörtlich ausformulierte Text zwingt zudem zum häufigen Blick auf das Papier (so genanntes Tagesschau-Syndrom). Wenn dann ein Fehler unterläuft (was unvermeidlich ist), fällt es sehr schwer, elegant wieder den Einstieg zu bekommen.

Das reine Ablesen eines Textes ist die negativste Form der Einwegkommunikation.

Ein Volltextmanuskript ist außerdem sehr aufwendig in der Vorbereitung. Insgesamt können wir eine Ausarbeitung Wort für Wort bei Seminaren nicht empfehlen.

6.4.2 AUSARBEITUNG IN STICHWORTEN

Wesentlich besser als ein Volltextmanuskript ist eine Vorlage in Stichworten. Ein Stichwortmanuskript ist schnell erstellt und erlaubt, frei zu reden. Als Grundlage kann man z. B. die Gliederung eines Seminars verwenden. Ein Stichwortmanuskript ermöglicht eine lebhafte Gestaltung; Diskussionsbeiträge und Gruppenarbeiten können Sie problemlos integrieren. Voraussetzung für die Verwendung eines Stichwortmanuskriptes ist allerdings ein gutes Zeitgefühl und die Fähigkeit, spontan formulieren zu können. Inwieweit ein Stichwortmanuskript für Sie geeignet ist, lässt sich anhand der folgenden Übung leicht feststellen.

ÜBUNG:

Bitte entwickeln Sie aus fünf Worten spontan eine Kurzgeschichte. Halten Sie die Reihenfolge ein.

1. Chefarzt – Kleiderschrank – Finanzamt – Käse – Buch
2. U-Bahn – Ofenrohr – Elefant – Werkstatt – Bäckerei
3. Gartenzaun – Zirkus – Gummiente – Flugzeug – Hotel
4. Ernährungsberater – Zündkerze – Bettvorleger – Ehemann – Schule
5. Reißzwecke – Tagesschau – Konditorei – Bericht – Schiff

Beispiel:
Bayern – Seminare – Salami – Bücher – Meer
„Vor einem guten halben Jahr haben wir an einem einwöchigen Aktiv-Bildungsurlaub in einem Sporthotel in **Bayern** teilgenommen. Die wunderschöne Landschaft, das ausgesprochen gute Wetter und die interessanten **Seminare** ließen die gesamte Reise zu einem Erfolg werden. Die langen gemeinsamen Wanderungen und die herzhaften bayrischen Brotzeiten mit frischem Landbrot und **Salami** bleiben uns für immer in Erinnerung. In unserer freien Zeit haben wir viel in **Büchern** gelesen und uns auf den nächsten Aktivurlaub am **Meer** vorbereitet, auf den wir uns bereits jetzt freuen."

Wenn es Ihnen ohne Probleme gelingt, flüssig eine kleine Geschichte zu erzählen, dann sind Stichwortmanuskripte für Sie bestens geeignet.

Das Manuskript muss übersichtlich gestaltet sein und es dem Auge ermöglichen, sofort zu der gewünschten Stelle zu springen. Aus diesem Grunde empfiehlt sich die Verwendung von Bildern und Symbolen. Die meisten üblichen Textverarbeitungsprogramme bieten reichlich Möglichkeiten. Zusammenhänge, Gegensätze, Unterschiede, besonders wichtige Fakten sollten Sie durch einheitliche Symbole darstellen, z. B. ⇨⇦○ (siehe Abb. 6.2).

Thema: ....

Einleitung:
1. Name, Beruf, Beziehung zum Thema ☺
2. ↯ Story
3. Interview: Name? **?**
4. **Erwartungen?**
   Befürchtungen?
5. ⇨ Ziel siehe Folie **!**
6. Programmvorschau am Flipchart notieren!
7. ☞ Impulsfrage: Welche Erfahrungen haben Sie bislang mit … gemacht?

Abb. 6.2 Manuskriptgestaltung

6.5 REFLEXION/CHECKLISTE

Unter Reflexion wollen wir die Nachbereitung eines Seminars verstehen. Sie hat den Zweck, Ihren Stil und Ihre Fähigkeiten zu verbessern. Als Arbeitsgrundlage für eine Reflexion können die folgenden Fragen dienen:

PERSÖNLICHES

- Welchen Arbeitsstil bevorzugen Sie in der Gruppe?
- Arbeiten Sie lieber „leiterzentriert“, oder gelingt es Ihnen, die Gruppe einzubeziehen?
- Sind Sie in der Lage, Aufgaben zu delegieren?
- Wie schwer/leicht fällt es Ihnen, andere Vorstellungen gelten zu lassen?
- Wie gut ertragen Sie selbstständige Teilnehmer?
- Hat sich ein vertrauensvolles, offenes Klima in der Gruppe entwickelt?
- Hat es Ihnen Freude gemacht?
- Haben Sie etwas gewonnen (z. B. Selbstsicherheit)?
- Wie stark „missionieren“ Sie zum Thema „Gesundheit“ oder anderen Themen?

- Stehen Aufwand (Zeit einschl. Vorbereitungszeit, Materialkosten) in vertretbarer Relation zum Nutzen?
- Können Sie sich für weiteres Engagement zur Verfügung stellen?

INHALTLICHES

- Ist Ihr Anliegen angekommen/verstanden worden?
- Wurde der Stoff ausreichend verbildlicht?
- Haben Sie eine aktive Mitarbeit erreicht?
- Gab es Probleme bei Einzel- oder Gruppenübungen?
- Haben Sie Mut zu Verhaltensänderungen gemacht?
- Haben Sie die Teilnehmer überfordert?
- War Ihre Fachkompetenz ausreichend?
- Wie war das Echo?
- Kamen gegebenenfalls viel später Anfragen und positive oder negative Rückmeldungen?
- Kommen Aufforderungen zur Wiederholung oder zu einem neuen Thema?

ORGANISATORISCHES

- Wurde das Zeitlimit eingehalten?
- Sind (mehr) Pausen erforderlich?
- Muss der Stoff stärker gekürzt werden?
- Was müssen Sie ausführlicher/plastischer darstellen?
- War der Seminarraum geeignet?
- War die Technik funktionstüchtig?

Die oben genannten Fragen bieten, sofern man sie ernst nimmt und ehrlich beantwortet, die Chance zur Verbesserung. Nutzen Sie diese Chance!

Und noch etwas: Gute Kursleiter fallen nicht vom Himmel. Auch wenn die ersten Seminare nicht optimal verlaufen, lassen Sie sich nicht entmutigen, und lernen Sie aus den Fehlern! Hier hilft nur eins: **Üben, üben, üben!**

Unter den nachfolgenden Adressen können Sie Patientenbroschüren und zum Teil Videofilme zu verschiedenen gesundheitlichen Themen bestellen.

ADRESSEN:

- Auswertungs- und Informationsdienst für Ernährung, Landwirtschaft und Forsten (AID) e. V.
  Konstantinstr. 124
  53179 Bonn
- Deutsche Gesellschaft für Ernährung e. V. (DGE)
  Feldbergstr. 28
  60323 Frankfurt am Main
- Bundeszentrale für gesundheitliche Aufklärung (BZgA)
  Postfach 910152
  51701 Köln
- Verbraucher-Zentrale Nordrhein-Westfalen e. V.
  Mintropstr. 27
  40215 Düsseldorf
- Verbraucher-Zentrale Niedersachsen e. V.
  Georgswall 7
  30159 Hannover
- Nationale Kontakt- und Informationsstelle zur Anregung und Unterstützung von Selbsthilfegruppen (NAKOS)
  Albrecht-Achilles-Str. 65
  10709 Berlin
- Institut für Dokumentation und Information, Sozialmedizin und öffentliches Gesundheitswesen (IDIS)
  Westerfeldstr. 35–37
  Postfach 201012
  33611 Bielefeld
- Ministerium für Jugend, Familie, Frauen und Gesundheit des Landes NRW
  Referat Öffentlichkeitsarbeit
  40190 Düsseldorf

Literatur und Fußnoten

[1] Vgl. Schneider, Hans J.: Der Apotheker im Prozeß moderner medizinischer-pharmazeutischer Arbeitsteilung. Die Möglichkeiten zeitgemäßer Gesundheitserziehung, in: Pharmazeutische Zeitung, Jg. 126, H. 1/1981, 13–18, 13.

[2] Hildebrandt, Helmut: Gesundheitsförderung und die Apotheke der Zukunft, in: Pharmazeutische Zeitung, Jg. 137, H. 35/1992, 9–14, 9.

[3] Vgl. Boylan, Bob: Bring's auf den Punkt! Professionelle Vortragstechnik schnell trainiert. Vom Manuskript zur freien Rede, Übers. Benno Schmid-Wilhelm, Brigitte Schöbitz, Mit einem Vorwort v. Vera F. Birkenbihl, München: mvg Moderne Verlagsgesellschaft 1991, 137.

[4] Uhlenbruck, Gerd: Wieder Sprüche und Widersprüche, Köln: Deutscher Ärzte-Verlag 1984.

[5] Hamm, Hans: Tabletten gegen alles, Köln: Deutscher Ärzte-Verlag 1993.

[6] Büchmann, Georg: Geflügelte Worte. Der klassische Zitatenschatz, Frankfurt a. M., Berlin: Ullstein 37. Aufl. 1980.

[7] Schmidt, Lothar: Das treffende Zitat zu Politik, Recht und Wirtschaft. Zugespitzte Bemerkungen und Definitionen im Alphabet der Schlagworte, Thun: Ott 1991.

[8] Tange, Ernst Günter: No Body is Perfect, Frankfurt a. M.: Eichborn 1992.

[9] Ellermann, Bernd: Jeder siebte Gesunde war krank. Kurioses aus der ärztlichen Praxis, München: Deutscher Taschenbuch Verlag 1995.

[10] Hallstatt, Michael: Das große Buch der Stilblüten, München: Wilhelm Heyne 1986.

7. QualitätsManagement in der Ernährungsberatung

7.1 Qualitätsgesicherte Angebote

Qualitätsmanagement ist aus verschiedenen Gründen für die Ernährungsberatung essenziell:

- Zum Ersten fordert der Gesetzgeber bei Leistungen im Gesundheitswesen zunehmend qualitätsgesicherte Angebote; so sind beispielsweise Arztpraxen nach dem Gesundheitsmodernisierungsgesetz von 2003 gehalten, ein Qualitätsmanagementsystem (QMS) aufzubauen. Dieser Trend ist zukunftsweisend und sollte sich in allen Bereichen des Gesundheitswesens durchsetzen, allerdings nicht nur bei den Leistungserbringern, sondern dito bei den Krankenkassen. Auch für die Gesundheitspolitik selbst sind Qualitätskontrolle und Sicherung von Standards unabdingbar.
- Zum Zweiten ist der Begriff „Ernährungsberatung" gesetzlich nicht geschützt. Somit kann sich jeder ohne Ansehen seiner Ausbildung und Qualifikation als Ernährungsberater bezeichnen und darf als solcher auftreten. Dieser Umstand hat zu einem Wildwuchs an zweifelhaften, zum Teil sogar gesundheitsschädlichen Angeboten geführt. Es ist unbedingt zu fordern, dass in der Ernährungsberatung ausschließlich einschlägig aus- und weitergebildete Berufsgruppen des Gesundheitsbereiches tätig sind.
- Zum Dritten ist die Beratung zur Ernährung eines der schwierigsten Beratungsfelder überhaupt, da sie in einem Spannungsfeld zwischen Fachwissen und Verhaltenspsychologie abläuft. Es sind zwei Paar Schuh, wie jeder in der Beratung Tätige von seinen Klienten weiß, auf der einen Seite *einzusehen*, dass eine Verhaltensänderung nötig ist, und auf der anderen Seite, sie tatsächlich *umzusetzen*. Daher ist es entscheidend, dass die Beratung psychologisch fundiert erfolgt. Eine strukturierte professionelle Vorgehensweise ist darum zwingend vonnöten, wenn die Beratung dauerhaft erfolgreiche Ergebnisse zeitigen soll.

7.2 Welche Anforderungen stellt der Gesetzgeber?

Die Verpflichtung, sich an Maßnahmen zur Qualitätssicherung zu beteiligen, ergibt sich bei ambulanten medizinischen Vorsorgeleistungen und Rehabilitationsmaßnahmen aus § 135a und bei stationärer Versorgung aus § 137 SGB V (Sozialgesetzbuch). Demnach sind entsprechende Maßnahmen auf die Qualität der Behandlung, der Versorgungsabläufe und der Behandlungsergebnisse so zu beziehen, dass vergleichende Prüfungen möglich werden. Ernährungsberatung und Ernährungstherapie sind gesetzlich in den §§ 20 und 43 SGB V geregelt.

Ernährungsberatung für Gesunde (Primärprävention)

§ 20 Abs. 1 bis 3 SGB V fordert für die Ernährungsberatung von Gesunden Folgendes:

(1) Die Krankenkasse soll in der Satzung Leistungen zur primären Prävention vorsehen [...] Leistungen zur Primärprävention sollen den allgemeinen Gesundheitszustand verbessern und insbesondere einen Beitrag zur Verminderung sozial bedingter Ungleichheit von Gesundheitschancen erbringen. [...]
(2) Die Krankenkassen können [...] Maßnahmen der betrieblichen Gesundheitsförderung durchführen [...]
(3) Die Ausgaben der Krankenkassen für die Wahrnehmung ihrer Aufgaben nach den Absätzen 1 und 2 sollen insgesamt im Jahr 2000 für jeden ihrer Versicherten einen Betrag von 2,56 Euro umfassen; sie sind in den Folgejahren [...] anzupassen.

Die gesetzlichen Krankenkassen stellen eine jährliche Gesamtsumme von ca. 2,56 Euro, multipliziert mit der Anzahl ihrer Versicherten, für die Primärprävention zur Verfügung, die sich an noch Gesunde richtet. Inwieweit diese Mittel in Kurse zur Förderung der Gesundheit oder in die betriebliche Gesundheitsförderung investiert werden, ist nicht geregelt. Die sieben Spitzenverbände der gesetzlichen Krankenkassen haben mit einem gemeinsamen Papier zur einheitlichen Regelung der Umsetzung des o. g. Paragraphen innerhalb des sog. Individuellen Ansatzes vier Handlungsfelder bestimmt, die in der Primärprävention nach § 20 Abs. 1 SGB V berücksichtigt werden können: 1. Bewegungsgewohnheiten, 2. Ernährung, 3. Stressreduktion/Entspannung und 4. Genuss- und Suchtmittelkonsum. (1)

Üblicherweise gibt es in der Ernährungsberatung eine Teilerstattung für Individualpersonen von bis zu 80 % der Kursgebühren (max. ca. 75 €), und zwar bei Beratungsangeboten in Kleingruppen mit mehreren Sitzungen in den Präventionsbereichen „Vermeidung von Mangel- und Fehlernährung“ sowie „Vermeidung und Reduktion von Übergewicht“. Im Allgemeinen gilt diese Regelung für ansonsten gesunde gesetzlich Versicherte bis zu einem BMI (Body Mass Index) von 30 kg/m^2. Weitere Konditionen hinsichtlich Anbieterqualifikation und Durchführung der Maßnahmen sind ebenfalls in dem o. g. Handlungsfelder- und Kriterienkatalog der Spitzenverbände der Krankenkassen angegeben. Private Krankenkassen (teil)erstatten ihren Versicherten die Gebühren für primärpräventive Maßnahmen bis dato gemeinhin nicht.

Ernährungstherapie für Erkrankte

Die Anforderungen an die Ernährungstherapie sind in § 43 Abs. 1 bis 3 SGB V (Ergänzende Leistungen zur Rehabilitation) gesetzlich geregelt:

Die Krankenkasse kann [...]
1. solche Leistungen zur Rehabilitation ganz oder teilweise erbringen oder fördern, die [...] erforderlich sind, um das Ziel der Rehabilitation zu erreichen oder zu sichern [...],

2. wirksame und effiziente Patientenschulungsmaßnahmen für chronisch Kranke erbringen [...], wenn zuletzt die Krankenkasse Krankenbehandlung geleistet hat oder leistet.

Beim § 43 SGB V haben die gesetzlichen Krankenkassen bislang keine gemeinsamen und einheitlichen Kriterien für eine Teilerstattung der Ernährungstherapiekosten formuliert; allerdings stellen sie in der Praxis die gleichen Anforderungen an die Anbieter wie bei der Durchführung von Maßnahmen zur Primärprävention. Eine ärztliche Notwendigkeitsbescheinigung, ein Kostenvoranschlag sowie ein qualitätsgesichertes Beratungskonzept sind üblicherweise weitere Voraussetzungen.

7.3 QUALITÄT DER ANBIETER

Zweifelsohne ist die Qualität einer Leistung wesentlich von der Aus-, Fort- und Weiterbildung des Leistungserbringers abhängig. Im Ernährungsbereich agieren unterschiedliche Berufsgruppen mit variierenden Aufgabenschwerpunkten.

a) Ernährungsmediziner
Derzeit gibt es noch keine gesetzlichen Grundlagen für eine strukturierte ärztliche Weiterbildung durch die Ärztekammer. Einziger Anbieter ist zurzeit die Deutsche Akademie für Ernährungsmedizin in Freiburg, die eine Zertifikatfortbildung im Vorlesungsformat mit begleitenden schriftlichen Materialien und schriftlichem Abschlusstest im Programm führt. Die Aufgabe des Ernährungsmediziners wird sich schwerpunktmäßig im Bereich der Diagnose und der Auswahl einer geeigneten ernährungsmedizinischen Therapie bewegen. Gerade qualifizierte Ärzte kooperieren hier mit qualifizierten Apotheken oder niedergelassenen Ernährungsberatern und -beraterinnen.

b) Ernährungsberatung durch Apotheker
Seit mehr als zehn Jahren bieten die Apothekerkammern, basierend auf gesetzlicher Grundlage, die Möglichkeit, sich in einer zweijährigen Spezialisierung im Bereich Ernährungsberatung zu qualifizieren. Die Programme bestehen aus Seminaren und Kleingruppentrainings im Umfang von mindestens 100 Zeitstunden, Projektarbeiten aus der Praxis, Nachweisen über durchgeführte Einzel- und Gruppenberatungen und einer Abschlussprüfung. Besonders hervorzuheben ist die dauerhafte Fortbildungsbetreuung der Absolventen durch die Kammern nach Abschluss der Weiterbildung. Auf Grund des breiten physiologisch-pharmakologischen Hintergrundes kann der Apotheker die Patienten diätetisch umfassend beraten und versorgen.

c) Diplomökotrophologen und Diätassistenten
Zusätzlich zum Studium haben sich in diesem Sektor im Laufe der letzten Jahre Ernährungsberatungszertifikate etabliert, zum einen von der Deutschen Gesellschaft für Ernährung (DGE), zum anderen vom Verband der Diplom-Oecotrophologen (VDOE). Die Programme vermitteln praxisbezogen die für eine Ernährungsberatung erforderlichen Fähigkeiten und Kenntnisse.

Die Deutsche Gesellschaft für Ernährung tritt selbst als Weiterbildungsstätte auf und verleiht dem Personenkreis, der die Zugangsvoraussetzungen erfüllt, nach erfolgreicher Teilnahme an der Weiterbildungsmaßnahme das Zertifikat „Ernährungsberater/in DGE". Seminarstunden in vier definierten Themenbereichen können auch extern belegt werden. (www.dge.de)

Die ersten Überlegungen und konkreten Festlegungen, um eine qualitativ hochwertige Ernährungsberatung über ein entsprechendes Zertifikat zu garantieren, stammen allerdings nicht von der DGE e. V., sondern vom Verband der Diplom-Oecotrophologen e. V. (VDO_E) aus dem Jahr 1994. Der Berufsverband vergibt an Diplom-Oecotrophologen ein Zertifikat „Ernährungsberater/in VDO_E", wenn – neben dem Nachweis einer entsprechenden beratungsrelevanten Berufstätigkeit – die Qualifikation in den folgenden Themenbereichen nachgewiesen wird: Beratung, Erwachsenenbildung, Gesundheitsförderung, Management und Ernährung. Die Anzahl der Seminarstunden in den einzelnen Bereichen ist genau festgelegt. Beide Zertifikate stehen in einer gewissen Konkurrenz zueinander.

7.4 WAS VERSTEHT MAN UNTER QUALITÄTSMANAGEMENT?

Ursprünglich entstanden ist der Qualitätsgedanke in der Industrie, um eine gleichmäßig hohe Qualität mit nur geringem Ausschuss zu produzieren. Einer der großen Wegbereiter des Qualitätsmanagements ist der Amerikaner W. Edwards Deming, der das industrielle Qualitätsgeschehen weltweit beeinflusst hat. Deming hat viele Jahre in Japan gelebt und gearbeitet, weshalb die Japaner ihn auch als „Vater der Qualitätsbewegung" in ihrem Lande bezeichnen. Die Bewegung hat wesentlich zur ökonomischen Entwicklung beigetragen, indem sie japanischen Waren bis in die 80er Jahre hinein neue Märkte erschloss und dem Land wirtschaftlichen Aufschwung bescherte. Die Grundüberlegung hat Deming im so genannten Deming-Kreis zusammengefasst. Sie ist denkbar einfach und effektiv und bildet die Basis eines jeden Qualitätsmanagementsystems.

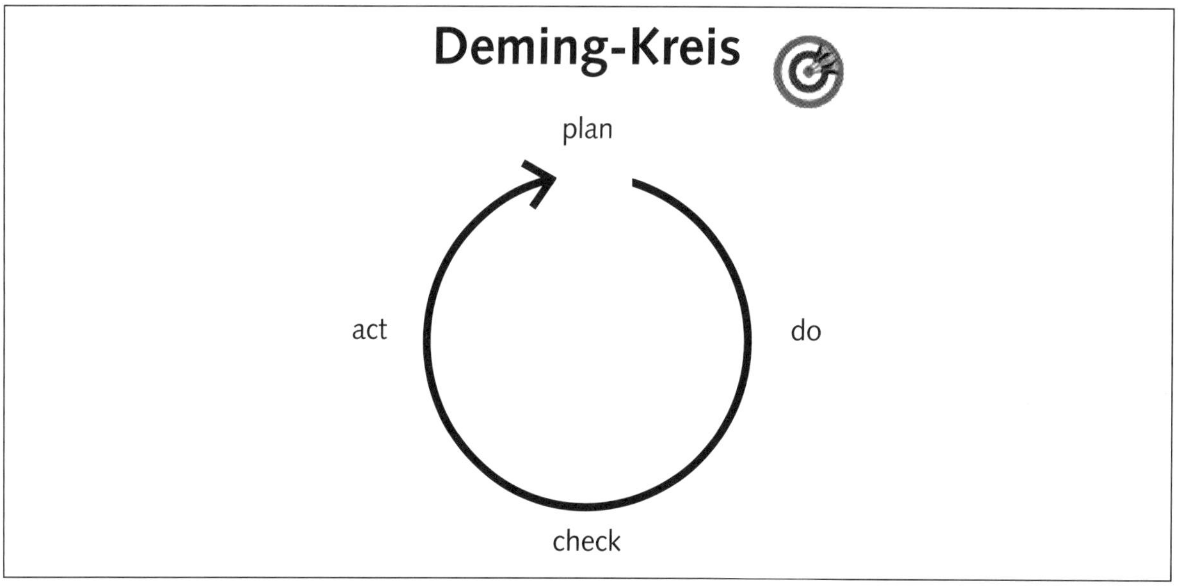

Der Deming-Kreis dokumentiert zwei Grundgedanken, einmal den, eine gleich bleibend hohe Qualität zu liefern, und dann den, nach ständiger Qualitätsverbesserung zu streben. Deming definiert Qualität als das Ausmaß, in dem Merkmale eines Produktes die an dieses Produkt gestellten Anforderungen erfüllen. Ob und inwieweit ein Produkt qualitativ als hoch- oder minderwertig zu gelten hat, hängt also von den Anforderungen ab. In der Regel ist es der Kunde, der diese Anforderungen aufstellt.

Es ist deshalb erforderlich, zunächst die Ansprüche an die gewünschte Leistung exakt zu definieren. Das geschieht in der Planungsphase (plan). Hier werden die Spezifikationen des Endproduktes oder auch der Zwischenprodukte festgelegt. In einer zweiten Phase wird eine Strategie entwickelt (do), auf welchem Wege nämlich das gesteckte Ziel zu erreichen ist. In einer dritten Phase (check) wird zeitnah überprüft, inwieweit man sich mit dieser Strategie dem gesteckten Ziel nähert. In einer vierten Phase (act) verbessert man die Strategie.

Für eine Dienstleistung gilt Entsprechendes. Bezogen auf die Ernährungsberatungspraxis, kann der Demingkreis bei einem Teilziel wie folgt aussehen:

plan = Ziel	Fünf erfolgreiche Gruppenberatungen im ersten Quartal zum Themenbereich Diabetesdiät (Typ IIb) mit jeweils 10–15 Teilnehmern
do = Strategie	1. Organisation von Schulungsmaterialien und Unterlagen für Teilnehmer 2. Organisation von geeigneten Räumlichkeiten 3. Suche nach Kooperationspartnern, um Patienten auf die Maßnahme aufmerksam zu machen. Es bieten sich Gespräche mit umliegenden Arztpraxen, Apotheken und Selbsthilfegruppen an. „Gastsprechstunden" auf Aktionstagen für Patienten in Apotheken und Praxen machen auf die Maßnahme aufmerksam. Pressemitteilungen in Anzeigenblättern und Tageszeitungen geben das Angebot bekannt. 4. Ein Flyer mit einer genauen Beschreibung des Programms, der Leistungen, Kosten und Erstattungsmöglichkeiten durch Kostenträger wird entwickelt und Multiplikatoren zur Verfügung gestellt. 5. Organisation einer telefonischen Auskunft zu Programmfragen und für Anmeldungen 6. Organisation der Anmeldungen über Anmeldebestätigungen, der Rechnungen und des Inkassos
check = Kriterien	Teilnehmerzahlen, Rückmeldungen durch Teilnehmer persönlich und durch Seminarbewertungsbögen, Zahlungsausfälle
act = Verbesserungsmaßnahmen	Ggf. Korrektur der Strategie oder Anstreben neuer höher gesteckter Ziele

Damit haben wir einen Kreislauf der Qualitätsverbesserung für eine bestimmte Tätigkeit exemplarisch dargestellt. Im Detail hängt die Qualität der Dienstleistung Ernährungsberatung natürlich von vielen Faktoren ab. Das Grundmodell des Demingkreises wurde im Laufe der vergangenen Jahre so detailliert ausgestaltet, dass es auf die Industrie, auf kleine und mittlere Betriebe und insbesondere auf den Dienstleistungsbereich anwendbar wird. Diesen „umfassenden Deming-Bauplan" findet man in der so genannten ISO-NORM 9001:2000. (2) Das heißt, man findet dort die Struktur und die Bauelemente eines funktionierenden Qualitätsmanagementsystems.

Die Norm findet branchenübergreifend Anwendung. Sie hat weltweite Gültigkeit erlangt. Ihre Bausteine vermögen auch Betriebsabläufe zu strukturieren. Bewährt hat sich die Gliederung in *Führungsprozesse, Kernleistungsprozesse* und *Unterstützende Prozesse*.

In den Bereich *Führungsprozesse* gehören z. B. die folgenden Punkte:

- Konkrete Ziele der Betriebsleitung
- Angestrebte betriebswirtschaftliche Ergebnisse
- Personalorganisation (Personalauswahl, Einarbeitung, Schulungsbedarfsermittlung, Schulung, Qualifikationstabelle der Beschäftigten)
- Öffentlichkeitsarbeit und Image (Art, Strategie und Umfang)
- Entwicklung neuer Produkte oder Dienstleistungen
- Information und Kommunikation (Steuerung der internen Informationswege: wer erhält im Betrieb welche Informationen auf welchem Wege?)
- Aufbau und Weiterentwicklung des QM-Systems. Hier ist das Ziel, die Qualität stetig zu verbessern. Man legt einen kontinuierlichen Überarbeitungsmodus für die einzelnen Prozesse fest (sog. Auditprogramm). Die Zielsetzungen und die tatsächlich erzielten Ergebnisse sind regelmäßig zu überprüfen und zu bewerten.

In den Bereich *Kernleistungsprozesse* gehören alle Prozesse mit unmittelbarem Kundenkontakt, z. B.:

- Anamnese (Vorgeschichte, Erkrankungen, Medikation)
- Untersuchungen und Messungen (BMI, BIA, Calipper, WHR, Alter-Länge-Gewichtskorrelation, Ernährungstagebücher, Blutwertebestimmungen)
- Einzelberatungen zu Präventionszwecken
- Einzelberatungen zu Rehabilitationszwecken
- Gruppenberatungen
- Informationsvorträge
- Auswahl und Empfehlung von diätetischen Lebensmitteln
- Abrechnung von Leistungen
- Beschwerdemanagement.

Das also ist der Baustein „do".

In den Bereich der *Unterstützenden Prozesse* gehören z. B.:

- Prüfungen und Messungen und deren Dokumentation
- Fehlermanagement
- Korrektur- und Vorbeugemaßnahmen
- Planung und Wartung apparativer Ressourcen
- Hygiene und Reinigung
- Umgang mit Dokumenten und Daten.

Damit haben wir die Struktur eines Qualitätsmanagementsystems und seiner Bausteine aufgezeigt. Die Regelungen, die verschiedenen Abschnitte betreffend, werden in einem QM-Handbuch schriftlich niedergelegt. Die Gliederung des QM-Handbuches orientiert sich an der Struktur; jeder Baustein entspricht einem Kapitel. Die einzelnen Regelungen innerhalb eines Kapitels bezeichnet man als Prozesse. Ein Kapitel kann aus einem oder mehreren Prozessen bestehen. Prozesse sind eine Abfolge von Tätigkeiten, die aus Eingaben Ergebnisse generieren.

Ein Prozess ist mit einem Rezept für einen Kuchen vergleichbar. Man benötigt bestimmte Ausgangsmaterialien (Mehl, Butter, Eier, Zucker, Milch, Mandeln) in einer bestimmten Qualität. Die

Verarbeitung der Rohstoffe, die Reihenfolge und Menge und das Herstellungsverfahren (rühren, vorheizen, backen, glasieren) müssen in einer festliegenden Art und Weise durchgeführt werden, um ein stets gleich bleibend gutes Resultat zu erzielen. Insofern sind Kochbücher mit Rezepten eine Sammlung von Maßnahmen zur Qualitätssicherung.

Die Philosophie des Demingkreises findet sich sowohl in einzelnen Prozessen als auch auf der gesamten Systemebene wieder. Einzelne Prozesse enthalten Qualitätsanforderungen bei den durchzuführenden Tätigkeiten hinsichtlich der gewünschten Zwischenergebnisse und des erwünschten Endresultats. Die Qualitätsverbesserung gestaltet sich über eine nach genau festgelegtem Rhythmus erfolgende Überarbeitung der Prozesse. Auf der gesamten Systemebene werden die Betriebs- oder Unternehmensziele und die Summe aller Prozesse regelmäßig abgeglichen, was man als *Managementbewertung* bezeichnet.

Um diese recht theoretischen Aspekte praxisnäher darzustellen, möchten wir Ihnen anhand einer Reihe von Prozessen verdeutlichen, wie diese im Detail aufgebaut sind und auf welchem Wege die Qualitätssicherung und -verbesserung erfolgen können. Wir werden Ihnen einige Beispiele vorstellen. Im Bereich der Führungsprozesse haben wir aus dem Handbuchkapitel *Personalorganisation* ein Exempel ausgewählt, weil dieses Gebiet allgemein von Interesse ist und Organisation des Personals in allen Betrieben nötig ist.

Die Dokumentation eines Prozesses besteht sinnvollerweise als Erstes aus einem *Deckblatt* (Abb. 7.1). Aus der Beschriftung sollen Sinn und Zweck des Prozesses und die Maßstäbe zur Messung des Prozesserfolges hervorgehen. Ferner sind die am Prozess beteiligten Personen anzugeben, darüber hinaus Dokumente, die benötigt werden oder während des Prozesses entstehen, der Revisionsstand (= Überarbeitungsstand) und das Freigabedatum und die Freigabeunterschrift der Betriebsleitung. Auf dem Deckblatt sind also einige grundlegende Qualitätsanforderungen und Punkte festgehalten. Auf der zweiten Seite findet sich der eigentliche Prozess in Form eines so genannten *Flussdiagramms* (Abb. 7.2). Flussdiagramme erlauben eine schnelle Orientierung und fassen Informationen kompakter zusammen, als es mit Textbeschreibungen möglich wäre.

Symbole:

Parallelogramm	Startzeichen
Rechteck	Arbeitsschritt
Raute	Entscheidungsraute, stets verbunden mit einer Ja/Nein-Frage
Doku	Hier entsteht ein neues Dokument (Pfeil raus)
	Hier fließt ein neues Dokument ein (Pfeil rein)
‚eckiges Oval'	eigener Prozess
Rechteck mit Doppelbalken	Unterroutine = aufgebaut wie ein eigener Prozess, aber Bestandteil eines anderen Prozesses, Teilarbeitsschritt
lang gezogenes Oval	Ende

Die einzelnen Symbole sind nummeriert. Zu jedem Symbol kann man (auf der dritten Seite) einen erläuternden Hinweis geben. Wenn sich innerhalb eines Prozesses eine Schnittstelle zu einem anderen Prozess auftut, so wechselt man vom ersten Flussdiagramm in das zweite und fährt danach gegebenenfalls wieder im Ursprungsprozess fort. Es ergibt sich daher eine Art Raumnetzstruktur der miteinander verbundenen Prozesse. Das klingt zunächst sehr theoretisch und kompliziert, ist in der praktischen Anwendung aber einfach und effektiv.

Kapitel A **Punkt X.Y.Z.**	**Führungsprozesse – Personalorganisation** **Auswahl und Einarbeitung neuer Mitarbeiter**
Sinn und Zweck:	Unsere Mitarbeiter und Mitarbeiterinnen sind die wichtigste Ressource unserer Leistungsfähigkeit. Die fachliche Qualifikation, die kommunikativen und sozialen Fähigkeiten sind entscheidend für unseren Erfolg. Zahlreiche Leistungen entstehen im unmittelbaren Kontakt mit unseren Kunden. Nur qualifizierte, motivierte und begeisterte Mitarbeiter können den vielfältigen und anspruchsvollen Aufgaben in unserem Team zum Nutzen unserer Kunden gerecht werden.
Beginn:	Bedarf: neuer Mitarbeiter
Ende:	Angestellter und eingearbeiteter Mitarbeiter
Beteiligte Personen:	Betriebsleiter Neuer Mitarbeiter Fachkraft X
Festlegungen:	Jeder MA erhält einen schriftlichen Arbeitsvertrag. Alle MA sind für die Einführung und die Aufnahme neuer Mitarbeiter und die eigene Fortbildung verantwortlich. Der Schulungsbedarf ist jährlich zu ermitteln. Die Teilnahme der Mitarbeiter an Weiterbildungsmaßnahmen erfolgt in Abstimmung mit dem Team und der Geschäftsführung. Die MA werden für Schulungsmaßnahmen freigestellt. Es finden regelmäßig Teamsitzungen und Einzelgespräche statt. (s. Kapitel XYZ)
Ziele:	Z 1: Keine personellen Engpässe Z 2: Motivierte und kompetente MA Z 3: Bei den Kunden beliebte MA Z 4: Einhalten von Absprachen
Maßstäbe:	M 1: Mitarbeitereinsatz, Überstunden M 2: Teilnahmebescheinigungen von Schulungsmaßnahmen M 3: Rückmeldung der Kunden (Lob- und Tadelliste) M 4: Ergebnisse von Mitarbeitergesprächen
Dokumente und Daten:	Bewerbungsunterlagen Arbeitsvertrag Begleitschreiben zur Vertragsaufhebung, bei Bedarf aktuell erstellen Anlage 1: Stellenanzeige Anlage 2: Einarbeitungscheckliste
Verbesserungspool:	
Revisionsstand:	5. – 12.12.2003
Freigabe: ____________________ (Datum und Unterschrift)	

Abb. 7.1 QM-Handbuch, Kap. Führungsprozesse-Personalorganisation: Deckblatt

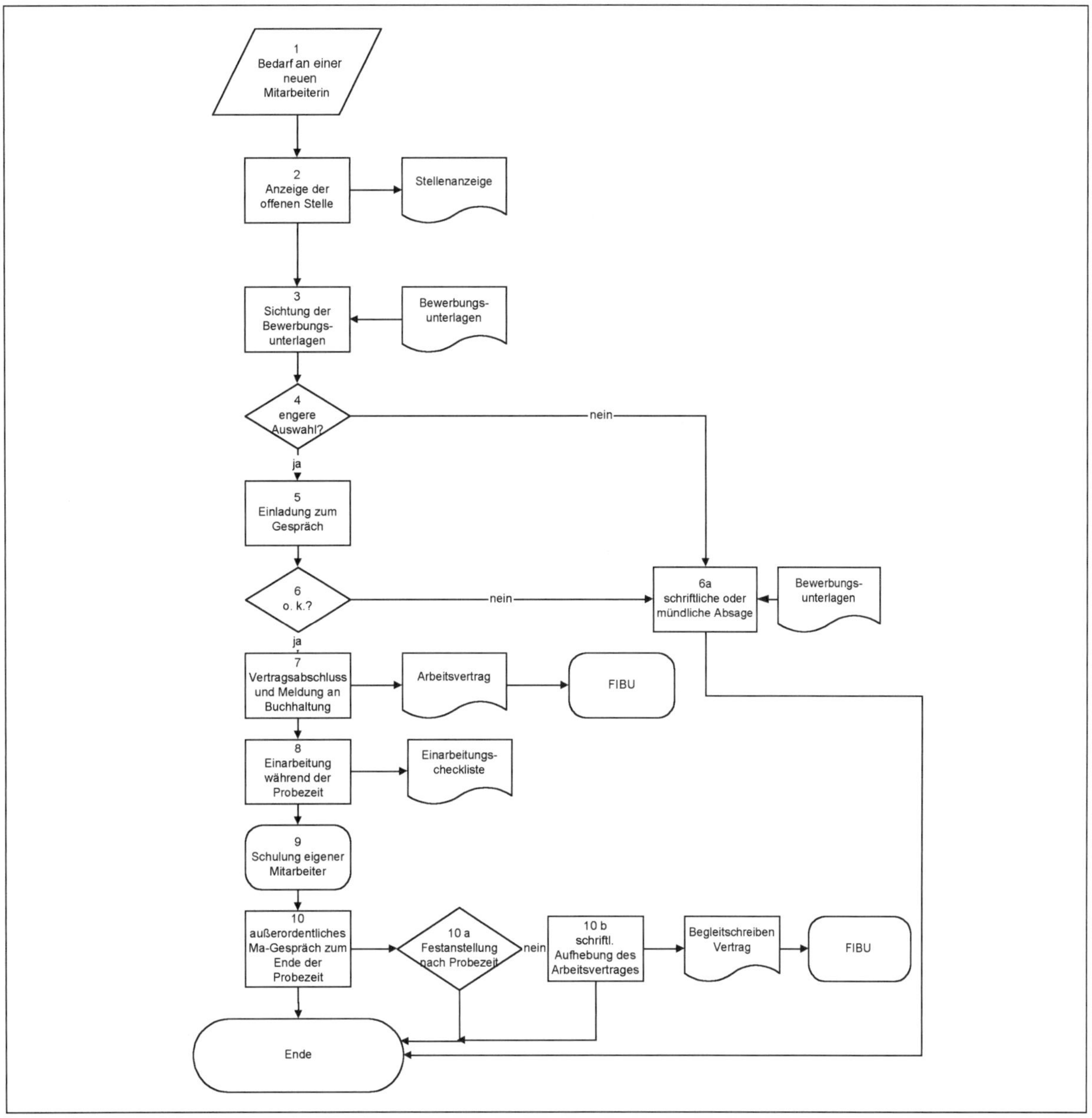

Abb. 7.2 QM-Handbuch, Kap. Führungsprozesse – Personalorganisation: Flussdiagramm neue Mitarbeiterin

Nr.	VA/D:	Hinweise:
1	BL	
2	BL	Profil und Erfordernisse festlegen (gefordert: schriftlicher Lebenslauf, Aus-, Fort- und Weiterbildungsnachweise) Veröffentlichung nach Muster in der ABC-Tageszeitung, Samstagsausgabe bevorzugen, sowie im Internet unter www.stellenboerse.de
3	BL	Wie ist der erste Eindruck nach ‚Aktenlage'?

Nr.	VA/D:	Hinweise:
4	BL	Kriterien: Ausbildung mit Abschluss als Arzt, Apotheker, Ökotrophologe, Diätassistent, Bürofachkraft; fachspezifische Weiterbildung, Zeugnisse, Alter, Zahl der Stellenwechsel; Eindruck auf Grund der Bewerbungsunterlagen, Abdeckung des Anforderungsprofils
5	BL Neue MA	Erstes Gespräch nach telefonischer Terminvereinbarung Inhalte: bisherige Tätigkeiten, Interessen, Vorstellung des Betriebes, unserer Ideen und MA, Identifikation möglich? Bildungswille? Gehaltsorientierung, Interesse der neuen MA? Inhalte: Arbeitsbedingungen, offene Fragen, konkrete Gehaltsvorstellungen, Sonderkonditionen
6	BL Neue MA	Kriterium: Übereinstimmung mit Profil, persönlicher Eindruck, Interesse der neuen MA, Einigung bei den Konditionen
7	BL	Arbeitsvertrag mit schriftlich fixierten Sondervereinbarungen, Probezeit: 6 Monate Meldung an die Buchhaltung, Bewerbungsunterlagen in Personalakte
8	BL Alle MA Neue MA	Einarbeitung nach: – QM-Handbuch – Einarbeitungscheckliste – Ermittlung des Schulungsbedarfs
9		s. B X.Y.Z.
10	BL, MA	Einzelgespräch
10a	BL	Kriterium: Grad der Übereinstimmung der Ziele der MA mit den Zielen des Unternehmens
10b	BL	Individuelle Erstellung des Begleitschreibens

In diesem Prozess ist geregelt, wie ein neuer Mitarbeiter zu gewinnen ist, welche Auswahlkriterien (z. B. die Ausbildung) gelten sollen und wie die Einarbeitung erfolgt, in diesem Fall über eine Einarbeitungscheckliste. Die Forderungen in der Einarbeitungscheckliste hängen naturgemäß von den später auszuführenden Aufgaben ab, sodass wir hier nur ein orientierendes Beispiel vorstellen:

Nr.	Verantwortlicher/ Durchführung	Hinweise	Geplant für Kalenderwoche (KW)	durchgeführt in KW
1	Betriebsleiter (BL) Neuer Mitarbeiter (NMA)	Einarbeitung in die Grundlagen des Qualitätsmanagements; Erarbeitung von Prozessabläufen		
2	BL NMA	Durcharbeiten des QM-Betriebshandbuches		
3	BL NMA	Einführung in die EDV, E-Mail, Kennworte; Begleitung bei der Abwicklung des Schriftverkehrs		
4	BL NMA	Teilnahme an internen Audits		
5	BL NMA	Telefontrainingsseminar		
6	NMA	Organisation von Informationsvorträgen zu Leistungsangeboten des Betriebes; Pressekonferenzen; Erstellung von Pressemitteilungen		

Um eine gleich bleibende Qualität auf hohem Niveau sicherzustellen, ist im selben Handbuchkapitel für einen weiteren Prozess (Schulung eigener Mitarbeiter) festgelegt, in welchem Rhythmus und wie eine Schulungsbedarfsermittlung durchgeführt wird; denn die Qualitätssicherung endet nicht mit der Einarbeitung, sondern muss dauerhaft gelten. Damit alle Mitarbeiterinnen und Mitarbeiter ihre Aufgaben optimal erfüllen können, ist regelmäßig ausfindig zu machen, wo sich Schulungsbedarf ergeben hat und ob dieser Schulungsbedarf die Betriebsziele unterstützt. Ferner wird der Erfolg der Schulung und deren Nachhaltigkeit ermittelt, wie es die Systematik des Demingkreises vorsieht. Aus dem Prozess Schulung der eigenen Mitarbeiter führen wir als Kostprobe eine Schulungsbedarfsermittlung auf (Abb. 7.3).

Schulungsbedarfsermittlung der Mitarbeiter:
(halbjährlich jeweils zum 15. Januar und 15. Juni)

- ❍ Kenntnisse über neueste ernährungsphysiologische Zusammenhänge und Empfehlungen internationaler Fachgesellschaften
- ❍ Kenntnisse über moderne Kommunikations- und verhaltenspsychologische Modelle und ihre praktische Umsetzung
- ❍ Telefontraining
- ❍ Kenntnisse in Qualitätsmanagement
- ❍ Zeitmanagement
- ❍ Internet
- ❍ E-Mail
- ❍ Word
- ❍ Excel
- ❍ PowerPoint
- ❍ Corel Draw
- ❍ Visio 2000

Für die Ausübung der nachfolgenden Tätigkeiten fehlen Informationen:

____

____

____

Eine Schulung zum Themenbereich ____________ ist aus folgenden Gründen erforderlich:

____

____

____

Datum und Unterschrift des beantragenden Mitarbeiters:

____

Datum und Genehmigung durch die Betriebsleitung:

____

Abb. 7.3 QM-Handbuch, Kap. Personalorganisation: Schulung der eigenen Mitarbeiter, Schulungsbedarfsermittlung

Aus dem Bereich der Kernleistungsprozesse führen wir den Prozess „Ernährungsberatung zur Gewichtsreduktion" als Beispiel auf (Abb. 7.4) (3):

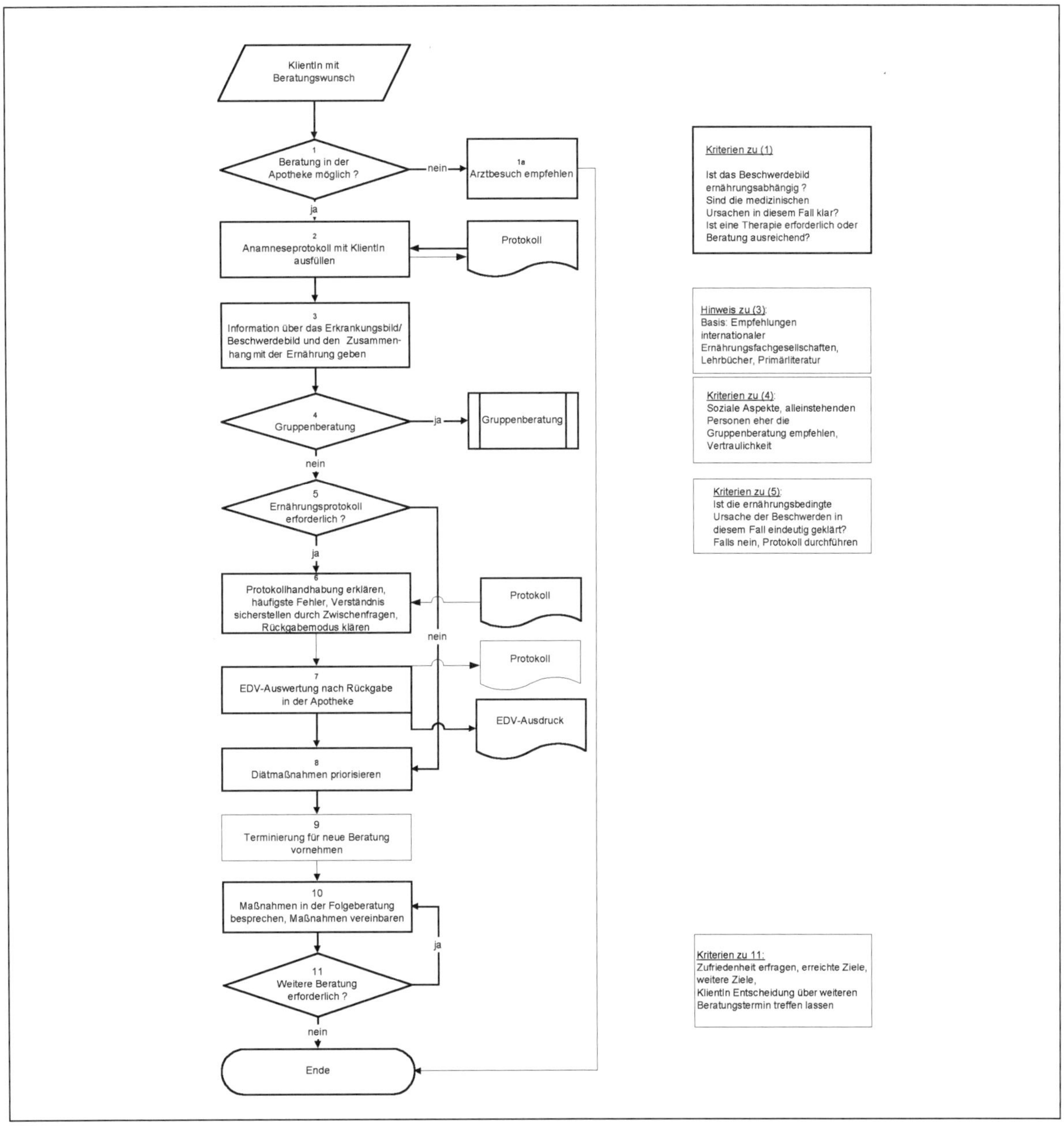

Abb. 7.4 QM-Handbuch, Kernleistungsprozesse: Ernährungsberatung zur Gewichtsreduktion
Quelle: Bundesapothekenkammer

Anamnesebogen

Persönliche Daten des Patienten

Name: ______ Straße: ______
Alter: ______ Wohnort: ______
Größe: ______ Tel.: ______
derzeitiges Gewicht: ______ Fax: ______
berufliche Tätigkeit: ______ E-Mail: ______
soziales Umfeld (allein, Familie, Freunde): ______
sportliche Aktivitäten: ______
Rauchen: ja ❐ nein ❐ Menopause: ja ❐ nein ❐

Angaben zum Hausarzt

Name: ______ Tel.: ______
Adresse: ______ letzter Arztbesuch: ______

Angaben zum Kontaktgrund/Wunsch des Patienten

______

Erkrankungen (ggf. Labordaten) | **Medikamente**

______

Vorlieben in der Ernährung des Patienten/Abneigungen

______

Ich bin damit einverstanden, dass meine Daten gespeichert werden und zur Auswertung der XYZ zur Verfügung stehen, um ABC in die Lage zu versetzen, mich im Rahmen einer Ernährungsberatung fachgerecht zu informieren und zu betreuen. Mit der Weitergabe der Daten an meinen Hausarzt bin ich einverstanden; eine Weitergabe an andere Personen ohne mein ausdrückliches Einverständnis ist unzulässig.

Datum: ______ Unterschrift KlientIn: ______

Abb. 7.5 Anamnesebogen

Qualitätssichernd wirken an dieser Stelle verschiedene Aspekte:

1. Nur ausreichend qualifiziertes Personal führt die Beratungen der Patienten durch.
2. Die strukturierte Vorgehensweise stellt sicher, dass der Berater bestimmte Ausschlusskriterien erfragt und das Problem gegebenenfalls in Zusammenarbeit mit einem Mediziner löst.
3. Der Therapeut gibt gezielt ausgewählte standardisierte Informationen an die Klienten weiter. Hierbei hilft es, die Beratungsempfehlungen nach Wirksamkeit zu priorisieren.
4. Ein Anamnesebogen stellt sicher, dass der Interviewer alle relevanten Probleme erfasst. Der Berater befragt den Patienten, ob gesundheitliche Probleme oder Erkrankungen vorliegen. Er klärt ab,
   - welche Medikation der Patient erhält,
   - ob Kontraindikationen für eine Gewichtsreduktion ohne ärztliche Empfehlung/Aufsicht vorliegen, z. B. psychische Erkrankungen, Hypertonie unter medikamentöser Therapie, eine plötzliche, für den Patienten unerklärliche Gewichtszunahme, Schwangerschaft und Stillzeit, eingeschränkte Nieren- oder Leberfunktion,
   - und welche (erfolglosen) Versuche zur Gewichtsreduktion der Patient bislang unternommen hat.

Sollte sich entsprechender Bedarf ergeben, verweist der Berater den Patienten an den Arzt.

1. Danach kann der Berater entscheiden, ob, in Abstimmung mit dem Patienten, ein Ernährungsprotokoll angelegt wird. Falls ja, muss der Berater mindestens
   - Erläuterungen zur Führung des Protokolls (Zeitraum, häufigste Fehler) geben;
   - die Anzahl der Mahlzeiten, Art und Menge der konsumierten Lebensmittel abfragen,
   - ferner Art und Menge der konsumierten Getränke,
   - körperliche Aktivität in Beruf und Freizeit;
   - das Gewicht zu Beginn und nach Abschluss der Maßnahme feststellen.

   Anwendung finden können dabei Vorlagen der EDV-gestützten Beratungsprogramme.
2. Der Berater klärt ab, ob Einzelberatung oder Gruppenberatung die sinnvollere Variante ist. Letztere ist dann empfehlenswert, wenn der Patient soziale Kontakte und Motivation durch eine Gruppe braucht.
3. Der Berater entscheidet zusammen mit dem Klienten, ob und ggf. in welchem Umfang der Einsatz diätetischer Lebensmittel sinnvoll ist.
4. Der Berater bietet Folgebetreuung nach definierten Kriterien an und führt sie durch.

Aus dem Flussdiagramm wird ersichtlich, wie Qualitätsmanagement funktioniert. QMS ist keine Zauberwaffe, sondern die konsequente Anwendung des gesunden Menschenverstandes in allen Leistungsbereichen. QMS ersetzt subjektive (emotionale) Bewertungen durch objektiv messbare und fordert auf, geeignete Maßnahmen zur Qualitätsverbesserung zu ergreifen.

Insgesamt sind zu jedem Handbuchkapitel qualitätssichernde und -fördernde Festlegungen zu treffen. Das Handbuch muss mindestens einmal überarbeitet worden sein. Das bedeutet, dass sämtliche Prozesse mindestens einmal einer Prüfung und Qualitätsverbesserung zu unterziehen sind. Danach kann eine Managementbewertung des gesamten Systems erfolgen. Sind diese Schritte durchgeführt, kann sich der Betrieb – nach entsprechender Prüfung – gemäß der o. g. Normenreihe nach DIN ISO 9001:2000 zertifizieren lassen und seine Bemühungen um qualitätsgesichertes Vorgehen nach Innen und Außen dokumentieren.

7.5 QUALITÄTSLEITLINIEN UND -KRITERIEN DER MEDIZINISCHEN FACHGESELLSCHAFTEN

Bei der Ernährungstherapie existieren in den verschiedenen Indikationsbereichen je nach medizinischer Fachgesellschaft unterschiedlich detailliert ausgearbeitete Leitlinien und Kriterien, die eine bestmögliche Behandlungsqualität erreichen und dauerhaft sicherstellen wollen. Dabei ist gemäß den Postulaten der evidenzbasierten Medizin vorzugehen, d. h. der Berater legt die als optimal angesehene Behandlungsstrategie primär auf der Basis von Ergebnissen prospektiver Interventionsstudien fest, die randomisiert und kontrolliert angelegt sind und daher am ehesten Aufschlüsse über Ursache und Wirkung einer Erkrankung und ihre Therapie erlauben. Eine evidenzbasierte Leitlinie zur Therapie der Adipositas kann auf der Internetseite der Deutschen Adipositas-Gesellschaft (www.adipositas-gesellschaft.de) unter „Leitlinien" eingesehen werden. Die Gesellschaft benennt dort die allgemeine Grundlage evidenzbasierter Arbeit im einleitenden Kapitel „Methodisches Vorgehen bei der Entwicklung der Adipositas-Leitlinie":

„Bei der Erstellung der vorliegenden Leitlinie wurde sorgfältig darauf geachtet, die Anforderungen der evidenzbasierten Medizin zu erfüllen. Als Basis dienten nationale und internationale Qualitätskriterien für gute Leitlinien, wie sie u.a. von dem Scottish Intercollegiate Guidelines Network (SIGN, 1999), der Zentralstelle der Deutschen Ärzteschaft zur Qualitätssicherung in der Medizin (ÄZQ, 1999) und der 12. Leitlinienkonferenz der AWMF aufgestellt wurden." (4)

Grundlagen des ernährungstherapeutischen Vorgehens bei der Indikation Adipositas bieten zurzeit die

- Leitlinien zur Therapie der Adipositas,
- Leitlinien zur Therapie und Prävention der Adipositas im Kindes- und Jugendalter,
- Leitlinien zur Adipositastherapie in Rehakliniken,
- Qualitätskriterien für ambulante Adipositas-Programme. (5)

Diese Maximen haben die Deutsche Adipositas-Gesellschaft, die Deutsche Akademie für Ernährungsmedizin (DAEM), die Deutsche Gesellschaft für Ernährung (DGE) und die Deutsche Gesellschaft für Ernährungsmedizin im Rahmen einer gemeinsamen Initiative aufgestellt.

Qualitätsgesicherte (Ernährungs-)Therapie erfolgt bei anderen Indikationen jeweils auf der Basis von Therapieleitlinien, Qualitätsrichtlinien, Qualitätskriterien und/oder Empfehlungen der jeweiligen Fachgesellschaften. So existieren von der Deutschen Diabetes-Gesellschaft für die Behandlung des Diabetes mellitus Praxisleitlinien (6), Qualitätsrichtlinien für Schulungsprogramme (7) und Empfehlungen zur Patientenschulung (8). Grafisch aufbereitete und mit Beispielen ergänzte Hintergrundinformationen zur Terminologie des Studiendesigns bietet die WHO-Publikation „Basic epidemiology". (9)

Da die Ernährungstherapie nach dem jeweiligen aktuellen Kenntnisstand der Ernährungswissenschaft und anderer relevanter Wissenschaftsdisziplinen, basierend auf anerkannten Lehrmeinungen, erfolgen soll, darf und muss man erwarten, dass der Ernährungstherapeut auf den von ihm bearbeiteten Indikationsgebieten sich kontinuierlich über den aktuellen Stand der anerkannten Therapien informiert.

Literatur und Fußnoten

[1] Vgl. Gemeinsame und einheitliche Handlungsfelder und Kriterien der Spitzenverbände der Krankenkassen zur Umsetzung von § 20 Abs. 1 und 2 SGB V vom 21. Juni 2000 in der Fassung vom 27. Juni 2001; im Internet unter www.g-k-v.com/newsaktdisk020701.html veröffentlicht.

[2] Die originalen Normentexte können beim Beuth Verlag, 10722 Berlin, bestellt werden.

[3] Der Prozess orientiert sich an der gleich lautenden Leitlinie der Bundesapothekerkammer, Geschäftsbereich Pharmazie, Jägerstr. 49–50, 10117 Berlin, für die wir dankenswerterweise eine Abdruckgenehmigung erhalten haben. Die Originalleitlinie kann von der Homepage www.abda.de kostenfrei heruntergeladen werden.

[4] AWMF = Arbeitsgemeinschaft der Wissenschaftlichen Medizinischen Fachgesellschaften, www.uni-duesseldorf.de/WWW/AWMF.

[5] Vgl. Hauner, H. et al.: Qualitätskriterien für ambulante Adipositasprogramme, in: Adipositas 10, H. 19, 2000, 5–8.

[6] Vgl. Scherbaum, Werner A., Rüdiger Landgraf (Hgg.): Praxis-Leitlinien der Deutschen Diabetes-Gesellschaft (DDG), Diabetes und Stoffwechsel 11, Suppl. 2 (2002).

[7] Vgl. Deutsche Diabetes-Gesellschaft: Qualitätsrichtlinien und Qualitätskontrolle von strukturierten Schulungsprogrammen, in: Diabetologie Informationen 22 (2000), H. 1, 33–35; Kulzer, Bernhard et al.: Qualitätsrichtlinien und Qualitätskontrolle von strukturierten Schulungs- und Behandlungsprogrammen entsprechend den Empfehlungen der Deutschen Diabetes-Gesellschaft, in: Diabetes und Stoffwechsel 11 (2002), 109–112.

[8] Vgl. Deutsche Diabetes-Gesellschaft: Empfehlungen zur Schulung von Patienten mit Typ-2-Diabetes im mittleren Lebensalter, in: Diabetologie Informationen 22 (2000), H. 1, 27–32.

[9] Beaglehole, R., R. Bonita, T. Kjellström: Basic epidemiology, Geneva [Genf]: World Health Organisation 2. Aufl. 1994.

Bildnachweis

Cartoon Seite 13:	Kohm, Barbara: Das Apotheken Cartoon, Stuttgart: Deutscher Apotheker Verlag 1994.
Cartoon Seite 25:	Hofmann, Manfred, Vik Taine: Apotheke. Ein fröhliches Wörterbuch für Apothekerinnen und Apotheker, deren Helfer, Arzneimittelvertreter sowie für die zahlreichen Kunden, die in der Pharmazie ihr Heil suchen, München: Tomus 1995, 84.
Cartoon Seite 80:	Apotheken Praxis (1993).
Cartoon Seite 81:	Schweizer Apotheker Zeitung – Journal Suisse de Pharmacie, Jg. 131, Nr. 5, 4. März 1993, 170.
Cartoon Seite 83:	Fiddy, Roland: ,Leid-Faden' für DIÄT, Cartoons, Stuttgart: EHAPA 1992, leicht verändert.
Cartoon Seite 148:	Mette, Til: Cartoons für Ärzte, Oldenburg: Lappan 1994, leicht verändert.
Cartoon Seite 149	Fiddy, Roland: ,Leid-Faden' für DIÄT, Cartoons, Stuttgart: EHAPA 1992, leicht verändert.
Abbildungen 3.4 und 3.5:	Geisler, Linus: Arzt und Patient – Begegnung im Gespräch, Frankfurt a. M.: Pharma 3. Aufl. 1992, 38.

Sachregister